现代中医治疗学

张丕润　张文理◎主编

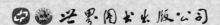
世界图书出版公司

图书在版编目（CIP）数据

现代中医治疗学 / 张丕润, 张文理主编. -- 北京：
世界图书出版公司, 2022.4
ISBN 978-7-5192-9374-1

Ⅰ.①现… Ⅱ.①张… ②张… Ⅲ.①中医治疗学
Ⅳ.①R242

中国版本图书馆CIP数据核字（2022）第009329号

书　　　名	现代中医治疗学	
（汉语拼音）	XIANDAI ZHONGYI ZHILIAOXUE	
主　　　编	张丕润　张文理	
总　策　划	吴迪	
责　任　编　辑	韩捷	
装　帧　设　计	张萍萍	
出　版　发　行	世界图书出版公司长春有限公司	
地　　　址	吉林省长春市春城大街789号	
邮　　　编	130062	
电　　　话	0431-86805559（发行）　　0431-86805562（编辑）	
网　　　址	http://www.wpcdb.com.cn	
邮　　　箱	DBSJ@163.com	
经　　　销	各地新华书店	
印　　　刷	长春市赛德印业有限公司	
开　　　本	787 mm×1092 mm　1/16	
印　　　张	14.75	
字　　　数	298千字	
印　　　数	1—1 000	
版　　　次	2022年4月第1版　　2022年4月第1次印刷	
国　际　书　号	ISBN 978-7-5192-9374-1	
定　　　价	78.00元	

编 委 会

主 编

　　张丕润　山东中医药大学

　　张文理　青岛市中医医院（市海慈医院）

副主编

　　王常鸿　青岛市中医医院（市海慈医院）

　　王　伟　青岛市中心医院

前　言

在生命科学迅速发展的今天，中医学被越来越多的国家所认同，它以原创思维、原创成就与原创优势为导向，将中医临床医学辨证论治的精髓，以规范与标准的形式固定下来，随着现代医学科学的飞速发展，中医事业在各个领域均有了长足的进步，各种行之有效的特色治疗方法愈来愈受到人们的关注，逐渐成为我国医疗卫生体系中的重要组成部分。

本书以实用性为原则，以循证医学的方法和观点为基础，内容新颖、全面、科学；在继承和发扬传统中医学的基础上，又吸收了现代中医学研究成果。同时，本书以简单、实用的风格，连贯、简明的结构，阐述了临床常见疾病的中医诊疗知识。希望本书的出版能对广大医务工作者有所帮助。

由于编写经验不足，加之编写时间有限，书中如存在遗漏之处，敬请广大读者提出宝贵的修改建议，以期再版时修正完善！

目　录

第一章

中医病证病因病机学

第一节　病因学

病因是引起疾病的原因。举凡可以破坏人体的生理状态导致疾病发生的一切因素与条件，都属于病因的范畴。

中医学的病因学说是在长期的医疗临床实践的观察和经验的积累中形成的，是根据病人的症状、体征、特点和人们的生活体验，抽象概括出的某种引发疾病的因素，即以证测因、审证求因，与中医的病机、辨证、诊断、治疗紧密相连，是中医理论体系中不可分割的重要组成部分。

中医学的病因学将病因分为两大类，把"六淫"及疫疠邪毒等病因称为"外感"，把七情、房室、劳倦、饮食等所伤之病因称为"内伤"，即外感性致病因素和内伤性致病因素。瘀血、痰饮等在一定条件下可以是很多疾病发展变化的原因，因此后世有些医家认为瘀血和痰饮属于继发性致病因素。

一、外感性致病因素

(一)六淫

古人将一年之中季节性气候特点归纳和排列为风、寒、暑、湿、燥、火六气。在长期的实践中，人们发现人类疾病的发生往往与气候的变动因素有关，尤其是六气的太过或不及，常是导致疾病发生的重要原因。于是采用类比的方法，将致病特点与自然属性相类似的病邪称为"六淫"。

六淫作为外感疾病的主要致病因素，常概称为外邪，其致病特点有：

1.具有外感性

病邪从外界客于机体，多先犯肌表，经肌肤口鼻而入，由表入里，由浅至深。正如《素问·缪刺论》所说："夫邪之客于形也，必先舍于皮毛，留而不去，入舍于孙络，留而不去，入舍于络脉，留而不去，入舍于经脉，内连五脏，散于肠胃，阴阳俱感，五脏乃伤,此邪之从皮毛而入,极于五脏之次也"。

2.与季节、时令及环境有关

无论是正常气候还是异常气候,都与季节、时令的变化相关,故六淫致病与季节、时令有关。如春季多风邪致病,夏季多暑热(火)病邪致病,长夏多湿邪致病,秋季多燥邪致病,冬季多寒邪致病。工作居处的环境与某些气候特征相似,故六淫致病与环境有关。如居处卑湿则多湿邪为病,高温环境作业又多暑热、燥热病邪致病。

3.可单独致病,亦可相兼致病

六淫可单独致病,如暑邪致暑病,寒邪致寒病;亦可相兼致病,如暑夹湿致暑湿病,寒与风致风寒病,风寒湿杂合致痹病等。

4.病邪可以转化

病变过程中,六淫病邪可以发生变化。如寒邪化热、风邪化燥等。变化的原因是受体质、治疗因素的影响。如《医宗金鉴·伤寒心法要诀》"伤寒传经从阳化热从阴化寒原委"说:"六气感人为病同也。病异,谓人受六气生病异也。岂期然,谓不能预先期其必然之寒热也。推其形脏原非一,谓推原其人形之厚薄,脏之虚实非一也,因从类化故多端。"

此外,在内科疾病中,除了上述六淫病因外,还有内风、内寒、内湿、内燥、内火等,在辨证中具有与六淫相似的类比特性,但它们属于病机范畴,与外感病因的六淫概念不同,不属于本节讨论范围。

(二)六淫的性质和致病特点

1.风邪

(1)风为百病之长:风邪四时皆可致病,是外感病的先导,寒、湿、燥、火等邪,往往都依附于风而侵犯人体,故临床上风邪为患很多。正如《临证指南医案·风》所说:"盖天气之中,惟风能全兼五气。如兼寒曰风寒,兼暑曰暑风,兼湿曰风湿,兼燥曰风燥,兼火曰风火。……其余五气,则不能互相全兼,如寒不能兼暑与火,暑亦不兼寒,湿不兼燥,火不兼寒。由此观之,病之因乎风而起者多也。"

(2)风为阳邪,其性开泄:风邪轻扬升散,有向上的趋势,故易伤人上部,易犯肌表。凡先起于头面、肌表或上部、阳侧的病证,均可认为是风邪所致。肺为五脏之华盖,伤于肺则肺气不宣,故见鼻塞流涕,咽痒咳嗽。风阳上扰清空,则头晕头痛,或目赤涩痛。风邪犯表则营卫失和,腠理开泄,症见汗出、恶风、发热或身痒身痛。

(3)风性善行数变:《素问·风论》说:"风者,善行而数变。"善行指风善于流动;数变指风起止迅速,变化较快。因此,风邪致病常表现为病位游走不定,变幻无常,如"行痹""荨麻疹""风疹"等,或痛无定处,或瘙痒此伏彼起。此由卫气与风邪相搏,游行于肌肤肢节经络之间所致。"中风卒倒"及某些急性热病,往往兼夹风邪,则表现为起病急骤,变化多端。

(4)风性动摇振掉:因风邪性动不定,故凡表现为四肢抽搐、角弓反张、直视上吊等症状,亦归属于风邪所致。这是由于邪伤营血,筋脉失养,以致肝风内动。如"流脑""乙脑"等见以上症状,多属热极生风。在发病过程中,凡具此类以动摇为特征的病证,如痫病、破伤风等,也属内有风邪。

2.寒邪

寒邪致病多在冬季,也包括其他季节因气温骤降而致病者。且寒为阴邪,易伤人阳气。凡临床表现具有寒冷、凝滞、收引、清澈等特点者,即为寒邪致病。

(1)寒为阴邪,易伤阳气:由于寒邪束表,卫阳郁遏,而无汗恶寒;寒邪直中,伤及脾胃,则吐泻清稀,脘腹冷痛;脾肺受寒,宣降运化失职,而咳喘气短,痰涎清稀,或白带清冷皆属寒邪致病。

(2)寒邪凝滞主痛:"凝滞"即凝结阻滞,闭塞不通之意。寒邪伤阳,阳气受伤,不能温煦和推动气、血、津、液、精运行,而使气血凝滞,经脉流行不利,"不通则痛"。若寒客肌表,凝滞络脉,则头身肢节剧痛,或冷厥不仁;直中入里,气机阻滞,则胸、脘、腹冷痛或绞痛。

(3)寒主收引拘急:"收引"即收缩、牵引之意,"拘急"即拘挛急迫之意。若寒邪伤人可出现收引拘急现象。若寒客经络关节,则筋脉收缩拘急,致拘挛抽痛,屈伸不利;若寒侵肌表,则毛窍收缩,卫阳闭郁,而发热恶寒无汗,头身拘紧而痛,血脉亦收引而见紧脉。

(4)寒性清澈:《素问·至真要大论》说:"诸病水液,澄澈清冷,皆属于寒。"表现为排泄物清稀者,皆属寒邪致病。如感冒初起,鼻流清涕,属"风寒";兼见咳痰稀薄者,多为"寒邪犯肺";又如泛吐清水冷涎者为胃受寒邪;小便清长,大便澄澈清冷者,多属寒从内生,性属虚寒。

3.暑邪

暑为夏令之主气,暑邪致病有明显的季节性,暑天气候炎热,湿气熏蒸,故暑邪致病的特点是炎热与夹湿。

(1)暑为阳邪,其性炎热:暑为火热,火热属阳,故暑邪伤人,可导致人体阳热亢盛,若热迫津液外泄则大汗;阳热鼓动,气血沸涌则脉洪大,气血上涌而面红耳赤,热扰心神则心烦闷乱。

(2)暑性升散,易伤津耗气:暑为阳邪,其性升散,故暑邪伤人可致腠理开泄而多汗,汗出过多则伤津,往往气随津泄而导致气虚,故常见汗出、口渴引饮、唇口干燥、小便短赤及气短乏力、懒言等津伤气耗之证。暑气通心,轻则扰动心神而致烦躁,重则蒙蔽而致闷乱,或致昏倒不省人事。

（3）暑多夹湿：暑天气候炎热，溽湿熏蒸，故暑邪致病，常兼夹湿邪。暑湿困脾，运化失职，故可见纳呆、呕恶、便溏、尿少。湿阻清阳则胸闷、肢倦、苔腻、脉濡。暑湿内闭气机，则闷乱神昏，身热肢冷。

4.湿邪

湿为长夏之主气，物受湿则重滞黏腻，容易霉烂。人久居潮湿环境，每感胸闷不畅，困倦乏力。因此湿邪有潮湿、黏滞、重浊、固着等特性。

（1）湿性黏滞：湿邪之性黏滞而固着，其致病则胶着缠绵。所致病变起病缓慢，病程较长，如抽丝剥茧很难速愈。症状与风性变动不居相反，表现为固定不移。如二便涩滞不爽，身热不扬，病程迁延，缠绵难愈。

（2）湿性趋下：湿邪致病与风性轻扬上浮有别，所谓"伤于风者，上先受之；伤于湿者，下先受之"。故久坐湿地，涉水行走，水中作业等，易感湿邪而为下肢痹病、下肢湿疹及湿性脚气等。

（3）湿性重浊：湿为阴邪，易阻滞气机的升降出入；湿邪阻遏，清阳不升，在上则头重如裹，昏蒙眩晕；在中则胸脘痞闷，胃纳不香；湿滞经络则四肢困重，倦怠乏力。

（4）湿为阴邪，易阻遏气机，损伤阳气：湿邪阻遏气机，易伤阳气，气化不利，易出现水湿浊秽的病证，在上则多清涕唾涎，舌苔浊腻；在下则小便浑浊，带下清稀腥秽。

5.燥邪

燥与湿是相对的，为秋令主气。《素问·阴阳应象大论》中说："燥胜则干。"故其主要特点为干燥劲急敛肃。

（1）燥邪干涩：燥为秋凉之气，秋季主收，阳气内收，阴津不布，故草木枯萎，人受秋凉燥邪，更使阳气内收，阴津不布，外见干涩之象。如症见发热头痛、无汗、皮肤干燥、口干、咽燥、鼻干、舌上少津、干咳无痰、大便燥结者，称为"秋燥"；若燥与温邪相合，温热之邪伤人阴津，亦可使津伤水少而见燥，故上症若兼有舌红、鼻衄、音嘶等热性症状明显者，为"温燥"；其发于秋末，天气转凉，症见恶寒、舌苔薄白而干者，为"凉燥"。

（2）燥易伤肺：肺开窍于鼻，喜清润而恶燥。燥邪多由口鼻呼吸而入，最先伤肺，使肺失清肃之职，如肺脏虚弱者，则更易招致燥邪入侵，受邪后病情亦较严重。患者可表现为鼻咽干燥，声嘶，干咳无痰，或痰黏稠而咯吐不爽，或痰中带血等。

6.火邪

"火为热之极"，温、热、火属同一自然气候，但有程度不同，故常温热并提，火热并称。火具炎上与急迫的特性。故火邪致病，发病急，变化快。

（1）火为阳邪，其性炎上：火性燔灼焚焰，蒸腾炎上，阳热亢盛则发热恶热、烦渴、汗出、尿赤便干、舌红苔黄、脉洪数等。心火上炎则面赤舌疮、心烦失眠、狂躁神昏、疮疡红肿。胃火上炎则牙龈肿痛,或口臭苔黄垢浊。肝火上炎则头痛耳鸣、目赤涩痛。

（2）火易消烁阴津:火性燔灼,灼津耗液,引水自救则口渴喜冷饮,津伤则咽干唇燥。阴液亏耗则大便干结,尿短赤。

（3）火易生风动血:火热之邪耗劫肝阴,筋脉失养,致热极生风,表现为高热神昏,抽搐强,直视上吊。若灼伤脉络,迫血妄行,则发生各种出血,如吐血、衄血、尿血、便血、咯血和非时行经出血,以及发斑、肌衄等。若热甚则气血壅滞,肉腐为脓,则疮疡红肿热痛,流脓黄而黏稠。

总之,六淫致病是以形象化的类比方法,把人体对致病因素的典型反应状态加以分类,并将邪气性质和临床致病特点联系起来,主要是为了使人能够抓住纲领,便于临床运用。

（三）疫毒

疫毒是一种具有一定季节性和强烈传染性的致病因素。疫毒之为病"非风、非寒、非暑、非湿,乃天地间别有一种异气所感",此气"无形可求,无象可见,况无声复无臭"(《温疫论》),不似六淫那样可为感官所直接感受,但这些疫毒之气确实是客观地存在于自然界,人们一旦与之接触,通过口鼻进入体内,便感受而发生疾病,故又称"异气""疠气"等。其临床特点为起病急,传变快,致病酷烈。其致病特点如下。

1.致病后发病急骤,病情危笃

病情来势凶猛,传变快,表证短暂,病情危重,较快出现高热(且热势较高)、烦渴等为特点的实热证。在热甚伤阴的情况下,极易逆变,出现痉、厥、脱等入营入血的危证。

2.具有传染性和流行性

疫毒的传染途径是"自口鼻而入",其传染源一是自然环境,二是人与人互相传染。《温疫论》中说"此气之来,无论老少强弱,触之者即病""大约偏于一方,沿门阖户,众人相同"。

3.致病的多样性股其气不一

一气一病,即感受某种疫毒,便导致某种疾病。诸如大头瘟、疫疹、疫疠、白喉、烂喉丹痧等。

（四）虫毒

中医病因学将一部分生物性致病因素(如细菌、病毒、寄生虫等)称为虫毒。虫毒的种类较多,如沙虱、射工、水毒、蛊毒、尸虫、痨虫、蛕虫、白虫(绦虫)、蛲虫等。虫毒致病的特点有:

1.传染性和流行性

早在晋代,葛洪在《肘后备急方》中就指出沙虱(恙虫)"甚细不可见",生活在沼泽中,"人人水浴及以水澡浴",便会传染上沙虱病。宋代《仁斋直指方》指出瘵虫所致的病证,"其侍奉之人,熏陶日久,受其恶气,多遭传染"。有些虫毒病证有一定的流行区域,如隋代《诸病源候论》指出"江南有射工水毒""自三吴以东及南,诸山郡山县,有山谷溪源处,有水毒病"。

2.耗人精血

虫毒久居体内,耗人精血以自养,导致患者出现气血亏虚的症状。如《东医宝鉴·虫》说:"寸白虫色白形扁居肠胃中,时或自下,乏人筋力,耗人精气。"《备急千金要方》也指出尸虫、瘵虫"居肺叶,蚀肺系,故成瘵瘵"。

二、内伤性致病因素

(一)情志失常

喜、怒、忧、思、悲、恐、惊七种因精神刺激引起的情绪反应简称"七情"。七情变化与脏腑功能活动有密切的关系,七情分属于五脏,以喜、怒、思、悲、恐为代表,又称为"五志"。

在一般情况下,正常的情绪变化不一定致病。但是突然的或剧烈的或长期的精神刺激,使情绪反应过于强烈和持久,再加上人体气机的疏泄功能不强,便会扰乱气血和脏腑的机能活动,导致阴阳失调而发病。西医认为,人体的神经体液调节系统,通过复杂的反馈机制维持着体内各方面微妙的动态平衡,其中神经系统是起主导作用的。各种精神刺激,都会干扰该调节系统的工作状态,引起一定范围的波动,这也是保持人与外环境平衡的一种应答反应。如果这种反应太强烈,超过了该系统的调节范围,或该系统调节失灵,就会破坏人体内、外环境的相对平衡状态,于是表现为疾病。一般七情致病可导致人体的阴阳失调,气血不和,经脉阻塞,脏腑功能紊乱而发病。其发病特点如下。

1.情志致病必有明显的精神刺激

精神的兴奋或抑制可以导致相关脏腑的疾病,并在整个病程中,情绪的改变,可使病情发生明显的变化。

2.情志致病直接影响有关内脏,引起气机紊乱,成为内伤病的主要病因

一般表现为"怒则气上,喜则气缓,悲则气消,恐则气下,惊则气乱,思则气结"。不同的情志变化,对人体气机活动的影响也各不相同,导致的症候亦不相同。随着气机紊乱,五脏功能失常,气血津液的营运发生障碍,而内脏功能失调,也可能出现相应的情绪反应。

3.情志致病损伤五脏与否,决定于心

所谓"心动则五脏六腑皆摇",因为"心为五脏六腑之大主",为"精神之所舍",故心伤为情志所伤之关键,即决定于人对精神刺激所持的态度。而肝失疏泄,气机紊乱,又是情志病发病机制的关键。另外,不同的情志变化,对内脏则又有不同的影响,即"怒伤肝""喜伤心""思伤脾""悲伤肺""恐伤肾",但不可机械而论,应视具体病情而定。

(二)饮食失宜

人之生长发育,赖饮食之营养以维护,但饮食失宜也可以引起疾病。饮食有节,才能保证正常的生理功能。如《济生方·宿食门》所说:"若素禀怯弱,饥饱失时,或过餐五味,鱼腥乳酪,强食生冷果菜,停蓄胃脘,遂成宿滞,轻则吞酸呕恶,胸满噫噫,或泄或痢;久则结聚,结为癥瘕,面黄羸瘦,此皆宿食不消而主病焉。"饮食致病特点如下。

1.脾胃受损

胃主受纳,脾主运化,故饮食不节,过饥过饱,或嗜食生冷,或误食毒物,多伤脾胃。如胃脘痛、腹痛、呕吐、呃逆、噎膈、反胃、泄泻、便秘、痢疾、霍乱等病证的发生,常与饮食不节有关。

2.聚湿生痰

脾为胃转输津液,饮食损伤脾胃则易聚湿生痰,故饮食不节可导致与痰涎、水湿、湿热、痰火等有关的病证,如头痛、眩晕、中风、胸痹、心痛、痿证、瘿病、水肿、淋证、遗精、黄疸、积聚等。

3.气血化生不足

脾胃为气血生化之源,或因摄入不足,或因偏嗜伤脾,气血化生不足,而使患者出现雀目、脚气、眩晕、心悸、虚劳等病证。

(三)劳逸不当

劳伤包括两方面内容:一是指过度而持久地从事某种劳动(包括体力和脑力劳动),过度劳心和过度劳力,超过人体所能承受的限度,则耗伤人体气血,导致脏腑功能失调而致病,此为常见的内伤病因;二是指房劳过度,常会导致肾精亏损而产生疾病。劳逸不当致病特点如下。

1.劳则气耗,逸则气滞,皆伤脾胃

如《素问·宣明五气》所说:"五劳所伤,久视伤血,久卧伤气,久坐伤肉,久立伤骨,久行伤筋"。过度劳累耗伤气血,脾气不足,可见神疲、乏力、纳呆、食少。而终日坐卧,过度安逸,易使气血运行不畅,筋骨柔弱,胃脾呆滞,饮食不消,则见脘腹闷胀或疼痛。

2.房劳伤肾

过度无节制的性生活致病以损伤肾精为主,肾精不足,肾气亦亏,可见腰酸膝软,遗精阳痿,月经不调,带下缠绵等。

三、继发病因

瘀血、痰饮等是人体受某种致病因素作用,阴阳失去动态平衡,机体产生疾病后,在疾病过程中所形成的病理产物,由于继发于其他病因作用之后,通常被称为继发性病因。

(一)瘀血

因血液运行不畅而阻滞于脉中,或溢于脉外,凝聚于某一局部而形成的病理产物。瘀血的形成,或因气虚、气滞、血寒等原因,导致血行不畅而凝滞于脉中;或因外伤或其他原因造成内出血,离经之血不能及时消散或排出,停留于体内所形成。

瘀血又是疾病的致病因素。瘀血形成之后,不仅失去正常血液的濡养作用,而且反过来又会影响全身或局部血液的运行,产生疼痛,出血,或经脉阻塞不通,或内脏发生瘀积,以及产生"瘀血不去,新血不生"等不良后果。

瘀血病证有如下特点:疼痛,多为刺痛,痛处固定不移,拒按,夜间痛甚;肿块,外伤肌肤局部,见青紫肿胀,瘀积于体内,久聚不散,则可形成积,按之有痞块,固定不移;出血,其血色多呈紫黯色,并伴有血块。在望诊方面,久瘀则面色黧黑,肌肤甲错,唇、甲青紫,舌质黯紫,或有瘀点、瘀斑,舌下经脉曲张等征象。脉象多见细涩、沉弦或结代等。

(二)痰饮

痰和饮都是津液代谢障碍所形成的病理产物。一般以较稠浊的称为痰,清稀的称为饮。痰不仅是指咳吐出来有形可见的痰液,还包括瘰疬、痰核和停滞在脏腑经络等组织中的痰液,临床上可通过其所表现的证候来确定,这种痰称为"无形之痰"。饮,即水液停留于人体局部者,因其所停留的部位及症状不同而有不同的名称。如《金匮要略》即有"痰饮""悬饮""溢饮""支饮"等区分。

痰饮的形成:痰饮多由外感六淫,或饮食所伤及七情内伤等,使肺、脾、肾及三焦等脏腑气化功能失常,津液代谢障碍,以致水液停滞而成。肺、脾、肾及三焦与津液代谢关系密切,肺主宣降,通调水道,敷布津液;脾主运化水液,肾阳主水液蒸化;三焦为水液通调之道路。故肺、脾、肾及三焦功能失常,均可聚湿而生痰。

痰饮形成后,饮多留积于肠胃、胸胁及肌肤,而痰则随气之升降流行,内而脏腑,外至筋骨皮肉,形成多种病证,因此有"百病多由痰作祟"之说。由于痰饮停滞的部位不同,临床表现亦不一样,阻滞于经脉,可影响气血运行和经络的生理功能。

停滞于脏腑,则可影响脏腑的功能和气机升降。

痰的病证特点:痰滞在肺,可见喘咳咯痰;痰阻于心,心血不畅,而见胸闷心悸;痰迷心窍,则可见神昏,痴呆;痰火扰心,则发为癫狂;痰停于胃,胃失和降,可见恶心,呕吐,胃脘痞满;痰在经络筋骨,则可致瘰疬痰核,肢体麻木,或半身不遂,或成阴疽流注等;痰浊上犯于头,可见眩晕,昏冒;痰气凝结咽喉,则可出现咽中梗阻,吞之不下,吐之不出之病症。

饮的病证特点:饮在肠间,则肠鸣沥沥有声;饮在胸胁,则胸胁胀满,咳唾引痛;饮在胸膈,则胸闷,咳喘,不能平卧,其形如肿;饮溢肌肤,则见肌肤水肿,无汗,身体疼重。

第二节 发病学

发病学是研究致病因素作用于机体之后疾病发生的原因、条件及其规律的科学。疾病的发生、演变和转归,与机体状态、体质因素、病邪性质、受邪轻重、邪入途径等关系密切。因此,了解它们之间的内在联系,对于指导辨证论治有重要意义。

要研究疾病的发生,必须首先明确疾病和健康的基本概念和本质。《素问·调经论》说:"阴阳匀平,以充其形,九候若一,命曰平人。"《素问·生气通天论》又说:"阴平阳秘,精神乃治。"这就是说,机体内部与外部环境之间、机体各组织结构之间、机体内部各种功能活动之间,都处于和谐、协调的平衡状态,保持这种平衡状态,人体即健康。当然,这种平衡是一种相对的和动态的平衡。如果由于各种内外因素的作用,破坏了机体的这种平衡,造成阴阳失调,机体不能适应外部环境,机体内部各组织结构和功能活动之间失去了协调、平衡,不能正常发挥其生理功能,于是健康遭到破坏,疾病便得以形成。

一、发病条件

疾病的发生必须有致病因素作用于机体,如《灵枢·顺气一日分为四时》说:"夫百病之所始生者,必起于燥湿寒暑风雨,阴阳喜怒,饮食居处,气合而有形,得脏而有名""气合"后机体方能呈现一定的病形。也就是说,疾病的发生,必须具备两个条件,即外部的条件和内部的条件。各种致病外因,如气候变异,六气淫胜,天行时毒,饮食失节,居处不宜,以及虫兽咬伤等,统称为"邪",它构成了发病的外部条件;情志变动虽然发自体内,但也是外界客观事物在人体内部的反映,它的产生,也离不开外部条件。机体本身的抗病机能,包括适应变化的调节功能和抵抗病邪、保卫机体、维护健康的物质功能,统称为"正",它是人体是否发病的内部条件。"正"

与"邪"的斗争过程,始终存在于人体内部,而且大多反映为正能胜邪的健康状态。而疾病的发生与否以及发生的形式等,则取决于正气与邪气相互作用的结果,即正能胜邪,病邪难以侵入,机体的阴阳平衡得以保持,则不发病,即病一般也很轻浅,易于康复,此即《素问·刺法论》所谓"正气存内,邪不可干"。正不胜邪,疾病由此而生,此即《素问·评热病论》所说"邪之所凑,其气必虚",若邪气较盛,正气很弱,则表现为病情严重。

二、发病基本机理

疾病的发生形式、轻重缓急、病证属性、演变转归等,与体质强弱、病邪性质、感邪途径及病邪轻重等关系非常密切,掌握它们之间的内在联系,对于了解发病机理、指导辨证论治有着重要意义。

(一)体质与发病的关系

中医诊治疾病非常重视体质差异。因此掌握各种体质的特征,在临床辨证时,对于分析病因病机,判断病变的性质和发展趋势,有重要意义。体质的强弱主要决定于先天,但与后天的营养、锻炼、起居、环境也有关系。体质强弱在很大程度上决定正气的强弱,体质强健则正气旺盛,体质虚弱则正气也虚弱,所以疾病的发生与体质密切相关。同时,体质的特异性还决定发病的差异性。

1.个体体质的特殊性,往往导致对某种致病因子或疾病的易感性

《灵枢·五变》说:"肉不坚,腠理疏,则善病风……五脏皆柔弱者,善病消瘅……粗理而肉不坚者,善病痹。"这就指出,由于脏腑组织有坚脆刚柔的不同,故不同体质的人,发病情况就有差别。在临床上可常见肥人多痰湿,善病中风;瘦人多火,易得痨咳;老年人因肾气衰,多痰饮咳喘等,都是体质的特殊性、易感性所致。

2.个体体质的差异性,往往导致对某种疾病发展的多变性

《医宗金鉴·伤寒传经从阳化热从阴化寒原委》说:"人感受邪气虽一,因其形脏不同,或从寒化,或从热化,或从虚化,或从实化,故多端不齐也。"章虚谷也说:"六气之邪,有阴阳不同,其伤人也,又随人身之阴阳强弱变化而为病。"这种"病之阴阳,因人而变"和"邪气因人而化"的观点,就是由于个体体质的差异性,而导致疾病的多变性,是中医发病学和病理学的重要学术内容。例如感受同一寒邪,由于个体体质的差异,有的人出现发热恶寒、头痛等表证;有的人一开始就呈现不发热,但恶寒,四肢逆冷,下利清谷,精神萎靡,脉沉细的三阴证。这就在于前者平素体质尚强,正气御邪于肌表;后者阳气素虚,正不胜邪,邪气伤人即入于里所致。

(二)邪气与发病的关系

1.邪气是发病的重要外部条件

除少数由于先天因素、禀赋不足、因虚致病者外(如遗传性疾病),邪气是绝大

多数病人发病的重要条件。在某些情况下,邪气还是发病的决定性因素,例如某些烈性传染病等。《素问·刺法论》说"五疫之至,皆相染易",即感受疫疠之气,不论人体正气是强还是弱,都会发病。

2.邪气决定病证的属性

不论外感还是内伤致病,病证的属性与机体所感受的邪气的性质密切相关。一般说来,阳邪易致热证,阴邪易致寒证。如入侵外邪的属性为寒,不论病人正气盛衰的情况如何,体质偏阴偏阳,发病之时,则多表现为寒邪所致的临床脉证特点,至于化热,则大多需经历一定的过程和条件。

3.邪气影响发病的形式

一般来说,感受风燥暑热或疫疠之邪,或内伤邪气食物中毒,或强烈的精神情志刺激,往往可使气血顿生逆乱,故发病较急;而饮食失调、情志抑郁、忧思太过、失精失血等,大多是逐渐引起脏腑气血失和,所以发病一般较缓慢;外感寒湿之邪,因其性质属阴而沉滞,故发病也多缓慢。可见病邪对发病形式有重要影响。

4.邪气决定发病的部位

六淫之邪致病,多从肌表而入,其发病大多在表;情志致病、饮食所伤,发病多从气血和脏腑开始。《灵枢·百病始生》云:"清湿袭虚,病起于下;风雨袭虚,病起于上……忧思伤心,重寒伤肺,愤怒伤肝,醉以入房,汗出当风伤脾,用力过度、若入房汗出浴水则伤肾。"说明邪气对发病部位有重要影响。

5.邪气的入侵途径决定发病的特点

外邪侵入人体的途径是多方面的,侵入途径不同,所发病证则特点各异。邪从皮毛而入则病因多属六淫之风寒湿诸邪,且起病较快,先伤阳而后及阴,临床表现为"六经"的证候特点及传变规律;邪从口鼻而入,则发病具起病急、演变快,多为疫毒或温邪,先伤阴而后则阴损及阳,多有明显的传染性,临床表现为卫气营血的证候特点和传变规律。

除上述者外,邪气与发病之轻重也有着重要关系。一般来讲,邪气弱则发病较轻,邪气盛则发病较重。当然,发病之轻重还与机体正气之强弱有关。

（三）精神情志与发病的关系

中医学认为,人是形神统一的机体。"形"是指人体的物质结构,"神"是指人的精神、情志、心理活动。中医学一贯认为,人的发病与精神、情志因素有密切关系。

1.暴发性情志变化与发病的关系

人之七情是机体对外界刺激的客观反应,在正常情况下并不致病,清代费伯雄《医醇賸义》所谓:"当喜而喜,当怒而怒,当忧而忧,是即喜、怒、哀、乐,发而皆中节也。"但是,当某种精神情志过于激烈,超越了限度,则往往可以致病。清代沈金鳌

《杂病源流犀烛》说："……有所大恐、大喜、大忧、大惊,以致失神为之患也。"《内经》中有这方面的大量论述,如《素问·阴阳应象大论》说"暴怒伤阴""暴喜伤阳"等。临床常见因情志过激而引起眩晕、心痛、中风、厥证等病证者。

2.持续性情志失调与发病的关系

慢性持久的情志失调可引起气血失和、脏腑功能紊乱而导致疾病。元代《丹溪心法》中朱丹溪说:"气血冲和,万病不生;一有拂郁,诸病生焉。"明代张景岳《景岳全书·杂证谟》指出:"思则气结,结于心而伤于脾也;及其既甚,则上连肺胃而为咳喘、为失血、为膈噎、为呕吐,下连肝肾则为带浊、为崩淋、为不月、为劳损……"

现代研究资料证明,精神情志失调与肿瘤、高血压、心脏病等疾患的发病关系极为密切。有证据表明,内科肿瘤病人中有 72% 在发病前受到明显的心理因素影响;不少癌症患者在患病前有较长时间的情绪刺激或重大精神打击史。高血压、冠心病等患者的发病常与情绪波动、急躁易怒有关。凡此种种,说明精神情志因素对某些疾病的发生有着重大影响。

(四)时间季节因素与发病的关系

疾病的发生及其轻重变化,与年、季、月、时的阴阳盛衰消长变化和五行生克规律有着重要的内在联系。中医学历来就非常重视时间季节与发病的关系。如《素问·生气通天论》说:"故阳气者,一日而主外,平旦人气生,日中而阳气隆,日西而阳气已虚,气门乃闭。"《灵枢·顺气一日分为四时》也说:"朝则人气始生病气衰,故旦慧;日中人气长,长则胜邪,故安;夕则人气始衰,邪气始生,故加;夜半人气入脏,邪气独居于身,故甚也。"而季节与人之发病亦密切相关,如春季多风,气温转暖,多发风病、热病;夏季炎热多雨,多病湿热、泻痢;秋季多燥,天气转凉,多发燥病、咳喘;冬季寒冷,多病寒证、痹病。

(五)地域因素与发病的关系

疾病的发病与地域有密切的关系,不同地域的自然环境可使某些疾病的发病率呈现差异。如中风病,通过全国临床流行病学调查,其发病率从南向北与从东向西呈现逐渐增高的趋势;再如我国北方高寒地区,气候寒冷,多病痹痛、哮喘等病;南方湖泊地区,气候炎热多雨,多病湿热、温病。久居潮湿,易患风湿、湿阻等病证。《诸病源候论·瘿候》说"诸山水黑土中,出泉流者,不可久居,常食令人作瘿病",指出瘿病的发生与水土有关。

(六)行为因素与发病的关系

既往人们对不良的行为即不良的生活方式对内科疾病的发病的影响不甚重视。近几年来,随着胸痹心痛、中风等心脑病和肿瘤等非感染性疾病的增加,人们越来越清楚地认识到不良的生活方式与这些疾病发病之间的密切联系。例如过食肥甘厚味,加上少动贪逸,就容易患胸痹心痛;不吃早餐,或长时间紧张工作,就容易患胆胀、胃脘痛;长期过量吸咽易导致肺癌的发生;等等。因此,现在国际上把不少中老年人多发的与不良生活方式有关的内科疾病,归属于不良生活方式影响的疾病,以提示人们对不良生活方式与疾病发生关系的重视。

(张丕润)

第二章

中医病证辨证与治则治法

第一节　辨证基本原则

一、病证结合，先病后证

辨证应与辨病相结合，先识病，再辨证。辨病着眼于疾病整个过程病理演变，在辨病前提下辨证，有助于从整体水平认识疾病的阶段、病位、病性、病势；既有整体认识，又有阶段性认识，可以动态把握疾病发生、发展的变化规律。在临床上，既要强调辨病的首要意义，又要明确辨证的核心地位，才能得出准确的结论。中医辨病与辨证是相辅相成的，辨证与辨病相结合，有利于对疾病性质的全面准确认识。

二、分清主次，注意转化

内科疾病往往临床表现复杂，需分清主次。首先应辨明主症，这是辨证的关键所在。疾病的主症可以是一个症状，如太阳病证主症是恶寒，阳明病证主症是但热不寒，少阳病证主症是寒热往来。主症也可以由若干个症状组成，即由表现最突出的一个病位症状加上病因症状。如风热犯肺之咳嗽，主症为咳嗽气急、痰黄、身热、脉浮数。辨明主症，就能抓住主要矛盾，有助于确定主要和次要的治法方药。由此可见，主症是诊断和治疗的主要依据。

在辨证分析主次时，必须注意临床证候的转化。在一定条件下，寒证可以转化热证，热证可以转化为寒证；实证可以转化为虚证，虚证也可以转化为虚证，临床主症亦会随之改变。应该注意观察临床表现的变化，从而把握疾病的演变，进行辨证分析。

三、辨别真假，抓住本质

在辨证过程中，典型的证候较易识别，但不典型的证候也不少，有时一些症状还互相矛盾,甚至出现假象。最常见就是当寒证或热证发展到极点时,有时会出现与疾病本质相反的一些假象,如"寒极似热""热极似寒",即所谓真寒假热,真热假寒,且常见于病情危笃的严重关头,若未细察,处理不当,往往极易贻误生命。在这种情况下,必须克服片面性和表面性,要从极其复杂的证候群中,透过现象看本质,辨别真假,抓住本质。如内有真寒而外见假热,其表现为身热,面色浮红,口渴,脉大等,似属热证,但病人身虽热却反欲盖衣被,渴欲热饮而不多,面红时隐时现,浮嫩如妆,脉大而按之无力。同时还可见到四肢厥冷,下利清谷,小便清长,舌淡苔白。所以,热象是假,阳虚寒盛才是疾病的本质。内有真热而外见假寒,表现为手足冷,脉沉,似属寒证,但四肢冷而身热不恶寒反恶热,脉沉数而有力,更见烦渴喜冷饮、咽干、口臭、谵语、小便短赤,大便燥结或热痢下重,舌质红,苔黄而干。这时手足厥冷,脉沉就是假寒,而内热才是疾病的本质。临证必须详细采集四诊资料,查找线索,抓住证候关键,辨别真假,抓住本质,不为假象所迷惑。

四、详析标本,识别虚实

辨证当审病证之标本主次,以定治法之先后逆从。所谓标,是疾病表现于临床的标志和现象;所谓本,就是疾病发生的根本。病证虽多,但总不离标本。一切复杂的证候,都可以分析出标本,透过现象探其本质,分清病证的主次、本末、轻重、缓急,从而准确辨证、合理施治。

辨邪正虚实也是临床辨证的重要原则。虚实辨证,可以掌握病者邪正盛衰的情况,为治疗提供依据,实证宜攻,虚证宜补。一般说来,虚证多身体虚弱、声息低微、久病、舌质淡嫩、脉象无力;实证多身体粗壮、声高息粗、暴病、舌质苍老、脉象有力。临证亦常见虚实错杂、虚实转化、虚实真假等情况,若不加以细察,容易误诊。

第二节　辨证的基本内容和方法

一、内科辨证的基本内容

中医内科辨证主要包括八纲辨证、六经辨证、卫气营血辨证、三焦辨证、脏腑辨证,虽各有自身特点和侧重,但应相互联系,互相补充。

(一)八纲辨证

通过四诊掌握相关临床资料之后,根据病位的深浅、病邪的性质、人体正气的强弱等多方面的情况,进行分析综合,将病证归纳为阴、阳、表、里、寒、热、虚、实八类不同的证候,称为八纲辨证。疾病的表现尽管是极其复杂的,但基本上都可以用八纲加以归纳。如疾病的类别,可分为阴证与阳证;病位的浅深可分为表证与里证;疾病的性质,可分为寒证与热证;邪正的盛衰,可分为实证与虚证。这样,运用八纲辨证就能将错综复杂的临床表现,归纳为表里、寒热、虚实、阴阳四对纲领性证候,从而找出疾病的关键,掌握其要领,确定其类型,预判其趋势,为治疗指出方向。

八纲之间是相互联系而不可分割的。如表里与寒热虚实相联系,寒热与虚实表里相联系,虚实又与寒热表里相联系。阴阳也是如此,阴中有阳,阳中有阴。疾病可以由阳入阴,由阴出阳;又可以从阴转阳,从阳转阴。因此,进行八纲辨证,不仅要熟练掌握各类证候的特点,还要注意其间的相兼、转化、夹杂、真假。

(二)六经辨证

六经辨证始见于《伤寒论》,是东汉医学家张仲景所创立的针对外感热病的辨证方法。它以六经为纲,将外感热病演变过程中所表现的各种复杂的证候,总结归纳为三阳病(太阳病、阳明病、少阳病)三阴病(太阴病、少阴病、厥阴病)六类,分别从邪正盛衰、病变部位、病势进退及其相互传变等方面阐述外感病各阶段的病变特点。六经病证是经络、脏腑病理变化的反映,基本概括了脏腑和十二经的病变。六经辨证不仅适用于外感病,对内伤杂病也同样具有指导意义。

(三)卫气营血辨证

卫气营血辨证,是清代医学家叶天士首创的对于外感温热病的辨证方法,是在六经辨证的基础上发展起来的,又弥补了六经辨证的不足。叶天士将温热病分为卫分证候、气分证候、营分证候和血分证候四大类,标志温热病邪侵袭人体后由表入里、由浅入深的四个层次。温热病邪侵入人体,一般先起于卫分;邪在卫分未解则传入气分;气分病邪不解,正气虚弱,津液亏耗,病邪乘虚而入营分;营分有热,动血耗血则入血分。卫气营血的证候传变,有顺传和逆传两种形式。顺传,即外感温热病多起于卫分,渐次传入气分、营分、血分,由浅入深,由表及里,标志着邪气步步深入,病情逐渐加重。逆传是指不循经传,如在发病初期不一定出现卫分证候,而直接出现气分、营分或血分证候,或由卫分直入营血。

(四)三焦辨证

三焦辨证为清代医家吴鞠通所创,是根据《黄帝内经》关于三焦所属部位的概念,并在六经辨证和卫气营血辨证的基础上,结合温病的传变规律特点总结的辨证方法。上焦主要是手太阴肺经和手厥阴心包经的病变,多为温热病的初期阶段。中焦主要是手阳明经、足阳明经和足太阴脾经的病变,邪入阳明而从燥化,多呈里热燥实证;邪入太阴从湿化,多为湿温病证。下焦主要是足少阴肾经和足厥阴肝经的病变,多为肝肾阴虚之候,属温病的末期阶段。如由上焦手太阴肺经开始,由此而传入中焦,进而传入下焦为顺传;如感受病邪深重,正气虚衰,病邪由肺卫直传入手厥阴心包经者为逆传。

(五)脏腑辨证

脏腑辨证是根据脏腑的生理功能和病理表现,对疾病证候进行归纳,借以推究病机,判断病变的部位、性质、正邪盛衰情况的辨证方法,是内科疾病最主要和最常用的辨证方法。脏腑辨证包括五脏病证、六腑病证和脏腑兼证。

人体是一个有机整体,任何一个脏腑发生病变,都会影响到整个机体,而使其他脏腑发生病理改变,如脏病及脏、脏病及腑、腑病及脏、腑病及腑等。因此,在进行脏腑辨证时,不仅要注意脏腑本身的病理变化,而且要重视脏腑之间病理变化的相互影响。如心与小肠互为表里脏腑,病理上可相互影响。心经实火,移热于小肠,引起尿少、尿赤涩刺痛、尿血等小肠实热的症状。反之,小肠有热,亦可循经脉上熏于心,而见心烦、舌赤糜烂。肺与大肠的经脉互相络属,从而构成脏腑相合的关系。在病理上亦常互相影响。肺失肃降,气机不利,津液不能下达,则大肠失其滋润,传导失职,从而出现大便干结,排出困难;大肠功能失常,传导不利,也会影响到肺的肃降,肺气不降,出现胸闷、咳喘、呼吸困难。

二、内科辨证的基本方法

(一)全面收集四诊资料

即通过望、闻、问、切四诊,获得辨证所需的全部资料。

1.抓主诉、主症

主诉是病人就诊的最痛苦、最主要症状及症状持续时间,中医的诊断与主诉有着非常密切的关系,与诊断相应,基本决定了中医诊断。

2.围绕主诉进行问诊

要全面、系统、确切地了解疾病发生、发展、变化的全过程,即掌握病人的主症特点、诱发及加重的因素、兼次症为何,帮助分析辨证;了解起病及加重的诱因或原因、最初症状,如何进行的诊断与治疗,治疗效果如何,目前最突出的症状有哪些,兼次症为何。

3.结合望、闻、切诊

望诊包括望舌、神、面色、体态、巩膜及其他分泌物(痰、尿等);闻诊包括病人与疾病有关的各种声音,有语声、咳嗽、呼吸、肠鸣等;切诊包括脉、腹、肌肤等,以进一步判断寒、热、虚、实。

(二)据证分析,方法得当

辨证分析是以中医理论为基础,通过将中医望、闻、问、切四诊所得的信息,结合相关的理化检查结果,进行综合、分析、推理、判断并进一步做出诊断的过程。包括病名诊断(基本与主症相符)与证候诊断(结合主症特点、兼次症与舌脉)两部分。

1.运用恰当的辨证方法

常用的辨证方法有脏腑辨证、六经辨证、卫气营血辨证、三焦辨证、风火痰湿辨证等,总属八纲辨证范畴,即阴阳表里寒热虚实。内伤杂病常用脏腑辨证、气血津液辨证、风火痰湿辨证、经络辨证;外感病常用六经辨证、卫气营血辨证、三焦辨证。

2.辨证分析的内容

要具体分析病位、病性、病机变化、预后转归等。病位分析在脏、腑、经、络、表、里等;病性分析寒热、虚实、虚实夹杂、寒热错杂、本虚标实、上热下寒、表寒里热等;病机转化分析寒热转化、虚实转化、实虚转化、热寒转化等。应做到言之有理,持之有据。

三、辨证的基本步骤

(一)确立病名

根据四诊所得的临床资料,结合各种病证的临床特点,辨明所属病证,确立病名诊断。

(二)辨别病性

通过临床症状的分析,采用八纲辨证,辨别证候的阴阳表里寒热虚实属性。

(三)审察病因

认真审察疾病发生的原因,是辨证的重要环节。

(四)确定病位

表里定位,主要用于外感时病;脏腑经络定位,主要用于内伤杂病。

(五)分析病机

重点分析病证发生的机制,包括脏腑气血阴阳失调的具体情况,以及各种致病因素引发疾病、影响疾病的具体过程。

(六)明确标本先后

在分析发病机制的同时,综合考察疾病发生、发展和变化的全过程,以探求标本,明确治疗的先后。

(七)预测病机转归

在分析病因病机的基础上,对疾病的转归和预后,做出合理的推测。

对四诊收集的资料进行以上几个方面的分析归纳,在此阶段,一般可对病证做出初步的判断。

四、修订疾病证候

通过收集四诊资料,全面分析病情之后,得出了初步的辨证结论,即可以确定治则治法和具体方药。但有时还需要更进一步的周密观察,用治疗效果和疾病进展来验证辨证结论,并进行必要的修订和完善。疾病是一个逐步发展的动态过程,随着治疗的进行,疾病临床证候主次可能发生转化,辨证需随时调整;有些疾病随着病情进展及治疗效果,可能发现初始的辨证结论并不正确,需重新辨证或进行及时的修正。

第三节 治疗原则

一、平调阴阳,整体论治

阴阳失调是人体病理状态的共同特征。所以平调阴阳当为治疗原则之一,治疗的目的是"以平为期"。调整阴阳有补其不足、去其有余两个方面。

人体既是由脏腑、经络以及形体诸窍构成的一个完整有机体,同时又与自然界保持密切联系。因此,人体任何局部的疾病往往影响到全身,故应重视整体调整失衡之阴阳、脏腑功能、气血关系,达到治疗目的。同时,还应该综合考虑天时、地理、体质等因素,采取因时、因地、因人制宜的方法,才能获得更好疗效。

二、权衡缓急,治病求本

"急则治其标,缓则治其本。"治病求本,是指对发病的根本原因予以治疗。"本"和"标"是相对的,如就正邪而言,正气是本,邪气是标,一般以祛邪为先;就疾病先后而言,新病、续发病是标,旧病、原发病是本,一般先治新病、续发病;就病情缓急而言,急者多为标,治标多为权益急救之法,待危象缓解,则应转为治本,以除病根。临床应该通过辨证分析认识疾病本质,明辨疾病标本,从而确定相应的治疗方法。运用治病求本这一法则,必须综合掌握、灵活处理"扶正祛邪""正治反治""治标与治本"等的关系。

三、动态观察,动中施治

无论是外感还是内伤,其疾病过程均可分为不断变化发展和相对稳定的阶段,必须用发展的、动态的观点进行观察和处理。在临证过程中,不仅需要掌握常法、主方,而且应随病情的变化调整治法方药。

外感病多以六经、卫气营血、三焦为分期的阶段,内伤病一般按初期、中期、末期划分阶段,所以,既要熟悉某一阶段的特点,又要明了其转化规律,才能知常达变,随证施治。

四、医护结合,重视预防

疾病的治疗效果与调护有极为密切的关系,在治疗过程中,加强精神、饮食起居、服药等方面的护理,至关重要,可避免"食复""劳复"等病情反复的情况出现。同时还应根据不同疾病的特点,在药物治疗的同时,配合使用针灸、推拿、拔罐、洗泡、贴熨等方法,增强治疗效果。

中医重视"治未病",强调防患于未然,即预防为主。治未病包括未病先防、既病防变两个方面。预防为主,可以有效降低疾病的发病率、复发率和病死率。

第四节 治疗方法

治法是在治疗原则指导下制定的具体治疗疾病的方法。中医常用的治疗方法很多,除了内服方药以外,还有针灸、推拿、刮痧、拔罐、药浴、水疗、熏蒸、气功等多种行之有效的方法。目前中医内科疾病的治疗仍以在辨证基础上的内治法为主,常用汗、吐、下、和、温、清、补、消八种治法,简称"八法"。

一、八法

(一)汗法

亦称"解表法",是开泄肌腠,逐邪外出的一种治法。适用于外感初期,水肿病初期,以及痹证、斑疹将透阶段。表实证者,宜辛温发汗,或辛凉发汗;虚人外感者,宜滋阴助阳发汗,或益气养血解表。

(二)吐法

吐法是引导病邪或有毒物质从口涌吐而出的一种治法。适用于痰涎壅盛,食积胃脘不化,恶心欲呕,或误食毒物尚留胃中等。可根据病情采用药物或非药物吐法。

(三)下法

下法是攻逐体内积滞,通泄大便的一种治法。适用于邪在肠胃,燥屎内结,热结于里,以及水结、蓄血、痰滞、虫积等病证。可根据证候性质采用寒下、温下、攻下、润下、通瘀、逐水、驱虫等法。

（四）和法

和法是扶正达邪，调整内脏功能的一种治法。适用于少阳证、太阳少阳两经同时受邪及少阳阳明合病；肝胃不和、肝郁所致的月经不调、肝木乘土的腹痛泄泻；胃肠功能失调，寒热夹杂，升降失司的痞满呕吐、肠鸣下利等。邪在少阳，宜用和解少阳法。肝胃不和、肝脾不调者，常用调和肝脾法；脾胃功能失调，升降失司者，调理胃肠法。

（五）温法

温法是祛除寒邪和补益阳气的一种治法，其主要作用在于回阳救逆、温中散寒，从而达到补益阳气而祛邪治病的目的。适用于寒邪留滞或由热证转变为寒证的疾病。寒邪直中脏腑，或阳虚内寒者，宜温中祛寒；寒邪凝滞经络，血行不畅者，宜温经散寒；阳气衰微，阴寒内盛者，宜回阳救逆。

（六）清法

清法是治疗一般热证的方法，有退热降火、保津除烦止渴的作用。适用于内伤或外感，热在气分或营血，里热炽盛。热在气分，里热炽盛，宜清气分热；热入营血，扰神动血，宜清营凉血；热毒炽盛，当清热解毒；阴虚内热，宜养阴清热；热邪偏盛某一脏腑，则需针对性清此脏腑之热。

（七）补法

补法是补益人体阴阳气血之不足，或补益脏腑虚损的一种治法。适用于正气不足、体力虚弱，如气虚、血虚、阴虚、阳虚以及正气虚弱而无力逐邪者。补法有补气、补血、补阴、补阳四法，分别针对气虚、血虚、阴虚、阳虚病证。

（八）消法

消法即通过消导和消散，使积聚之实邪渐消缓散的一种治法。适用于气、血、痰、食所形成的积聚凝滞等疾病。消法有消坚、散结、行气、利水、化瘀、消食导滞、消痰化饮等法。

以上八法，临床上可单独运用，但据病情变化配合使用者更为多见，如汗下并用、攻补兼施、消补同用等。

二、其他治法

（一）提壶揭盖法

提壶揭盖法是用朱丹溪治疗癃闭证而首创的治疗方法。《丹溪心法·附录》："肺为上焦，而膀胱为下焦，上焦闭则下焦塞，譬如滴水之器，必上窍通而下窍之水出焉。"指因上焦气机郁滞壅塞而致下焦气机不畅,临证时采用开宣上焦肺气来治疗下焦水道气机闭塞的方法。除了宣肺之外,其他如搐鼻、探吐、发汗等方法均可以归属提壶揭盖法,治疗的疾病范围也从癃闭扩展到便秘、水肿等下焦气机不通的疾病。

(二)泻南补北法

泻南补北法源自于《难经·七十五难》中的"东方实,西方虚,泻南方,补北方",泻南方心火、补北方肾水,原是根据五行生克关系治疗疾病的一种特殊补泻针法,后世医家在临床实践中将其核心思想用于指导针灸取穴,中药处方配伍之中。代表方剂有《伤寒论》的黄连阿胶汤、朱丹溪的虎潜丸等。临证以肾阴不足、心火独亢为病机者皆可用泻南补北法进行治疗,如不寐证、痿证、郁证等。

(三)上病下取,下病上取

"上病下取,下病上取"是在整体观念的指导下依据人体经络、脏腑及气机升降的调节机能而确立的治疗法则,最早见于《素问·五常政大论》,曰:"气反者,病在上,取之下,病在下,取之上"。临床曾根据"合治内府"理论,通过远道取穴针灸治疗相隔较远的疾病,例如治疗失眠可取用神门穴,治疗落枕可针刺悬钟穴等。该治则不仅为针灸配穴治疗的经典方法,也可用来指导临证治疗多种疾病。例如国医大师邓铁涛教授采用沐足方治疗肝阳上亢型原发性高血压病,当代著名中医骨伤学家刘柏龄教授取用针敕人中穴治疗急性腰扭伤等。"上病下取,下病上取"体现了中医治病求本、整体观念的思想。

(四)塞因塞用,通因通用

塞因塞用,通因通用源自于《素问·至真要大论》:"塞因塞用,通因通用,必伏其所主,而先其所因,其始则同,其终则异。"该治则是反治法则的具体运用,在病势严重、虚实混杂出现假象的时候,找出其主要致病因素并甄别假象,因势利导治疗疾病的本质。塞因塞用是用补益药治疗假实真虚的闭塞病证,例如慢性便秘、闭经、癃闭等。通因通用是用通利药物治疗真实假虚的通泄病证,例如热结旁流、食积腹痛等。

(张丕润)

第三章

肺病证

第一节　咳嗽

咳嗽是指外感或内伤等多种病因所致,肺失宣肃,肺气上逆,以咳嗽、咳痰为主要症状的病证。咳,指有声无痰;嗽,指有痰无声。临床上一般为痰声并见,故合称咳嗽。

一、病因病机

咳嗽为肺系疾患的主要症状之一。究其成因,不外外感、内伤二途。其主要病机为邪犯于肺,肺失宣肃,肺气上逆。

（一）病因

1.六淫外邪侵袭肺系:风、寒、暑、湿、燥、火六淫之邪,从口鼻皮毛而入,侵袭犯肺,是引起外感咳嗽的主要病因,但由于四时主气之不同,故人体感受的病邪亦有区别。因风为六气之首,外邪致病多以风为先导,故外感咳嗽有风寒、风热、风燥等不同的证候,其中尤以风寒为多。

2.脏腑功能失调,内邪干肺,肺脏自病或他脏有病及肺,均可引起内伤咳嗽。

（1）肺脏自病:多由于肺脏的其他疾病迁延日久,耗损肺气,灼伤肺阴,而致肺失宣降,肺气上逆。

（2）他脏有病及肺:多因饮食不节,嗜酒过度,过食辛辣肥甘,酿生痰热;或过度劳倦,损伤脾胃,脾失健运,痰湿内生,上渍于肺;或七情内伤,气机不畅,日久化火,气火上逆犯肺;或房劳过度,损伤肾阴则虚火上炎,损伤肾阳则阳虚内寒,皆可导致内伤咳嗽。

（二）病机

1.发病

外邪侵袭犯肺,发病较急;内伤致咳,发病多较缓慢。

2.病位

病变主脏在肺,并与肝、脾、肾密切相关。

(1)肺:肺主气,司呼吸,上连气道喉咙,开窍于鼻,外合皮毛,为五脏六腑之华盖,其气贯百脉而通他脏。由于肺体清虚,不耐寒热,故称娇脏,内外之邪侵袭后易于为病,病则宣肃失司,以致肺气上逆冲击声门而为咳嗽。

(2)肝脾肾:肝主疏泄,"肝脉布两胁上注于肺",若肝郁化火,木火偏旺,或金不制木,木反侮金,则气火上逆犯肺而咳;脾主运化,脾为肺之母,"手太阴肺经起于中焦,下络大肠,还循胃口",若脾运不健,痰浊内生,上渍犯肺,则肺失清肃,上逆为咳;"肺为气之主,肾为气之根",肺主呼气,肾主纳气,若久咳肺虚,金不生水,肺病及肾,肺肾俱虚,气逆为咳为喘。

3.病性

外感咳嗽,因外邪犯肺,肺气壅遏不畅,故属于邪实,由于感邪之不同,有风寒、风热、燥热之分;内伤咳嗽,属邪实与正虚并见,或以邪实为主,病机与湿、痰、火关系最为密切,或以正虚为主,而阴虚、气虚多见。

4.病势

外感咳嗽初起病位在肺,日久损伤正气,可由肺及脾至肾,病势由上而下。内伤咳嗽表现不一,既可由肺及脾及肾,又可由脾肾及肺。

5.病机转化

主要表现为虚实、寒热的转化。外感有寒有热,寒邪可以化热;外感日久,可由实转虚,虚实并见。如风寒咳嗽,未能及时宣散,可郁而化热;风热咳嗽又可化燥伤津;或肺热炼液成痰而痰热郁肺。内伤有痰有火,痰有寒热之别,火有虚实之分,痰郁而化火(热),火能炼液灼津为痰;内伤日久,正气耗伤,又易受外邪的侵袭而表现为邪实为主。由他脏及肺者,多为因实致虚,如肝火犯肺,炼液为痰,耗伤肺津;痰湿犯肺,多由脾失健运,聚湿酿痰,上贮于肺,若久延不愈,可致脾肺气虚,甚则病延及肾,由咳致喘;如痰湿蕴肺,遇外感引触,痰从热化,痰热郁久,又可耗伤肺阴。肺脏自病者,多为因虚致实,若肺阴不足,每致虚火上炎,灼津为痰;肺气亏虚,气不化津,则津化为饮。

二、诊断与鉴别诊断

(一)诊断依据

1.咳而有声,或伴咯痰。

2.由外感引发者,多起病急、病程短,常伴恶寒发热等表证;由外感反复发作或其他脏腑功能失调引发者,多病程较长,可伴喘及其他脏腑失调的症状。

（二）鉴别诊断

1.肺痨

肺痨的主要症状之一亦为咳嗽，因此，要与作为疾病诊断的咳嗽相鉴别。肺痨常同时出现咯血、胸痛、潮热、盗汗、消瘦等症，结合血沉、结核菌素试验、痰液涂片、细菌培养以及 X 线检查，可做出鉴别。

2.肺胀

有久患咳、喘、哮等病证不愈的病史，在咳嗽的同时并有胸中烦闷，膨膨胀满，上气喘咳，甚至面目晦暗、唇舌发绀、颜面四肢浮肿等症，且病程缠绵，久治不愈。必要时结合 X 线等实验室检查协助鉴别。

3.哮病与喘病

哮病与喘病虽然也会兼有咳嗽，但各以哮、喘为其主要临床表现。哮病主要表现为痰气交阻，气道壅塞，呼吸不利，喉间痰鸣气吼，反复发作，常有过敏史或家族史。喘病主要表现为呼吸迫促，张口抬肩，甚则摇身撷肚，不能平卧。

4.肺痈

肺痈病证临床亦有咳嗽吐痰症状，但其主症为发热、胸痛、咯吐大量腥臭脓血浊痰，结合白细胞总数及中性粒细胞增高、痰培养有致病菌和 X 线检查等阳性发现可做出鉴别。

三、辨证论治

（一）辨证要点

1.辨别外感与内伤

一般说，外感咳嗽起病较急，病程较短，病情较轻，常在受凉之后突然发生，伴有鼻塞、咽痒、头痛、全身不适、恶寒发热等症，病变多局限于呼吸道方面，一般无其他脏腑的病理改变和临床症状，易于治疗。内伤咳嗽证多虚实并存，病情较重，病程较长，病变主要在肺，但常涉及肝、脾、肾等脏，病理复杂，多呈慢性反复发作过程，治疗难取速效。但是，内伤咳嗽患者，由于肺虚容易受外邪，特别是在天气变冷的时候，往往受到外邪侵袭而使咳嗽加重，这时咳嗽是由外感、内伤两方面造成的。

2.了解咳嗽的特点

包括时间、节律、性质、声音以及加重因素等。

（1）时间、节律：咳嗽时作，白天多于夜间，多为外感或内伤偏实；早晨咳嗽，痰出后咳减，多为内伤痰湿或痰热较重；午后、黄昏咳嗽加重，多属肺燥阴虚；夜间发作或加重，多属虚寒咳嗽。

（2）性质：干性咳嗽见于风燥、气火、阴虚等咳嗽；湿性咳嗽见于痰湿（或痰浊、寒饮)等咳嗽。

（3）声音：咳嗽声低气怯属虚，洪亮有力属实。咳嗽声重，见于外感风寒；声音粗浊，为外感风热，痰热伤津（阴）；声音嘶哑，病程短者，为外感风寒或风热、风燥；病程长者，为阴虚或气虚；单声、轻微短促的咳嗽，为风燥、阴虚；连声重浊的咳嗽，为痰湿。

（4）使咳嗽加重的有关因素：饮食肥甘、生冷食物后加重，属痰湿；情志郁怒后加重，属气郁化火，肝火犯肺；劳累受凉后加重，属虚寒、痰湿。

3.辨痰的性状

包括色、质、量、味等。

（1）辨色：痰色白属风、寒、湿；色黄属热；色灰为痰浊；血性痰（脓痰、铁锈色痰）属肺脏风热或痰热；粉红色泡沫属心肺气虚，气不主血。

（2）辨质：痰液稀薄属风寒、虚寒；痰黏属热、燥、阴虚；痰稠厚属湿热。

（3）辨量：痰量偏少，多属干性咳嗽；痰量偏多，多属湿性咳嗽。

（4）辨味：痰之气味，热腥为痰热，腥臭为痰热胶结成痈之候，味甜属痰湿，味咸为肾虚。

（二）治疗原则

治疗咳嗽应分清邪正虚实和标本缓急，采用"实则泻之，虚则补之""急则治其标，缓则治其本"的基本原则，同时注意标本兼治。一般而言，外感咳嗽为实证，以祛邪利肺为主，用药宜轻扬，忌收涩留邪，因势利导使邪去正安。内伤咳嗽为虚实夹杂，本虚标实。其中，标实为主者以祛邪止咳为治；本虚为主者，以补肺、健脾、补肾纳气为主；标本并重者，当标本兼治，用药忌宣散伤正，耗气伤阴，当调护正气，以免久咳肺损成痨。概括而言，咳嗽治疗常以宣、降、清、温、补、润、敛（收）等为法则。宣有宣散、宣通之意，如宣肺止咳，适用于感受外邪，肺气不宣引起的咳嗽。降为肃降、降气之意，如豁痰肃肺、降气止咳等法，适用于痰浊、气逆而致肺失肃降所引起的咳嗽。清有清热、泻火、清燥之意，如清热化痰、清燥养阴等法，适用于肺热与肺燥咳嗽。温有温肺、温阳之意，如温肺化痰、温肾纳气等法，适用于肺寒咳嗽、痰饮不化及肾不纳气引起的咳嗽。补为补虚之意，古有"肺无补法"之说，故不可妄用，必须在久咳肺虚，确无实邪之证时方可使用，况且肺虚又多与脾虚、肾虚兼见，又有阴虚、阳虚之分，故须互相参照治之，临床分为补气止咳、补阴止咳、健脾止咳等法，分别用于肺虚咳嗽、阴虚咳嗽及脾虚咳嗽。润有濡润、润燥之意，如养阴润肺止咳法，适用于肺燥咳嗽及热病，久病之后而致的阴虚津亏咳嗽。敛为收敛之意，如敛肺止咳法，适用于久咳不愈，肺中确无实邪之证。其中宣、降、润、敛法尤为重要，分别用于咳嗽的各个发展时期。某病程阶段，必须适用该法，如颠乱应用，当"宣"而

"敛",必致邪气闭伏,迁延不愈;当"敛"反"宣",必致真气益耗,正虚邪盛;当"润"而"宣",必致生燥动血,常见咯红;当"宣"反"润",每令外邪留恋,久久不解。

此外,古有"毋见咳而止咳",说明专用止咳的方法不一定能止住咳嗽,必须辨证论治,方能收到预期效果。

（三）分证论治

1.外感咳嗽

（1）风寒束肺证

症舌脉:咳嗽声重,咯痰稀薄色白,咽痒,鼻塞流涕,或伴有头痛身痛,恶寒发热,无汗,骨节疼痛,舌苔薄白,脉浮紧。

病机分析:此证乃外感风寒之邪,肺气壅遏不宣所致。外袭侵袭,或从口鼻而入,或从皮毛而受,肺卫受邪,即可致肺气郁闭,呼吸不利而咳嗽咽痒,鼻塞声重;肺气受遏,津液失布,故咳痰流涕;涕清痰稀色白,均属寒象;风寒束于肌表,腠理闭塞,阻遏经络,故恶寒发热无汗,头痛身痛;舌苔薄白、脉浮紧亦为风寒在肺卫在表之征。

治法:疏散风寒,宣通肺气。

方药运用:

①常用方:止嗽散合三拗汤加减。药用荆芥、麻黄、杏仁、桔梗、紫菀、百部、苏叶、白前。

风寒外袭,肺失宣肃而致咳,当疏散风寒,宣通肺气,而以止咳嗽为主,故选止嗽散,又恐散寒宣肺之力不足,而合用三拗汤化裁。方中紫菀、百部性温而润,入肺而温润止咳,二药温而不热,润而不寒,凡新久咳嗽、外感内伤致咳均可应用,桔梗开提肺气,白前肃降肺气以祛痰止咳,杏仁宣畅肺气,麻黄辛温散寒,苏叶疏风解表。诸药相伍,调气机之降,使邪从表而解。外邪得解,肺得宣肃,故风寒咳嗽得止。

②加减:风寒表证重者,加防风、羌活疏风散寒;外寒内热者,去白前、紫菀,加生石膏、桑白皮、黄芩以清泻里热;咳嗽较重者,加金沸草降气化痰止咳。

③临证参考:若见咳嗽,胸痛满闷,咯痰稀白量多或有泡沫,苔白厚、脉滑等肺寒停饮明显者,选小青龙汤去麻黄加杏仁温肺化饮止咳;若咳嗽不止,咯痰不爽,或有恶寒发热,苔白脉浮等微感风寒,肺气失宣突出者,用止嗽散疏风宣肺止咳;若内有湿邪,复感风寒之邪所致咳嗽,可选用杏苏散加厚朴、苍术以祛风散寒,化痰燥湿。

（2）风热犯肺证

症舌脉:咯痰黄稠,咳而不爽,口渴咽痛,身热或见头痛、恶风、有汗等症,舌苔薄黄,脉浮数。

病机分析:风热犯肺,肺失清肃,热熬津液,故咳嗽痰黄而稠,咳而不爽;肺热津耗,故咽痛口渴;邪客皮毛,则有头痛、身热、恶风等表症;风主疏泄,故汗出;舌苔薄黄、脉浮数均为风热之征。

治法:疏风清热,宣肺化痰。

方药运用:

①常用方:桑菊饮加减。药用桑叶、菊花、连翘、薄荷、桔梗、杏仁、鲜芦根。

风热病邪于肺,主症咳嗽,故治当外宜疏散风热,内则宣肺止咳。方中以桑叶、菊花甘凉轻清,均入肺经,均能疏散上焦风热之邪,桑叶善走肺络,清肺热、祛痰镇咳而止嗽,清、散并用,针对风热袭肺之咳嗽,二者共为君药;薄荷辛凉解表,助桑、菊疏散,加强解表之力,杏仁肃降肺气,桔梗开提肺气,一降一升,以恢复肺气肃降宣通而止咳,三者同为臣药;连翘辛凉质轻,能清热透表解毒,芦根甘寒,清热生津而止渴,共为佐药;甘草调和诸药为使,且与桔梗相伍,功能利咽。诸药相伍,上焦风热得以疏散,肺气得以宣畅,则表解咳止。

②加减:咳嗽重者,加浙贝母、枇杷叶、前胡宣肺止咳;发热较重者,加金银花、大青叶等苦寒清热;口渴甚者,加知母、天花粉生津止渴;咽喉肿痛者,加牛蒡子、鱼腥草、射干清热利咽。

③临证参考:对于风热夹湿所致的咳嗽,可选用桑菊饮加薏苡仁、泽泻之类;对于风热夹暑所致咳嗽,可选用桑菊饮加六一散、香薷、藿香、佩兰之类。若邪热壅肺,肺经热盛,肺气闭遏,咳嗽气喘,身热不解,口渴,舌苔薄黄,脉滑而数者,可选用麻杏石甘汤。

(3)燥热伤肺证

症舌脉:干咳少痰,或痰如线粉不易咯出,咽干鼻燥,咳甚则胸痛,初起或有恶寒,身热头痛,舌尖红,苔薄黄,脉小而数。

病机分析:燥热伤肺,灼伤津液,肺失清润,故干咳少痰,或痰如线粉不易咯出;燥胜则干,肺气不利,故咽干鼻燥,咳甚则胸痛;初起兼有表证者,则因风邪外束,卫气不和而身热,或兼微恶风寒;舌尖红、苔薄黄、脉小而数均属燥热之证。

治法:清肺润燥。

方药运用:

①常用方:桑杏汤加减。药用桑叶、杏仁、沙参、象贝母、豆豉、梨皮、苦桔梗、连翘、栀子。

方中以桑叶、栀子、豆豉、连翘清宣肺热;杏仁、象贝母润肺止咳;沙参、梨皮清热润肺;桔梗宣肺止咳。燥热得祛,肺金得润,宣降之机自调。

②加减:津伤较重者,加麦冬、石斛、玉竹养阴生津;热象明显者,加生石膏、知母以清热;痰胶黏难出者,加瓜蒌化痰利气;初期有表热证者,可加薄荷、蝉衣以疏

解表热;痰中带血者,加白茅根凉血止血。

③临证参考:对燥热伤肺,气阴两伤之燥热咳嗽,证见形体消瘦,舌红少津者,可选用清燥救肺汤。

(4)风燥伤肺证

症舌脉:咳嗽,痰少而黏,喉痒,咽干唇燥,头痛,恶寒,发热,无汗,舌苔薄白而干,脉浮紧。

病机分析:风燥袭肺,肺气失宣,津液耗伤,故见咳嗽,痰少或无痰,咽干唇燥;风燥外袭,卫表失和,故见恶寒、头痛、发热、无汗等表证。此证多发于深秋,为燥邪与风寒并见,以风燥袭肺,肺气失宣,表卫失和为主要病机。

治法:温散润肺。

方药运用:

①常用方:止嗽散加减。药用紫菀、百部、桔梗、荆芥、白前、陈皮。

方中以紫菀、百部、桔梗、白前润肺止咳,荆芥辛温宣散祛外邪,其中百部甘苦平,润肺止咳力强,对秋燥新感尤为适宜;陈皮理气化痰。

②加减:恶寒较重者,加苏叶、防风疏散风寒解表。

③临证参考:本方为诸药研末,为散剂,必要时开水冲服,改用饮片煎汤服用,效果相等。"风燥伤肺"与"风寒束肺"均有外感风寒之象,而"风燥伤肺"实乃"小寒"犯肺,治疗从风寒袭肺入手,但邪易伤津化热,故用药辛不过热,辛润同用,临证时应鉴别。

2.内伤咳嗽

(1)痰湿蕴肺证

症舌脉:咳嗽痰多,咳声重浊,痰黏腻而色白易咯,食甘甜油腻物加重;胸闷,脘痞,呕恶,食少,体倦,苔白腻,脉濡滑。

病机分析:多因饮食生冷,脾胃不和,健运失常所致。脾失健运,痰浊内生,上渍于肺,壅遏肺气而咳嗽痰多,痰白而黏;脾失健运,运化无力而见食少,体倦乏力;痰湿中阻,气机不畅,故胸闷、脘痞、呕恶;苔白腻、脉濡滑亦为痰湿之象。

治法:健脾燥湿,理气化痰。

方药运用:

①常用方:二陈汤合三子养亲汤加减。药用陈皮、制半夏、茯苓、苍术、厚朴、苏子、莱菔子、白芥子。

方中制半夏、茯苓、苍术燥湿健脾化痰;陈皮、厚朴行气助脾运化而化痰;苏子、莱菔子下气消痰;白芥子利气祛痰。脾土得运化,痰湿不复再生,痰涎被化消,故痰湿咳嗽得止。

②加减:寒痰重,痰黏白如沫,怕冷者,加干姜、细辛、五味子温肺化饮;脾虚食

少者,加白术、焦山楂、麦芽健脾消食;痰吐不利者,加瓜蒌仁、海浮石化痰利肺。

③临证参考:用药要平和,不可过热过寒,以防伤阳耗阴而转为他证。对于经治疗病情平稳者,治疗重点由肺转脾,用六君子汤调理。

(2)痰热郁肺证

症舌脉:咳嗽痰多,质稠色黄难咯,气粗息促,口干渴,便秘尿赤,面部烘热;胸胁胀满,咳时引痛,舌质红,苔黄腻,脉滑数。

病机分析:多因饮食不节,嗜食过度,过食辛辣肥甘,酿成痰热,或因痰湿化热,或因肝火炼津成痰而成。痰热郁肺,肺失清肃而咳嗽;热灼津液,故痰黄稠难咯,口干渴;痰热壅盛,气机不畅而见胸闷;舌红、苔黄、脉滑数均为痰热之象。

治法:清热化痰,肃肺止咳。

方药运用:

①常用方:清金化痰汤加减。药用桑白皮、黄芩、栀子、浙贝母、瓜蒌仁、桔梗、橘红、知母。

方中以桑白皮、黄芩、栀子清热肃肺;浙贝母、瓜蒌仁、知母清热润肺化痰;桔梗宣肺化痰止咳;橘红理气化痰止咳。肺热得清,肺叶得润,稠痰得化,则宣肃之功自复。

②加减:痰黄如脓腥臭者,加鱼腥草、冬瓜仁、薏苡仁清肺化痰;津伤口渴甚者,加沙参、天花粉生津止渴;身热烦躁者,加生石膏清热除烦;大便秘结者,加大黄以通导。

③临证参考:本证要注意观察痰色和量的变化,判断痰热的比重,给予针对性治疗。若痰热内结,咳嗽痰黄,稠厚胶黏,胸膈痞满者,可选清气化痰丸清热化痰,下气止咳。

(3)肝火犯肺证

症舌脉:气逆咳嗽阵作,咳引胁痛,咽喉干燥,面红目赤,心烦口苦,常感痰滞咽喉而咯之难出,量少质黏,甚或咯血,舌苔薄黄少津,脉象弦数。

病机分析:多由情志抑郁不舒,肝气郁而化火,木火刑金,以致肺失清肃,故自觉气逆于喉而作咳嗽;肝火上炎故时咳面赤,口苦咽干;胁肋为肝经循行之区域,故咳引胁肋作痛;木火刑金,炼液为痰,损伤肺络而现痰少质黏或痰中带血;情绪急躁、舌苔薄黄少津、脉弦数均为肝火内盛之象。

治法:清肝泻肺,顺气降逆。

方药运用:

①常用方:泻白散合黛蛤散加减。药用桑白皮、地骨皮、天花粉、海蛤壳、青黛、黄芩。

方中以桑白皮清肺降气,止咳平喘;地骨皮、黄芩、青黛清肝泻肝,以撤刑金之火;海蛤壳清热化痰止咳;天花粉润肺生津。

②加减:肝火旺者,加栀子、丹皮、赤芍清肝泻火;胸闷胁痛者,加枳壳、郁金、丝瓜络理气解郁;津伤口渴者,加沙参、麦冬、生地养阴生津;痰黏难咯者,加川贝母、知母、海浮石润肺化痰。

③临证参考:此证病本在肝,表现在肺,只徒理肺,肝火不平,咳终不止,唯清泄肝火,顺气降逆斯为正路。同时,气郁化火,火易伤津,故临证时还应伍以清养之品。

(4)肺阴亏耗证

症舌脉:干咳,咳声短促,痰少黏白或痰中带血,口干咽燥,或声音逐渐嘶哑,手足心热,潮热盗汗,形瘦神疲,舌红,少苔,脉细数。

病机分析:多因久咳伤肺,耗伤肺阴,或失血过多,房劳太过,真阴耗损所致。肺阴亏耗,虚火内灼,肺失润降,则干咳无痰或痰少而黏;热伤肺络则咯痰带血,甚或咯血;阴虚肺燥,津液不能濡润上乘,故口干咽燥或声音嘶哑;手足心热、潮热、盗汗、形瘦神疲、舌红少苔、脉细数,均为阴虚之象。

治法:滋阴润肺,止咳化痰。

方药运用:

①常用方:沙参麦冬汤加减。药用沙参、麦冬、玉竹、天花粉、桑叶、川贝母、知母。

方中以沙参、麦冬、玉竹、天花粉生津润肺;桑叶、知母、川贝母清热养阴润肺,化痰止咳。阴津得复,肺叶得润,清肃之令自行。

②加减:阴虚火旺者,加银柴胡、青蒿、鳖甲滋阴清热;咳嗽较重者,加百部、紫菀、款冬花止咳化痰;痰黏难咯者,加蛤粉、黄芩润肺化痰;痰中带血者,可加丹皮、白茅根、藕节凉血止血。

③临证参考:肾阴为人体阴液之根本,肺阴亏耗,日久累及肾阴,因此治疗时必少佐滋补肾阴之品。若肺肾之阴俱虚,虚火较甚,则咳嗽痰中带血,咽喉燥痛,手足烦热,舌红少苔,脉细数,可选百合固金汤治疗。

(5)肺气虚寒证

症舌脉:咳声低弱无力,气短不足以息,咯痰量多、清稀、色白,神疲懒言,食少,面色㿠白,畏风自汗,易感冒,舌淡苔白,脉细弱。

病机分析:多因久咳伤肺,或平素体弱,肺气不足,或七情饮食劳倦,损伤脾肺所致。肺气不足,气遏不降而咳嗽、声低、气短;气虚不能化津,津聚为痰,故咯痰清稀色白量多;肺气虚卫外不固,腠理不密,故畏风自汗,易感冒;面色㿠白、舌淡苔白、脉细弱为气虚之象。

治法:补气温肺,止咳化痰。

方药运用：

①常用方：温肺汤加减。药用人参、肉桂、干姜、钟乳石、半夏、橘红、木香。

方中以人参、肉桂、干姜、钟乳石温补脾肺以治本；半夏、橘红、木香燥湿健脾，理气化痰以治标。

②加减：痰多清稀者，加白芥子、细辛温化寒痰；咳逆气短，动则更甚者，加补骨脂、诃子、沉香补肾纳气；神疲懒言食少者，加白术、茯苓健脾益气。

③临证参考：值得注意的是用药以甘温适中、质润轻巧为贵，旨在拨动肺金清肃灵性，徐发肺气，忌仿补脾之法而浪进甘温性燥之品。此外，本证患者正气已虚，卫外不固，易受外邪的侵袭而使症状加重，因此治疗时应注意预防外邪的侵袭。

（6）寒饮犯肺证

症舌脉：咳嗽气急，呼吸不利，咯吐白色清稀泡沫痰，形寒背冷，喜热饮，在冬季或受寒后发作或加重，舌苔白滑，脉细弦滑。

病机分析：多因久病损伤肺肾阳气，或饮食劳倦，元阳受损，脾肾阳虚所致。脾肾阳虚，不能运化精微，水湿内停，上逆犯肺，肺气不得下降，故咳嗽气急，呼吸不利，咯吐白色清稀泡沫痰；阳虚肌肤失于温煦，故形寒，喜热饮，冬季或受寒后发作加重；苔白滑、脉细弦滑为寒饮内停之象。

治法：温肺化饮。

方药运用：

①常用方：小青龙汤加减。药用麻黄、细辛、干姜、桂枝、五味子、白芍、半夏。

方中以麻黄辛温宣肺平喘；细辛、干姜、桂枝温阳祛散寒饮；半夏燥湿化痰；五味子、白芍敛肺止咳。

②加减：痰多稀薄者，加白芥子、白前、苏子温化痰饮；胸膈满闷者，加厚朴、莱菔子、陈皮理气宽胸化痰。

③临证参考：病情反复发者或老年人易患此证，治疗时要顾护人体之正气，祛邪而不伤正，要根据正虚与邪实的侧重不同，选择扶正与祛邪的药物比重。

（四）其他疗法

1.中成药

（1）桑菊感冒片：每次 4～8 片，每日 2～3 次，口服。适用于风热咳嗽、燥热咳嗽。

（2）蛇胆川贝液：每次 1 支，每日 2 次，口服。适用于肺热咳嗽。

（3）蛇胆川贝枇杷膏：每次 15mL，每日 3 次，小儿酌减，口服。适用于风热犯肺与痰热郁肺之咳嗽。

（4）川贝枇杷止咳冲剂：每次 1 袋，每日 3 次，开水冲服。用于外感风热及肺热所致之咳嗽、咽干疼痛、口渴、痰稠或痰多等。

(5)养阴清肺糖浆:每次 20mL,每日 2 次,温开水调服。适用于阴虚肺燥,咽喉干痛,干咳少痰,或痰中带血。

(6)橘红丸:大蜜丸每次 2 丸,小蜜丸每次 12g,每日 2 次,温开水送服。用于咳嗽痰多,痰不易咯出,胸闷口干。

(7)罗汉果止咳冲剂:每次 1 袋,每日 3 次,开水冲服。适用于感冒咳嗽、支气管炎。

2.单验方

(1)桑叶、枇杷叶、胡颓叶各 12g,煎服。治慢性咳嗽。

(2)矮地茶 30g,水煎服,每日 1 次,连服 20～30 天。止咳、祛痰。

(3)鱼腥草 30g,桔梗 9g,杏仁 9g,甘草 6g,水煎服。适用于肺热咳嗽。

(4)沙参 15g,川贝母 9g,百合 15g,水煎服。适用于肺阴虚咳嗽。

(5)党参 60g,冬虫夏草 30g,五味子 15g,蛤蚧 1 对,共为细末,每次 9g。适用于慢性气虚咳嗽。

3.食疗方

(1)鲜萝卜 1 个,蜂蜜 30g,水煎服。适用于风寒咳嗽。

(2)川贝母 9g,梨 1 个,煮汁饮服。适用于虚火咳嗽。

(3)松塔(松果)3 个,豆腐 2 块,同煮沸加冰糖适量,空腹喝汤吃豆腐。治急性气管炎咳嗽。

(4)川贝粉 6g,豆腐浆 1 碗。先将豆腐浆炖热冲川贝粉内服。治久咳不愈。

(5)白果 5～7 粒,用猪肉蒸食 3～5 次。治疗久咳。

4.针灸疗法

(1)风寒束肺证:选肺俞、列缺、合谷为主穴,风门、大椎、天突、丰隆为配穴,毫针刺,用泻法。

(2)风热犯肺证:选肺俞、尺泽、大椎为主穴,曲池、合谷为配穴,毫针刺,用泻法。

(3)燥热伤肺证:可选肺俞、尺泽为主穴,天突、商阳、曲池为配穴,毫针刺,用泻法。

(4)痰湿蕴肺证:可选太渊、太白、膻中为主穴,丰隆、足三里为配穴,毫针刺,用泻法。

(5)痰热郁肺证:选肺俞、尺泽、合谷为主穴,少商、鱼际、丰隆为配穴,毫针刺,用泻法。

(6)肺阴亏耗证:选尺泽、太渊、肺俞为主穴,劳宫、阴郄、鱼际为配穴。毫针刺,泻手太阴,补足少阴。

（7）肺气虚寒证：可选脾俞、肺俞、足三里为主穴，气海、太渊为配穴，毫针刺，用补法加灸。

5.外治法

肺气虚寒，寒饮犯肺证可用温阳散寒药敷贴背部俞穴。

四、转归与预后

咳嗽的转归与预后，取决于患者的体质、正气的强弱、病位的深浅、病情的轻重以及是否得到正确的治疗等。外感咳嗽多属暴病，患者正气尚强，病位较浅，病情轻，如果得到及时正确治疗，一般容易治愈。若迁延失治、误治，反复发作，损伤正气，则可由外感咳嗽转为内伤咳嗽，病机性质由实转虚，病位也由肺而及他脏。内伤咳嗽多呈慢性过程，迁延反复，患者正气已有不同程度的耗损，一般治疗难以速效。如能坚持正确的综合性治疗，也可使正气恢复，邪祛而病愈。如咳嗽日久，反复发作，病变必然由肺及脾至肾，病情逐渐加重，甚至累及于心，导致心、肺、脾、肾诸脏皆虚，痰浊、水饮、气滞、瘀血内停，演变为肺胀等病，则预后较差，往往病程缠绵难愈。

第二节　哮病

哮病系脏气虚弱，宿痰伏肺，复因外邪侵袭、饮食不节、情志过激、劳倦过度等触动，以致气滞痰阻，气道挛急、狭窄而发病，以发作性喉中哮鸣有声，呼吸困难，甚则喘息不得平卧为主要表现的顽固发作性肺系疾病。

一、病因病机

哮病的病理因素以痰为主。痰的产生是在脏腑功能失调的基础上，复加外感六淫、饮食不节、情志过激、劳倦过度等因素而诱发。

（一）病因

1.脏气虚弱

禀赋薄弱，易受邪侵，如婴幼儿患哮病者多因于此，其脏气虚弱多，以肾虚为主。此外，病后体弱，伤于肺脾肾，致痰饮留伏，成为宿根。

2.外邪侵袭

肺开窍于鼻，外合皮毛，与外界气候有密切的关系。哮病属于肺系痰患，故在气候突变，由热转寒之时，深秋寒冬季节，发病率较高。

(1)外感风寒、风热或暑湿等邪气,未能及时表散,邪蕴于肺,气不布津,聚液成痰。

(2)嗅吸花粉、烟尘、异味气体等,致使肺气宣肃失常,津聚痰生。

3.饮食不当

过食生冷,伤及脾阳,津液凝聚,寒饮内生;嗜食酸咸肥甘厚味,痰热内蕴;进食海膻鱼蟹虾等,引动宿痰而发病。

4.情志、劳倦所伤

情志抑郁,惊恐恼怒,或月经期前,或剧烈运动后,劳累乏力,皆可致气机失调,肺失宣肃而发病。

上述各种病因,既是导致哮病的原因,也是哮病发作的诱因。

(二)病机

1.发病

由于哮有"夙根",一般认为,主要是痰,但与水饮、瘀血、气滞、火郁以及本虚等密切相关,故在哮病的发病过程中,痰、瘀、虚最为主要,每因外邪、饮食、情志等因素而诱发本病。发病前可有喷嚏、鼻塞等先兆,亦有骤然起病而无先兆者。

2.病位

病位在肺,涉及脾肾。肺主气,司呼吸,上通气道、咽喉而开窍于鼻。"肺为贮痰之器",若肺有宿痰,必为诱因所触发,以致痰气交阻,壅塞气道;肺失宣肃,喘促痰鸣,发为哮病,故哮病的主要病位在肺。肺与脾、肾关系密切,生理上相互滋生,病理上也互有影响。如脾为生痰之源,痰伏于肺,便可成为发病的夙根。而肺为气之主,肾为气之根,若哮病日久,肺虚及肾,肺虚不能主气,肾虚不能助肺纳气,每可加重发作。此外,哮病反复发作,日久则痰瘀互结,病及于心。

3.病性

哮病有寒热、虚实之不同。

(1)发作期以邪实为主:因痰邪壅肺,痰阻气闭所致。邪气盛则实,故呼出尤为困难,而自觉呼出为快,由于病因不同,可有寒痰冷哮、热痰热哮等不同。

(2)缓解期以正虚为主:哮病久发,气阴日伤,肺脾肾俱衰,故以正虚为主。

(3)大发作期正虚与邪实并见,肺肾同病,病及于心,甚则脱闭。

4.病势

病势随正气强弱、病邪盈衰、病情轻重、病程长短以及治疗是否及时得当而不同。一般病邪不盛,治疗及时,则病势缓,多趋于邪外解而向愈。若邪盛或正虚较著,治疗不当,病势急,多趋于邪内伏而恶化。

5.病机转化

若因于寒或素体阳虚,痰从寒化,则发为冷哮;病因于热,或素体阳盛,痰从热化,则发为热哮;若痰热内郁,风寒外袭,则发为寒包火证。寒热之间可相互转化,寒痰可以化热;热证久延或治不得法可病从寒化。哮证反复发作,寒痰每伤脾肾之阳,热痰耗灼肺肾之阴,常互为因果,如肺虚不能主气,气不布津,则痰浊内蕴,肃降无权,并因卫外不固而易招致外邪侵袭。脾虚失运,积蕴生痰,上贮于肺,影响到肺气升降。肾虚摄纳失常,则阳虚水泛为痰,或阴虚虚火灼津为痰,上干于肺。由于肺脾肾三脏相互影响,可致合病或并病,表现为肺脾气虚、脾肾阳虚、肺肾阴虚,更致病情反复发作,迁延不愈。病情严重时,因肺不能朝百脉,六脉运行不畅,命火不能上济于心,或痰饮凌心,痰浊蒙闭心窍,心气心阳受累,则可发生喘脱危候。气机不运,气血瘀闭,则可发生喘闭昏厥之危候。

二、诊断与鉴别诊断

(一)诊断依据

1.发作时喉中哮鸣有声,呼吸困难,甚则张口抬肩,不能平卧,或口唇指甲发绀,呈反复发作。

2.两肺可闻及哮鸣音,或伴有湿啰音。

3.有过敏史或家族史。

4.常因气候突变、饮食不节、情志失调、劳累等因素诱发,发作前多有鼻痒、喷嚏、咳嗽、胸闷等先兆。

5.理化检查:血嗜酸性粒细胞可增高;痰涂片可见嗜酸细胞;胸部 X 线检查一般无特殊改变,久病可见肺气肿征。

(二)鉴别诊断

1.辨虚实

本病属邪实正虚,发作期以邪实为主,缓解期以正虚为主,并可从病程新久及全身症状辨别虚实。

实证:多为新病,喘哮气粗声高,呼吸深长,呼出为快,脉象有力,体质不虚。

虚证:多为久病,喘哮气怯声低,呼吸短促难续,吸气不利,脉沉细或细数,体质虚弱。

2.辨寒热

在分清虚实的基础上,实证需辨寒痰、热痰以及有无表证的不同。

寒痰证:内外皆寒,谓之冷哮。除有实证的表现外,多伴胸膈满闷,咯痰稀白,面色晦滞,或有恶寒、发热、身痛等表证,苔白滑,脉浮紧。

热痰证:痰火壅盛,谓之热哮。除有实证的表现外,常伴有胸膈烦闷,呛咳阵作,痰黄黏稠,面红,或伴发热、心烦、口渴,舌质红,苔黄腻,脉滑数。

3.辨脏腑

虚证有肺虚、脾虚、肾虚之异。肺气虚者，证见自汗畏风，少气乏力；脾气虚者，证见食少便溏，痰多；肾气虚者，证见腰酸耳鸣，动则喘乏。此外，还应审其阴阳气血之偏虚，详加辨别，分清主次。

三、辨证论治

（一）治疗原则

发作期以豁痰利气祛邪为主，寒痰当温化，热痰当清化，表邪明显者兼以解表，缓解期以扶正固本为主，正虚邪实者，当标本兼顾。

1.豁痰利气祛邪

（1）温化："肺如钟，撞则鸣"，若寒犯肺金，闭遏肺气，引动伏痰，发为哮鸣，欲使金鸣之声静，当施温肺化痰定哮法，使寒去痰除，气机宣肃有序，哮病乃止。

（2）清化：肺为娇脏，不耐寒热，遇寒则气闭，遇热则气沸。若热炽肺经，气沸津郁，痰阻气道，发为哮喘。单一清之，胶痰难化，只投化痰，火不能息。故法当以清热化痰定哮法，使肺热泄，痰热除，气道畅通，壅塞之逆气归于肃降，哮鸣乃止。

（3）散寒泄热：若风寒紧束于外，邪热痰火久盘于内，致肺气外闭内壅发为哮鸣，施散寒泄热定哮法方为正路，融辛温与寒凉于一炉，外散风寒，内清里热，肺气以畅，哮鸣乃止。

此外，若因痰胶气道，结为巢囊，阻塞肺气，发为哮鸣者，谓之痰哮，治当劫痰畅肺定哮；若寒饮内宿，气道不畅之水哮，则当采用祛除水饮定哮法；痰瘀互结者，则又当化痰活血。

近年来，针对哮有夙根，使用利气祛痰消瘀定哮法、化湿泄毒拔根定哮法、蠲除痰浊定哮法等，取得了较好疗效。

2.扶正固本

若肺气虚为主，治当补肺益气，用药宜注重甘温润剂，因肺喜温润，为生水之脏，甘温能滋生肺气，润则略生肺津，甘补温润，能生气而保清肃之性；若以脾气虚为主，治当健脾益气，投药宜重甘温燥剂，因脾喜温燥而为中运之脏，得甘则补，温燥能升运脾湿，甘补温燥，能振奋中气以持燥土之性；若以肾气虚为主，治当补肾纳气，常纳阴柔养阴诸品于温热壮阳药物之中，藉以使阴生阳长，元阳振复，下施固摄之权，上以温助肺金。

（二）应急措施

严重的哮病发作，采用一般治疗措施仍难缓解；或发作持续过久，呼吸困难，呼长吸短，气息急促，唇甲发绀，颈脉怒张，面色苍白，四肢厥冷，意识模糊，或烦躁不

安,额汗淋漓,皮肤潮湿,脉细弱或沉伏。可选用下列急救措施:

1.紫金丹

米粒大 5～10 粒(少于 150mg),冷水送下。

2.砒矾丸

绿豆大 5～10 粒,温水送服。

3.十枣汤

红芽大戟(醋制)、甘遂(醋制)、芫花(醋制)。上药各等分,共研细末,每服 2g,儿童减半,以大枣 10 枚煎汤送下,每日 1～2 次。得快利即停药。

4.雾化吸入

选用复方银黄气雾剂雾化吸入。

5.止喘灵注射液 4mL,肌内注射,4 小时 1 次。

(三)分证论治

1.发作期

(1)冷哮证

症舌脉:喉中哮鸣有声,胸膈满闷,咯痰稀白,面色晦滞,或有恶寒、发热、身痛,舌质淡,苔白滑,脉浮紧。

病机分析:寒痰留伏于肺,为诱因所触发,痰气交阻,搏击有声,故喉中哮鸣有声;肺气闭郁不得宣畅,故胸膈满闷,咯痰稀白;阴盛于内,阳气不能宣达,则面色晦滞,形寒肢冷;外寒引动内饮,则感寒易发;若风寒束表,则有恶寒、发热、身痛等表证;舌质淡、苔白滑、脉浮紧为痰饮内伏,外受风寒之象。

治法:温肺散寒,化痰利气。

方药运用:

①常用方:射干麻黄汤加减。药用射干、炙麻黄、干姜、细辛、清半夏、陈皮、紫菀、款冬花、苏子、甘草。

方中射干、麻黄宣肺平喘,豁痰利咽,为主药;辅以干姜、细辛、半夏温肺蠲饮降逆;佐以紫菀、款冬花、陈皮、苏子宣肺化痰止咳;使以甘草调和诸药。诸药合用,重在温化痰饮而降肺气,故能除寒痰哮鸣之症。

②加减:痰壅喘逆不得卧者,合三子养亲汤,也可加葶苈子以降气涤痰;呼吸迫促,张口抬肩者,加厚朴、杏仁宣肺平喘;兼有浮肿者,加车前子、茯苓利水消肿;胸膈满闷者,加桔梗、枳壳行气化痰;若表证明显者,可加桂枝、杏仁配麻黄以疏散表邪。

③临证参考:表寒里饮,寒象明显者,用小青龙汤,酌配杏仁、苏子、白芥子等药。小青龙汤与射干麻黄汤中,麻黄、细辛、干姜等辛散之药,在严寒潮湿地区,用

量可稍重,尤其细辛之用量不必拘于"细辛不过钱"之说,可与麻黄、干姜等量用之。若顽痰久踞肺经,哮鸣经久不止,且寒热不显者,可用皂荚丸,亦可在辨证用药基础上,加竹沥、姜汁以"透穴巢之痰";如沉寒痼冷,顽痰不化者,可在密切观察下服用紫金丹以劫痰定喘,但应严格掌握剂量,每次不超过150mg,冷茶送服,忌饮酒,连服5~7日,密切观察服药后反应,不可久服,服药后见呕吐、腹泻等症者应立即停药。

(2)热哮证

症舌脉:喉中哮鸣如吼,气粗息涌,胸膈烦闷,呛咳阵作,痰黄黏稠,面红,伴发热、心烦、口渴,舌质红,苔黄腻,脉滑数。

病机分析:肺内素有热痰蕴伏,外邪侵犯,肺失清肃,上逆而致痰气搏击,则喉中哮鸣如吼,气粗息涌,呛咳阵作;痰热交结,则咯黏稠黄痰;痰火郁蒸,则胸膈烦闷、面赤、口渴;舌质红,苔黄腻,脉滑数均为痰热之象。

治法:清热宣肺,化痰降逆。

方药运用:

①常用方:定喘汤加减。药用炙麻黄、杏仁、黄芩、生石膏、桑白皮、款冬花、清半夏、白果、甘草。

方中麻黄宣肺平喘,配白果敛肺气,化痰浊,定喘嗽,二药一开一收,则使宣散不致太过,收敛不致留邪,制止哮喘发作,共为君药;臣以桑白皮、黄芩、生石膏清泄肺热;佐以杏仁、半夏、款冬花降气平喘,止咳祛痰;使以生甘草调和诸药。九药合用,使痰浊祛而肺气宣,肺热清而喘自平。

②加减:表热甚者,加连翘、薄荷以清热解表;肺气壅实,痰鸣息涌不得卧者,加葶苈子、瓜蒌皮、地龙泻肺降气,化痰平喘;便秘者,加大黄、枳实以通腑利肺;痰黄黏稠难咯者,加用黛蛤散、知母、鱼腥草以清热化痰;痰多色黄胸痛者,加桃仁、薏苡仁、冬瓜仁、芦根以化痰通络。

③临证参考:定喘汤用于痰热郁肺而表证不著者。若肺热内盛,复感外寒,则寒束卫表,出现咳喘无汗、身痛、恶寒发热之外寒内热证,即所谓寒包热哮,可用越婢加半夏汤或大青龙汤。对于寒包热哮,王肯堂《证治准绳·杂病·诸气门·喘》提出未病先治热,进行预防性治疗,"八九月未寒之时,先用大承气汤下其热""至冬寒时无热可包,自不发者是也"。

(3)虚哮证

症舌脉:反复发作,甚者持续哮喘,咯痰无力,声低气短,动则尤甚,口唇爪甲发绀,舌质紫黯,脉弱。

病机分析:哮病反复发作,正气日虚,痰邪深伏,致成难以缓解之虚哮。肺气大损,痰浊泛滥,肺失肃降,故喘促痰鸣,反复发作,甚则持续喘哮;肺肾气虚,故咯痰无力,声低气短,动则尤甚;病久及心,心气、心阳受累,血行瘀滞,故口唇爪甲发绀,舌质紫黯;脉弱为虚。

治法:补肺益肾,化痰活血。

方药运用:

①常用方:生脉散合人参蛤蚧散加减。药用人参、麦冬、五味子、丹参、蛤蚧、茯苓、桑白皮、地龙、陈皮、清半夏、甘草。

肺为主气之脏,肾为纳气之根,今肺肾气虚,以人参大补元气,蛤蚧补肾纳气,共为君药;虚则肺气易于耗散,故臣以五味子、麦冬养阴敛肺;肺主宣肃,为贮痰之器,故佐以桑白皮、陈皮、半夏化痰平喘;肺朝百脉,气虚易致血瘀,故再使丹参、地龙活血,甘草调和诸药。全方肺肾同治,气血同调,使肺有所主,肾有所纳,升降有序,哮喘自平。

②加减:痰多胸闷者,加瓜蒌、桔梗化痰利气;喘甚者,加白果、芡实、罂粟壳敛肺固肾;阳虚者,加肉桂温补肾阳;阴虚者,加熟地黄、山药补肾养阴;气阴将竭者,加山茱萸、龙胆草、牡蛎敛汗救阴。

③临证参考:若痰多哮鸣如鼾,声低气短不足以息,咯痰清稀,汗出肢冷,面色苍白,舌淡,脉细,此为痰浊壅盛于上,肾阳亏虚于下,故须温阳补虚,降气化痰,可选苏子降气汤加减;若痰瘀互结,哮喘痰鸣,面色晦暗,爪甲青紫,可选血府逐瘀汤加减;若心肾阳衰、哮鸣甚,以上方送服黑锡丹、蛤蚧粉。黑锡丹内含铅,只宜急救,不宜久服。

2.缓解期

(1)肺气亏虚证

症舌脉:平素自汗、怕风,常易感冒,每因气候变化而诱发哮喘,发病前喷嚏频作,鼻塞流涕,舌苔薄白,脉濡。

病机分析:肺主表卫外,肺气亏虚,故平素自汗怕风,常易感冒,每因气候变化而诱发;外邪从口鼻、皮毛犯肺,故发病前喷嚏频作,鼻塞流涕;舌苔薄白、脉濡为肺气亏虚之象。

治法:补肺益气。

方药运用:

①常用方:玉屏风散合人参定喘汤加减。药用人参、黄芪、白术、防风、半夏、五味子、罂粟壳、甘草。

方中人参、黄芪补肺益气为君;臣以白术、甘草健脾补中,益气血生化之源,以加强君药补肺益气之力;佐以半夏化痰降逆,五味子、罂粟壳敛肺定喘,防风归脾经,开宣散邪,以防收敛太过;甘草调和诸药,兼使药之功。全方扶正不忘祛邪,补肺不忘敛肺,使肺之宣降得复,清肃得司,哮病可愈。

②加减:外感表寒者,加麻黄、生姜祛风散寒;脾气虚者,加茯苓、陈皮健脾益气;兼痰热者,加桑白皮、贝母清热化痰。

③临证参考:本证患者需长期服药,亦可应用丸散缓图之。若平素肺气虚弱突出,或有微喘,易发哮鸣者,可服用人参蛤蚧散,临证时可加地龙等平喘降逆之品。

(2)脾气亏虚证

症舌脉:平素痰多,倦怠乏力,食少便溏,每因饮食失当而引发哮喘,舌苔薄白,脉细缓。

病机分析:脾主生化气血而运湿,脾气亏虚,聚湿生痰,上贮于肺,故平素痰多;脾主肌肉,气虚则倦怠乏力,脾虚不能运化水湿,则食少便溏,每因饮食失当而引发;舌、脉象均为脾虚之征。

治法:健脾化痰。

方药运用:

①常用方:六君子汤加减。药用人参、白术、茯苓、甘草、陈皮、半夏、干姜、细辛、五味子。

方中人参大补元气为君;辅以白术、茯苓、甘草健脾益气,陈皮、半夏燥湿化痰;佐以干姜、细辛、五味子温肺化饮而止喘哮。全方补气而不滞气,行气而不耗气,补中有清,收中有散,促进脾胃运化以建功,温化痰饮哮喘自平。

②加减:兼气滞纳呆、脘胀者,加木香、厚朴、砂仁行气消滞;兼脾阳不振,形寒怕冷,肢冷便溏者,加桂枝温脾化饮。

(3)肾气亏虚证

症舌脉:平素气息短促,动则为甚,腰酸腿软,脑转耳鸣,不耐劳累,下肢欠温,小便清长,舌淡,脉沉细。

病机分析:久病气虚,摄纳失常,气不归元,故气息短促,动则为甚;肾虚精气亏乏,不能充养,故腰酸腿软,脑转耳鸣,不耐劳累;元阳虚衰,故下肢欠温,小便清长,舌淡,脉沉细。

治法:补肾摄纳。

方药运用:

①常用方:金匮肾气丸。药用附子、肉桂、熟地黄、山药、山茱萸、茯苓、泽泻、丹皮。

肾主纳气,方中附子、肉桂温补肾阳,鼓舞肾气,虽为君药,用量宜轻,取其少火生气之义;臣以熟地黄、山药、山茱萸滋补肾阴,阴中求阳;佐以泽泻、茯苓、丹皮泻火渗湿,寓补于泻之中。诸药合用则益火之源,温肾纳气。

②加减:阳虚明显者,加补骨脂、仙灵脾、鹿角片温肾助阳;阴虚明显者,用七味都气丸加麦冬、当归、龟甲胶益肾养阴;肾不纳气,配胡桃肉、五味子、冬虫夏草、紫

石英,或合用参蛤散补肾纳气;痰多者,加陈皮、苏子化痰。

③临证参考:由于肺脾肾三脏在生理病理上互有联系与影响,故临床每多错杂并见,表现为肺脾、肺肾气虚,或肺肾阴虚、脾肾阳虚,或肺脾肾三脏皆虚等不同证候,治疗上应区别主次,适当兼顾。

(四)其他疗法

1.中成药

(1)复方川贝精片:每次 3～6 片,每日 3 次。用于寒哮。

(2)止喘灵注射液:每次 2mL,每日 2～3 次,肌内注射。用于哮喘,见有咳嗽、有痰、气喘、气短或伴有胸部胀闷,以及支气管哮喘、喘息性支气管炎而见上述症状者。

(3)止嗽定喘膏、止咳喘热参片、麻杏止咳糖浆、蛤蚧定喘丸。

2.单验方

(1)干地龙研粉,每次 3g,每日 2 次,或装胶囊开水吞送。现已有地龙注射液,每次 2mL,首次用 0.5mL,隔日 1 次,肌内注射。用于发作时主要表现为热证者。

(2)曼陀罗叶制成细卷状,发作时燃吸,可缓解哮喘。

(3)治醋哮方:甘草 60g,去皮,作一寸段中半劈开,以猪胆汁 5 枚,浸 3 日,取出,火上炙干为末,炼蜜为丸。每日 1 次,每次 4 丸,临卧服。适用于每因食用添加醋类的食品而诱发哮病者之预防治疗。

(4)治酒哮方:白矾 30g(研),杏仁 250g。二味同熬,矾溶化将干,取出,摊新瓦上,露一宿,砂锅内炒干。每晚饭后细嚼杏仁 10～15 枚。适用于每因酒精饮入诱发哮病发者的预防和治疗。

3.食疗方

(1)胡桃肉 1 个,生姜 1 片,每晚同嚼后服下。适用于虚证哮喘,可减少复发。

(2)治盐哮方:豆腐 1 块,加水煮开,加糖少许,每日服 1 碗,不间断服百日。适用于过食咸物而诱发哮病发学者的预防和治疗。

(3)五味子蛋:五味子 250g,水 3.5L,煮 30 分钟,待凉时用新鲜鸡蛋 20 只,浸入汤内,7 天后,待蛋壳变软,即可取服,早晚各 1 只,热水中浸 5 分钟后去壳服下。感冒发热忌服。

4.针灸疗法

(1)体针:发作期取穴定喘、天突、内关。咳痰多加孔最、丰隆。每次选 2～3 个腧穴,重刺激,留针 30 分钟,每隔 5～10 分钟捻针 1 次,每日或间日 1 次。缓解期取穴大椎、肺俞、足三里。肾虚加肾俞、关元;脾虚加脾俞、中脘。每次选 2～3 个穴,用轻刺激,间日治疗 1 次。在发作前的季节施针。

（2）耳针：发作期取定喘、内分泌、皮质下，未发时可埋压豆于脾、肾、内分泌等穴。

5.敷贴法

（1）白芥子敷贴法：白芥子21g，细辛21g，延胡索12g，甘遂12g，人工麝香10～15g，均研细末，用姜汁调和，做成小薄圆饼状外贴。夏三伏季节中，分3次敷贴肺俞、膏肓、大柱等穴，约1～2小时去之，每10日敷1次。

（2）三健膏：天雄、川乌、附子、桂心、官桂、桂枝、细辛、川椒、干姜各等分，麻油调熬，加黄丹收膏，摊贴肺俞穴，3日1换。

6.割治疗法

取膻中或手掌（掌侧第二、三或三、四掌骨间）割治，常规消毒，局麻后作0.5～1.5cm切口，摘除少量皮下脂肪组织，或在切口周围进行一定的机械刺激，切口处用拔毒膏贴敷，覆盖消毒纱布包扎。一般割治1～3次，两次治疗间隔为7天，可在原处旁开1cm处或另选部位进行。亦可取膻中及鱼际穴（男左女右），常规消毒后，作0.3cm长切口，剪出显露的皮下脂肪后，把用酒精消毒的白胡椒剪成楔形埋入穴位，愈后，白胡椒可被溶化吸收。

7.埋线疗法

取穴：定喘，膻中，中府透云门，肺俞透厥阴俞，及孔最、足三里，每次选其中1～2穴。选定穴位后，常规消毒，局麻，用埋线钩针或三角缝针穿入羊肠线，快速刺入皮肤，埋于所需深度（皮下组织与肌肉之间），线头不可暴露于皮肤外，针孔涂以碘酒，覆消毒纱布，胶布固定。也可在上述部位埋入少量兔脑垂体代替羊肠线。一般3～4次开始见效，每两次间隔20～30天，用于反复发作之久哮者，需注意过敏反应。

四、转归与预后

（一）转归

哮病发作期以实证为主，缓解期以虚证为主。实证如反复发作或失治误治，可渐次向虚证或虚中夹实证转化；虚证如感外邪或有其他诱因，亦可转为实证或虚实夹杂之证。冷哮日久，或治疗中长期过用温燥，在里之寒痰、湿痰亦有化燥化火的可能，而为寒热夹杂或外寒里热之证；热哮日久，或屡用凉下，损伤中阳，也可能转为冷哮。无论冷哮、热哮，由于病邪久留不去，哮喘屡愈屡发，都会使人体正气日耗，由实证向虚证方向转化，成为正虚邪恋或正虚邪实之证。在病程中，因痰浊伏于内，痰阻气壅，血行不畅，可转为痰瘀互结之证，日久病及于心，正气衰微。

（二）预后

哮病难治，迄今仍无特效的根治方法。正确的辨证论治，对及时缓解病情有肯定的疗效。但欲控制复发,达到根治,尚属难度较大的研究课题。若体质强,邪浊不重,治疗及时,一般预后良好。治疗得法者,一般服药后,哮鸣胸憋症状即可减轻,3～7天内基本缓解。若体质弱,病邪深伏,诱因不除,可反复发作,易转为肺胀等病。严重者,可发生闭脱危证,预后不良。

第三节 肺胀

肺胀是因喘咳日久,肺脾肾心俱虚,气道滞塞,肺气胀满,出现以胸部膨满,咳逆上气,动后尤甚,痰涎壅盛,甚则面色晦暗,唇舌发绀,面目、四肢浮肿,病程缠绵,经久不愈为特征的疾病。

一、病因病机

肺胀是由于慢性咳喘气逆,反复发作,以致肺、脾、肾、心等脏腑功能失调,气血津液运行敷布障碍而形成。因此其病变部位主要在肺,兼及他脏。现将其病因病机分述于下。

(一)病因

1.肺系疾病日久,或迁延失治,肺气郁阻,气道滞塞不利,肺脾肾心俱损,而形成肺胀。

2.过度吸烟、酗酒、纵欲、劳极、忧伤,加之反复感冒,损伤肺脾肾心,可诱发肺胀。

3.年迈体弱,又加频繁的外感内伤,肺脾肾心受损,往往造成肺胀喘满。

4.禀赋不足,肺脾肾心素虚而导致本病。

(二)病机

1.发病

本病多由慢性肺系疾病积久而成,隐袭发病,病程较长,在其发病过程中,痰浊、水饮与血瘀起重要作用。若素有脾肾阳虚,脾阳虚则失于温化,肾阳虚则失于蒸化,水津停滞而生痰,痰从寒化而积成饮,水饮内停,复感风寒外袭,则寒饮相搏,上射迫肺,气滞于胸,肺失敛降而为肺胀;肺脾虚弱者,肺虚不能化津,脾虚不能转输,水津停滞,痰浊内生,壅阻于肺,壅塞气道,亦为肺胀;若痰浊素盛,久则痰从热化,痰热相搏,郁遏肺气,清肃失司,肺气上逆。甚则痰气交阻,阳气闭塞,痰蒙神窍,或痰热内盛,热甚动风,则病情危殆。若痰浊久留,肺气郁滞,心肺失畅,则血郁为瘀,瘀阻血脉,痰浊、水饮、瘀血相互为患,常使病情进一步恶化。

2.病位

在肺脾肾心,亦可及脑与肝。肺胀的病变首先在肺,肺主气司呼吸,化生宗气以贯心脉;又主宣发和肃降,布散津气营养全身,通调水道以利三焦。若久病喘咳,肺失宣肃,气滞胸中,甚或痰饮水停,瘀血内阻,发为肺胀,痰饮内停则伤脾,肺失宣降则肾失摄纳,故继则影响脾肾,痰饮瘀血内阻后期又可于心,甚则及脑,痰蒙神窍,或引动肝风。

3.病性

本虚标实,虚实交错为本病之特点。本虚为肺脾肾心俱虚,标实为痰饮水停,气滞血瘀为患。偏虚者,当区别气虚、阳虚或阴虚,并应分辨肺脾肾心病变的主次;偏实者须分清风寒、风热、水饮、痰浊、痰热、血瘀等的不同。一般感邪则偏于邪实,平时偏于本虚。早期多属气虚、气阴两虚,由肺而及脾肾;晚期气虚及阳,以肺肾心为主,或阴阳两虚,但纯属阴虚者罕见。

4.病势

病势可由上及下,由肺及脾及肾。亦可由下及上,后期病及心脑。

5.病机转化

本病正虚与邪实互为因果。如阳气不足,卫外不固,易感外邪,痰饮难蠲,兼有阴虚者,则外邪、痰浊易于热化;故虚实常夹杂出现。若反复外感、内伤,进一步耗伤正气,每致愈发愈频、甚则持续不已。恶化与缓解是病性发展的两端。一是季节性加重,或寒温失控,或情志因素引起急性发作,出现寒饮束肺,或痰热壅肺,或心脾肾阳虚,如果治疗不及时或误治,甚至再受诱因的刺激,轻则在病证之间转化,重则转为痰浊内闭,严重时发生喘脱等危重证候。二是季节性缓解,或治疗及时得力,诸证由重转轻,由危转安,由发作转缓解。

二、诊断及鉴别诊断

(一)诊断依据

按照2008年中华中医药学会发布的《中医内科常见病诊疗指南·中医病证部分》。

1.典型的临床表现为胸部膨满,胸中憋闷如塞,咳逆上气,痰多喘息,动则加剧;日久可见心慌动悸,面唇发绀,肢体浮肿;严重者可出现喘脱、神昏、谵语、出血等。

2.有慢性肺系疾患病史,反复发作,经久难愈;发病年龄多为老年,中青年少见。

3.常因外感而诱发,其他如饮食、劳倦、情绪等亦可诱发加重。

4.胸部 X 线、心电图、超声心动图、肺功能等检查有助于诊断及鉴别诊断。

（二）鉴别诊断

1.哮病

发作时喉中有哮鸣音,咳、痰均少,无肿、瘀,缓解后无胸中胀满,病有夙根。肺胀之咳喘虽经治疗缓解,其胸中胀满、气短,常可持续存在,因此不难区别。

2.喘病

喘病发作时有喘,无肿、瘀,缓解后胸中不胀满。但反复发作,可转为肺胀。

3.肺痿

反复发作的咳吐浊唾涎沫而气短,无肿、瘀。必要时结合 X 线摄片以鉴别。

4.痰饮

痰饮是肺脾肾功能失调引起的水饮停积于某些部位的一类病证,表现为水走肠间沥沥有声(痰饮);饮留胁下,咳唾引痛(悬饮);溢于四肢(溢饮),咳逆倚息,短气不得卧(支饮)。肺胀在急性发病阶段,可出现支饮证候,可以认为支饮是从病理角度命名,肺胀是根据病证特点为名,支饮可看作肺胀病的一个证候,可出现于该病的某一阶段。

三、辨证论治

（一）辨证要点

1.辨虚实

肺胀是本虚标实之证,但有偏实与偏虚的不同。一般感邪时偏于邪实,平时偏于本虚,偏虚者有气(阳)虚、阴阳两虚等不同,为肺脾肾心亏损所致;偏实者为水停痰凝,气滞血瘀为患,常因感邪而病甚。

2.辨脏腑

咳嗽喘息,胸闷胀满,气短怕风,稍劳即著,病位在肺;咳喘胸满,脘痞痰多,倦怠乏力,病位在脾;咳喘气短,动则喘甚,呼多吸少,病位在肾;咳逆上气,心慌气短,唇舌发绀,病位在心。

3.辨痰饮气血

咳逆上气,面浮肢肿,心悸尿少,属水饮;咳逆上气,痰涎壅盛,属痰浊;咳逆上气,胸中膨膨胀满,不能平卧,属气滞;咳逆上气,面色晦暗,唇舌发绀,为瘀血。

4.抓主证

肿、喘、痰、咳、瘀为本病之主要证候。

（二）治疗原则

肺胀为本虚标实,虚实错杂的病证,扶正祛邪为其治疗原则。在急性发作期,一般以标实为多,故以祛邪为主,根据水饮、痰浊、气滞、血瘀的不同,分别选用逐饮利水,宣肺化痰,利气降逆,调气行血等法,佐以扶正,或益气,或温阳。在缓解期,一般以正虚为多,故以扶正为主,根据气(阳)虚、阴阳两虚的不同,肺脾肾心脏腑虚损的差异,或以补养心肺,益肾健脾,或气阴兼调,或阴阳两顾,佐以祛邪、化痰、活血。对于本病的治疗,扶正祛邪尤应突出以下两个方面。

1.治病必求于本

对于本病的治疗,应"追本求源,审因论治"。由于本病患者多是中老年人,病程缠绵,病情迁延,久病体衰,更易反复受邪,而临床表现多不一致,或轻或重,或表或里,或寒或热,但均属本虚标实之证,治当扶正祛邪,攻补兼施。慢性咳喘,冬受风寒湿之邪,痰涎壅盛,而夏令暑燥火使气道干燥,故肺胀多为冬季发作,夏令小康,采用冬病夏治常可达到预防性治疗效果。痰浊是本病的主要病理因素,有寒痰、热痰、燥痰、湿痰等,应辨别其性质,采取"制源畅流"的方法,即针对病因治疗以减少痰液的来源,同时恢复肺的清肃功能,祛除既成之痰。

2.顺其生机,因势利导

人体在正常情况下"阴平阳秘,精神乃治""气血冲和,循行无间"。一旦罹病,生机受到破坏,医者要从整体入手,寻求并掌握脏腑、经络、气血各个系统之间的功能失调因素,或祛邪,或扶正,顺其生机,以复常度。肺以清肃为顺,壅阻为逆,肺经受病而咳喘痰壅,治宜宣肺祛痰,此即顺其肺之生机,反之皆为逆。"咳无止法",若直接抑制咳嗽,反致咳嗽迁延不愈,成为肺胀之渐。"因势利导"是本病重要的治则之一,透邪则咳自止,豁痰则喘自平。

(三)分证论治

1.寒饮束肺证

症舌脉:喘咳气短,咯痰量多稀白,恶寒发热,身痛无汗,苔白,脉浮紧。

病机分析:风寒之邪引动内伏寒饮,或寒饮招引风寒致病急作,风寒饮邪壅肺,肺失宣肃之职,故喘咳气短,咯痰量多稀白,胸膨胀满;风寒束表,卫表不和,故恶寒发热,身痛无汗;苔白,脉浮紧,为风寒束表之象。

治法:宣肺散寒,温肺化饮。

方药运用:

①常用方:小青龙汤加减。药用麻黄、桂枝、生白芍、干姜、细辛、清半夏、五味子、炙甘草。治痰当须理气,故又以枳实、陈皮下气消痰;脾为生痰之源,肺为贮痰之器,故佐以茯苓健脾渗湿,杏仁宣肺下气,半夏燥湿化痰,既消已生之痰,又杜生痰之源。全方合用,使热清火降,气顺痰消则诸症自解。

②加减:咳嗽者,加枇杷叶肃肺止咳;痰多者,加葶苈子利肺化痰;痰臭者,加鱼

腥草、金荞麦清热解毒;发热者,加金银花、连翘清热解毒;口渴者,加金银花、芦根清热生津;便秘者,加大黄通腑泻下。

③临证参考:本证亦可选越婢加半夏汤、桑白皮汤加减。前方宣肺泄热,用于饮热郁肺,外有表邪,喘咳上气,目如脱状,身热,脉浮数;后方清肺化痰,用于痰热壅肺,喘急胸满,咳吐痰黄,或黏白稠厚者。

2.痰蒙神窍证

症舌脉:神志恍惚,烦躁,撮空理线,表情淡漠,嗜睡或昏迷,肢体瞤动,抽搐,咳逆喘促,咯痰不爽,苔白腻或淡黄腻,脉细滑数。

病机分析:痰涎壅盛,浊邪逆窜,闭心蒙脑,则神志恍惚,烦躁,撮空理线,表情淡漠;肝风内动,则肢体瞤动,抽搐;肺虚痰蕴,则咳逆喘促,咯痰不爽;苔白腻或淡黄腻,脉细滑数,均为痰浊内蕴之象。

治法:涤痰开闭,化痰醒脑。

方药运用:

①常用方:菖蒲郁金汤加减。药用石菖蒲、郁金、竹茹、竹沥、玉枢丹、栀子、牡丹皮、连翘、灯心草、木通。

方中石菖蒲辛温芳香,祛痰秽以开窍宁神,郁金辛苦寒,凉血清心,行气开郁,共为君药,以开窍除痰醒脑;臣以竹茹、竹沥、玉枢丹助君药辟秽除痰,开窍醒脑;佐以栀子、牡丹皮、连翘泻热除烦,灯心草、木通利尿泄浊。全方辛开苦降,开以治上,降以渗下,除痰秽而醒脑宁神。

②加减:痰热较重者,可加瓜蒌、胆南星清热化痰;大便秘结不通者,加大黄通腑泻下。

③临证参考:热痰内闭重证可服至宝丹;寒痰内闭,气虚欲脱者改独参汤送服苏合香丸;寒痰内闭者,用三生饮或羚羊钩藤汤加减。

3.肺肾气阴两虚证

症舌脉:呼吸浅短,动则尤甚,声怯乏力,咳嗽痰少,甚则张口抬肩,倚息不能平卧,面浮肢肿,手足心热,心悸心慌,舌质黯红或舌红,少苔,脉沉细弱或细数。

病机分析:此为缓解期证型。肺为气之主,肾为气之根,肺伤及肾,气阴两伤,肾气衰惫,摄纳无权,则呼吸浅促,动则尤甚;肾主水,肾虚气不化水,水邪泛溢可见面浮肢肿,上凌心肺则心悸心慌,张口抬肩,倚息不能平卧;气伤及阴,耗伤阴液则手足心热;舌脉均为气阴两虚之表现。

治法:益气养阴,补肺纳肾。

方药运用:

①常用方:人参蛤蚧散合八珍汤加减。药用人参、蛤蚧、炙黄芪、白术、茯苓、炙

甘草,熟地、川芎、当归、桃仁、贝母。

方中人参、炙黄芪、白术、茯苓、炙甘草健脾益气;蛤蚧补肺纳肾;熟地、当归、川芎、桃仁养血补心活血;贝母化痰。全方重补后天之本,以益气血生化之源。

②加减:肾不纳气者,加五味子、补骨脂以补肾纳气;阴虚者,加百合、生地、天冬、麦冬、玄参滋阴;心悸者,加龙眼肉、远志,重用炙甘草益气养心;血瘀者,加丹参、五灵脂活血祛瘀。

③临证参考:肺肾阴虚甚者,百合固金汤加减;肺肾气虚甚者,补肺汤合生脉散加减;肺肾气阴两虚甚者,生脉散合麦味地黄汤加减;肺脾气虚者,补中益气汤加减。

4.阳虚水泛证

症舌脉:浮肿心悸,气短倚息,尿少肢凉,唇绀舌紫苔腻,脉沉虚数或结代。

病机分析:劳倦七情伤及心脾肾,阳气衰微,水津代谢障碍,水饮上干外溢,致浮肿心悸,气短倚息,尿少肢冷;心阳不振,气血运行不畅,则唇绀舌紫,脉沉虚数或结代。

治法:温阳利水,补肾纳气。

方药运用:

①常用方:金匮肾气丸合真武汤加减。药用熟地黄、山茱萸、山药、肉桂、熟附子、茯苓、泽泻、牡丹皮、五加皮。

善补阳者,必于阴中求阳,方中重用熟地黄为君,滋补肾水;臣以山茱萸、山药滋肝补脾,敛阴涩精,再配熟附子、肉桂温阳暖肾,以鼓舞肾气;佐以茯苓健脾渗湿,泽泻宣泻肾浊,牡丹皮清泻,五加皮温补肾阳而除寒湿。

②加减:肿甚者,加生姜皮,茯苓改茯苓皮以利水消肿;血瘀者,加丹参、川芎活血化瘀;气虚者,加黄芪、党参益气。

③临证参考:脾阳虚者,用实脾饮;心阳虚者,用苓桂术甘汤合五苓散、五皮饮。

(四)其他疗法

1.中成药

(1)痰浊阻肺

①止喘灵注射液:每次 2mL,每日 2～3 次。用于咳喘、胸闷、痰多等。

②消咳喘:每次 7～10mL,每日 3 次,温开水送服。用于慢性支气管炎。

(2)痰热壅肺:橘红丸:每次 12g,每日 2 次,温开水送服。适用于痰热壅盛之咳嗽痰多,喘促气急,胸闷口干。

(3)痰蒙神窍

①安宫牛黄丸:每次 1 丸,温开水送服。适用于痰热上扰,窍闭神昏之证。

②清开灵注射液:20～30mL 加入 10％葡萄糖注射液 500mL 中,静脉滴注,每天 1 次。

③醒脑静注射液:每次 2～4mL,每日 1～2 次,肌内注射;静脉注射每次 10～20mL 或遵医嘱。

(4)肺虚

①蛤蚧定喘丸:每次 9g,每日 2 次,温开水送服。适用于阴虚咳喘。

②生脉饮:每次 10mL,每日 3 次。适用于气阴不足者。

2.单验方

(1)葶苈子粉 3～6g,装胶囊,每日 3 次,食后分服。用于咳嗽涌痰之症。

(2)万年青根 12～15g,红枣 5 枚,煎服。用于喘悸水肿。

(3)杏仁、胡桃肉各 60g,共研为细末,加生蜂蜜少许调服,每日 3 次,每次用药末 3g。适用于肺肾气虚而肺胀者。

(4)生梨 1 个,柿饼 2 个,同煎。适用于肺肾阴虚而肺胀者。

(5)百合、枸杞子各 250g,研细末蜜丸,每日 3 次,每次 10g。适用于肺肾阴虚而肺胀者。

(6)紫河车 1 具,焙干研末,每服 3g,每日 3 次。适用于脾肾阳虚之肺胀。

3.针灸疗法

(1)体针:选定喘、大椎、膻中等穴。寒饮束肺者,配风门、列缺;痰浊壅盛者,配丰隆;痰热者,选尺泽、合谷;心悸胸闷者,选内关、间使、郄上;水肿尿少者,选水分、三阴交、复溜;痰浊内闭者,选人中、涌泉、太冲等穴。

(2)耳针:选肺、大肠、枕区等穴。水肿者,加心、脾、肾、内分泌;痰蒙神窍者,选加脑干、皮质下、心等穴。

(3)灸法:肺脾肾心虚证,可灸足三里穴 15 分钟,每日 1 次。亦可自我按摩肾俞、涌泉穴各 15 分钟,每日 2 次。

四、转归与预后

本病属病情复杂严重的慢性疾病,患者的转归与预后与体质、年龄、病程、环境以及治疗是否及时有密切关系。一般来说,本病病程缠绵,经常反复发作,愈发愈剧,多呈进行性加重,难于根治。若体质强、病情轻、环境好、摄生有方,发作时能及时控制喘咳,康复条件较好者,往往可使病情基本稳定,带病延年;反之,不能控制喘咳,因肺气壅遏,金令不降,不能安卧,鼻翼煽动,治疗就比较棘手,往往可使病情加重,预后较差。

寒饮束肺、痰浊阻肺、痰热壅肺、痰蒙神窍、心脾肾阳虚诸证,治疗得力,脉现冲和滑利,病情缓解,转为肺脾肾虚证。寒饮束肺证、痰浊阻肺证治疗不及时,可郁而化热,转为痰热壅肺证,进一步发展可转为痰蒙神窍或心脾肾阳虚证。反之,痰热壅肺证,寒凉太过,复感风寒,亦可转为寒饮、痰浊之证。本病后期病情严重,可因气病及血,气不摄血,出现血痰或吐血便血,可因痰迷心窍,或肝风内动,出现谵妄、昏迷、震颤、抽搐;也可因阴阳衰败,出现喘脱、神昧、汗出、肢冷、脉微欲绝之危重证候。如能及时治疗,尚能使病情缓解,但反复多次发作,终将不能救治。

（张丕润）

第四章

心脑病证

第一节　心悸

心悸是指病人自感心中跳动,惊慌不安,甚则不能自主,或脉参伍不调的一种病证;惊恐等情志因素所致,病情较轻者为惊悸;久病正虚所致或惊悸日久,病情较重者为怔忡。

《黄帝内经》虽无心悸或惊悸、怔忡之病名,但已有相关记载,如"心中憺憺大动""心下鼓""心怵惕"皆为心悸类似证候的描述。心悸的病名,首见于汉代张仲景的《金匮要略》和《伤寒论》,称之为"心动悸""心下悸""心中悸""惊悸"等。《金匮要略·惊悸吐衄下血胸满瘀血病脉证治》首次使用惊悸为病名,并有"寸口脉动而弱,动即为惊,弱则为悸"的记载。宋代严用和《济生方·惊悸怔忡健忘门》率先提出怔忡病名,即谓"夫怔忡者,此心血不足也"。至此惊悸、怔忡病名得以正式确立。

西医中的各种原因引起的心律失常及心力衰竭、心肌炎、心肌病、心包炎、心脏神经官能症与心悸关系密切。

一、病因病机

(一)历代论述

《黄帝内经》最早提出心悸的病因有宗气外泄,心脉不通,突受惊恐,复感外邪等。如《素问·平人气象论》说:"……乳之下,其动应衣,宗气泄也。"《素问·举痛论》云:"惊则心无所倚,神无所归,虑无所定,故气乱也矣"。《素问·痹论》说"脉痹不已,复感于邪,内舍于心,则为心痹""心痹者,脉不通,烦则心下鼓"。汉代张仲景认为心悸的病因有惊扰、水饮、虚损及汗后受邪等。《金匮要略·痰饮咳嗽篇》说:"水在肾,心下悸。"《伤寒论·辨太阳病脉证并治》说:"伤寒脉结代,心动悸,炙甘草汤主之。"

金代成无己在《伤寒明理论·悸》中提出心悸病因不外气虚、痰饮两端:"其气虚者,由阳气虚弱,心下空虚,内动而为悸也;其停饮者,由水停心下,心主火而恶水,水既内停,心不自安,则为悸也。"元代朱丹溪在《丹溪心法·惊悸怔忡》中提出心悸当"责之虚与痰";"人之所主者心,心之所养者血,心血一虚,神气不守,此惊悸之所肇端也";"惊悸者血虚,惊悸有时,以朱砂安神丸";"怔忡者血虚。怔忡无时,血少者多;有思虑便动,属虚;时作时止者,痰因火动";"肥人属痰,寻常者多是痰"。明代张景岳认为心悸有因病而惊和因惊而病两证,在《景岳全书·怔忡惊恐》中提出:"主气强者不易惊,而易惊者必肝胆之不足者也。"并认为怔忡由劳损所致,且"虚微动亦微,虚甚动亦甚"。清代医家对瘀血作悸进行了发挥。王清任在《医林改错·血府逐瘀汤所治之症因》中云:"心跳心忙,用归脾安神等方不效,用此方百发百中。"实开理气化瘀治疗心悸之先河。唐容川在《血证论·怔忡》中亦说:"凡思虑过度及失血家去血过多者,乃有此虚证,否则多挟痰瘀,宜细辨之。"

目前认为,心悸的发生,多因体质虚弱、饮食劳倦、七情所伤、感受外邪及药食不当等病因,以致气血阴阳亏损、心神失养;或痰、饮、火、瘀阻滞心脉,扰乱心神。病位在心,发病与脾、肾、肺、肝四脏密切相关。病理性质主要有虚、实两方面。虚者为气、血、阴、阳亏损,使心失滋养,而致心悸;实者多由痰火扰心,水饮上凌或心血瘀阻,气血运行不畅所致。虚实之间可有转化或兼夹。

(二)新说探讨

1.病因学说不断完善

(1)外邪致病说:外邪包括"湿毒""温邪""毒气"以及非时之寒暑、疾风淫雨、山岚瘴气等岁时不和的环境因素。《温疫论·杂气论》记载:"然此气无形可求,无象可见,况无声复无臭,何能得睹得闻?人恶得知是气也。"湿毒等外邪侵心,心脏受损,可致心脉失常。也有风温干犯肺卫,继之热毒逆犯于心,随后呈气阴两虚,瘀阻络脉之证。这是由实致虚,虚实相兼而致病。巢元方在《诸病源候论》中论述心悸发病时十分强调风邪的致病作用,认为"风邪搏于心,则惊不自安。惊不已,则悸动不定"。孙思邈在《备急千金要方》中首次提出冬季温风伏邪致悸。《素问玄机原病式·六气为病》中谓"惊,心卒动而不宁也。火主于动,故心火热甚也",认为火热上扰是惊悸发生的主要原因。温病、疫毒均可内侵心营,灼伤营阴,使心失所养,或邪毒内扰心神而见心悸。可见感受外邪是心悸发生的重要原因之一。临床上,此类病因多引起病毒性心肌炎,或风湿性心脏炎,风湿性心瓣膜病,感染性心内膜炎一类疾病。

(2)脏器失调说:脏器失调,即脏腑功能紊乱,是心悸发生的主要原因,而脏腑之中则以心为首,盖心为君主之官,行血脉而藏神明,心病则气血逆行而神乱,从而发生心悸。他脏之中以肝肾为要,肝主疏泄而调气,其疏泄太过、不及均可致心悸。

心脏神经官能症、胆心综合征、交感神经功能亢进而致心悸者多与肝胆功能失调有关。金代李杲重视脾胃,强调脾胃内伤,阴火扰心而致心悸,认为饮食劳倦、七情过伤等因素影响脾胃气机,升降悖逆,人体元气受损,阴火乘虚上凌,干扰心神,更引起心火暴甚,火乱于心,心悸病证因而发生。肾为阴阳之根,肾之阴精可助心化血,肾之元阳可辅心通阳,肾病累及心可导致心悸。

(3)禀赋异常说:先天禀赋异常,或者胎儿在母体妊娠早期由于母亲感染邪毒或者使用不当的药物,胎儿心脏受损,易发生先天性心脏病。先天禀赋不足,常表现心之气血阴阳亏虚,感受外邪,或内生之邪,痹阻心脉,导致病人心悸。临床上,见于西医学的先天性心脏病,如室间隔缺损、房间隔缺损、动脉导管未闭、预激综合征、房室结双径路等。

2.病机理论有所创新

(1)气血不和致心悸:《素问·平人绝谷论》:"五脏安定,血脉和,精神乃居"。《素问·调经论》:"五脏之道,皆出于经隧,以行血气,血气不和,百病乃变化而生。"心主血脉,由于各种原因的影响,气血阻滞,可致血行不畅或气血亏损、虚衰,表现为气滞血瘀,气虚血瘀,血虚血瘀,气血两虚,这些病理改变均可引起心悸。其中以血瘀为病理基础,血瘀多因气滞、气虚所致,气滞多责之肝胆。明代虞抟认为心悸的主要病机为心血不足,神明不安;唐宗海认为"血不养心,则神气浮越而悸"。清代高鼓峰所撰《四明心法》曰:"怔忡,心血少也。"

(2)重视"虚、痰、饮、瘀、毒"对心悸的影响:《黄帝内经》提到本病的病因有宗气外泄,突受惊恐,复感外邪等。《伤寒论》及《金匮要略》认识到本病病因有惊扰、水饮、虚损及汗后受邪等。《诸病源候论》提出"风邪搏于心"可致惊悸。《济生方》认为惊悸乃"心虚胆怯之所致"。《丹溪心法》提出心悸"责之虚与痰"理论。《医林改错》则补充了瘀血亦可导致心悸。近代医家在传统理论基础上,对心悸发病又有了进一步的认识,概括为虚、痰、饮、瘀、毒。虚主要是指脏腑亏损,包括气虚、血虚、阴虚、阳虚;痰饮是指水液代谢失调所引起的心悸;瘀是指血瘀,脉络瘀阻所引起的心悸;毒是指邪毒、药毒,邪毒不单指风寒湿,还应包括春温、风温、暑湿、白喉、梅毒等温热虚邪,内扰心神而发为心悸。黄文东所指出心悸伴脉结代者,以胸阳痹阻,心阳不振,脉络瘀滞为多,故主张在温通心阳、益气养心基础上加用活血化瘀、通利血脉之方药。现今通过对心悸的研究,发现许多久病体虚的患者有血瘀证存在,在辨证基础上加用活血化瘀药,可收到较好的疗效。近年认为药物过量或毒性较剧,损及于心,可致心悸,如附子、乌头或西药洋地黄、奎尼丁、异丙肾上腺素、阿托品等用药过量或不当,均可致心动悸、脉结代。

二、诊断与鉴别诊断

（一）诊断依据

1.自觉心搏异常，或快速或缓慢，或跳动过重，或忽跳忽止，呈阵发性，或持续不解，神情紧张，心慌不安。

2.伴有胸闷不适、心烦寐差、颤抖乏力、头晕等症。中老年患者，可伴有心胸疼痛，甚则喘促，汗出肢冷，或见晕厥。

3.可见数、促、结、代、缓、迟等脉象。

4.常有情志刺激，惊恐，紧张，劳倦，饮酒等诱发因素。

5.血常规、血沉、抗"O"、T_3、T_4 及心电图，X 线胸部摄片，测血压等检查，有助于明确诊断。

（二）鉴别诊断

1.胸痹

胸痹虽有胸中窒闷不舒、短气，但以心痛为主要症状，心电图上多有 ST 段改变。而心悸仅以自觉心跳剧烈，胸中不适，惊惕不安，不能自主为特征，心电图上多有心律异常改变。

2.奔豚

奔豚发作时亦觉心胸躁动不安，但发自少腹，上下冲逆；而心悸系心跳异常，发自于心。

三、辨证论治

（一）病证相关研究

2011 年，欧洲心律协会概况了心悸的病因，其中心律失常为首位原因，并根据心跳的频率、节律及强度分成 4 类，包括早搏型、心动过速型、焦虑相关型及脉冲型心悸。2004 年 ACC、AHA、ESC 的《室上性心律失常治疗指南》，《2013 年 HRS/EHRA/APHRS 遗传性心律失常综合征患者诊断和治疗专家共识》，2014 年 8 月 30 日，欧洲心律协会（EHRA）、美国心律学会（HRS）和亚太心脏节律学会（APHRS）联合发布了"室性心律失常专家共识"，全文在线发表于《Europace》杂志。这是第一份关于室性心律失常的专家共识。以上指南或专家共识可为临床进行病证结合诊疗研究提供参考。

（二）辨证思路研究

黄文东编《实用中医内科学》将心悸分为八个主要证型，即心气不足型、心阴亏虚型、心脾两虚型、肝肾阴虚型、脾肾阳虚型、心虚胆怯型、痰浊阻滞型、血脉阻滞型。周仲瑛主编的《中医内科学》将心悸分为七个主要证型,即心虚胆怯型、心血不足型、阴虚火旺型、心阳不振型、水饮凌心型、瘀阻心脉型、痰火扰心型。田德禄主编《中医内科学》(第七版教材)将心悸分为八个主要证型,即心虚胆怯型、心脾两虚型、肝肾阴亏型、心阳不振型、水饮凌心型、血瘀气滞型、痰浊阻滞型、邪毒犯心型。

(三)治疗思路研究

1.从肝论治

根据《灵枢·筋脉》中的论述,足厥阴肝经、手少阴心经及其络脉、经筋、经别与膻中、肺、心中、心系、乳、目系、舌本等诸多部位交互相通,王冰注:"肝藏血,心行之,人动则血运于诸经,人静则血归于肝。何者?肝主血海故也。"《薛氏医案》又言"肝气通则心气和,肝气滞则心气乏。"肝具有藏血功能,可供心所用;肝主疏泄,为气血运行调节之枢纽。若肝疏泄有度,则气机调畅,血脉通利,血液循道运行,诸器官得以濡养而活动正常;反之肝不藏血,心无所主,血液运行失常,日久气血生成不足,心失所养,则加重心悸,可谓"心肝同病"。采用"心肝同治""从肝治心"等法则往往可以取得良好的效果。

2.从肾论治

华明珍教授主张心悸从肾论治,实乃从肾虚论治也。治当补肾为主。强调临证用药始终注意补不助邪,补之能受,方为允当。具体主要从温补肾阳、滋补肾阴入手。

3.按虚实论治

从虚论治主要用于气血不足之心悸,当重用甘草清补气血;从实论治主要用于肝经郁热之心悸,当用加味逍遥散以清热宁心。虚证分别予以补气、养血、滋阴、温阳;实证则应祛痰、涤饮、清火、行瘀。但本病以虚实错杂为多见,且虚实的主次、缓急各有不同,故治当相应兼顾。

4.从中焦论治

路志正教授认为心悸多与中焦相关。脾胃位居中焦,为后天之本,气血生化之源。若脾胃虚弱,化源不足,可使气血亏虚,心失所养,心神不宁,发为心悸;中焦运化失司,蕴湿成痰,或痰饮上凌于心;或痰浊蕴结,日久化火,痰火扰心,均可致心悸不宁。若情志不遂,郁怒伤肝,肝气横逆犯脾,气机逆乱影响及心,亦可导致心悸。路教授认为阳明郁热也是导致心悸的重要病因,足阳明之经别"散之脾,上通于心",若素体阳盛,喜食膏粱厚味,日久生热,阳明郁热,扰动心神则悸动不安。故提出"治疗心悸者必调中焦"的学术观点,主要从健脾益气、补血养心,健脾和胃、温胆宁心,清热化痰、降浊清心,疏肝解郁、化瘀通心,清泻阳明、和胃安心论治。

5.酌情配伍安神方药

因惊悸怔忡以心中悸动不安为主要临床症状,故常在补虚及祛邪的基础上,酌情配伍养心安神或镇心安神的方药,如甘麦大枣汤、酸枣仁汤、朱砂安神丸、复脉汤等。

6.辨证结合辨病治疗研究

目前针对心悸临床常用的是辨证结合辨病治疗。其具体方法有两种:

(1)确立西医病名,然后针对疾病的特点辨证分型治疗。如:①快速性心律失常(以心悸为主要表现者):临床辨证宜分为气阴两虚、肝郁气滞、心肾阴虚、心肾阳虚4型,用方分别为生脉散加减、四逆散化裁、三甲复脉汤合天王补心丹加减、参附汤合桂枝茯苓丸,并均佐以养心安神之石菖蒲、远志、半夏、茯苓诸药。心火旺盛者用黄连。②病毒性心肌炎:可分为气阴两虚型、心阳虚衰型、阴虚阳亢型、热毒型、痰浊痹阻型、心脉痹阻型六型。③缓慢性心律失常:如病态窦房结综合征的主要病机为阳虚,尤以心肾阳虚突出,临床采用麻黄附子细辛汤等温补方法进行治疗。针对阳虚兼气虚、阴虚、血瘀、痰浊等,采用温阳益气活血法或温阳益气养阴活血法等综合治疗措施。临床上多用红参、党参、黄芪补气助阳。④功能性心律失常:多由自主神经功能失常所致,以快速型多见,辨证为肝气郁结、气阴两虚、心神不安,当以疏肝解郁、益气养阴、重镇安神为法,往往取得较好疗效。

(2)按常规辨证施治,结合原发病特点加减用药。如:①病毒性心肌炎伴心律失常者乃温热毒邪侵心,治当在益气养阴、活血通阳基础上加用清热解毒之剂,如板蓝根、大青叶、贯众、苦参、地丁草等。②冠心病伴心律失常者以气虚血瘀为主,常用益气活血之法,兼有痰瘀者,配以豁痰化瘀之剂;③风湿性心脏病伴心律失常者,多见心脉瘀闭,应以"通"为主要治则,常用辛温通阳加活血化瘀通络之品。④高血压病伴心律失常者则多见肝阳上亢,治当加用滋阴潜阳、平肝息风之品提高疗效。⑤慢性肺源性心脏病所引起的心悸,常伴有咳嗽、咯痰、气喘等症,多虚实兼夹为患,心肾阳虚为本,水饮内停为标,在温肾化饮基础上加用葶苈子、大枣、浙贝、紫菀等。急性加重期,多兼夹痰热郁肺,宜用千金苇茎汤、桑白皮汤、清金化痰汤。⑥缓慢性心律失常注重"温通心阳",快速性心律失常注重"益气养阴",少佐泄心火。⑦临证如出现严重心律失常,如室上性心动过速、快速心房纤颤、Ⅲ度房室传导阻滞、室性心动过速、严重心动过速、病态窦房结综合征等,导致较严重的血流动力学异常者,当及时采用中西医结合的方法进行急救处理,以防发生意外。

7.用药规律研究

有文献分析研究治疗心悸的用药规律,根据药理作用,抗心律失常中药大致可分为以下几种类型:

(1)阻滞心肌细胞膜钠通道类:苦参、缬草、当归、甘松、田七、延胡索、地龙等,能对抗乌头碱引起的快速心律失常。

（2）兴奋 β 受体类：麻黄、附子、细辛、吴茱萸、丁香等，能对抗缓慢性心律失常。

（3）抑制 Na^+-K^+-ATP 酶类：福寿草、万年青、罗布麻、铃兰、蟾酥等。大多有洋地黄样作用，可对抗室上性心动过速及控制快速房颤心室率。

（4）阻滞 β 受体类：佛手甾醇贰、淫羊藿、葛根等，能治疗快速心律失常及降血压、缓解心绞痛。

（5）主要阻滞钙通道类：粉防己碱、小檗胺等，可能有阻断组胺受体及扩张冠状动脉、拮抗喹巴因及氯化钙诱发的心律失常的作用。

（6）主要延长动作电位过程类：黄杨碱 D、延胡索碱 I、小檗碱、木防己碱，通过延长动作电位过程，抑制异位节律点的自律性或消除折返而具抗心律失常作用。

（四）临床治疗研究进展

1.快速心律失常

快速性心律失常是临床常见病、多发病，指心脏起搏点在窦房结或窦房结以外，心室率＞100 次/分的心律失常，见于各种心血管疾病，严重者可影响血流动力学，诱发或加重心功能不全，甚至死亡，临床症见心悸，心跳剧烈，伴胸闷气短，乏力，汗出，烦躁，头晕等。近年来，中医药治疗快速性心律失常有了明显的进步，不仅涌现出许多疗效确切的中成药，如稳心颗粒、参松养心胶囊等，同时单味中药提取有效成分治疗心律失常的研究也备受关注。

（1）辨证论治：魏执真按心气不足、血脉瘀阻、瘀久化热辨治快速性心律失常患者 200 例，结果疗效显著。林慧娟提出痰火扰心、阴虚火旺、气阴两虚、阳气虚衰为常见证型，治疗分别用黄连温胆汤化痰泻火、宁心安神，黄连阿胶汤合生脉散滋阴降火、养心安神，生脉散合天王补心丹益气养阴、补心安神，参附汤合真武汤益气温阳、活血利水。段学忠等观察到快速性心律失常多有阴虚火旺、心神不宁，同时兼有痰、瘀的表现，自拟宁心复脉汤（生地、麦冬、玄参、黄连、知母、瓜蒌、胆南星、当归、丹参、延胡索、酸枣仁、琥珀）治疗阴虚火旺兼痰瘀型快速性心律失常 120 例，并与天王补心丹对照，疗效优于对照组。

（2）中成药治疗：苑嗣文以清热化痰、宁心定悸复脉为组方原则，选择有效药物组成心速宁胶囊（半夏、黄连、枳实、常山、莲子心、人参、甘草等）治疗快速性心律失常 60 例病人，并与普罗帕酮对照，观察其临床疗效。结果表明，心速宁胶囊能明显改善患者的临床症状。及志勇等用步长稳心颗粒（由黄精、人参、三七、琥珀、甘松组成）治疗快速型心律失常病人 40 例，疗效明显。李秀芝等观察国老调律丸（由红参、白术、枸杞子、沙参、三七、土鳖虫、炙甘草、桂枝组成）治疗快速心律失常 152 例的临床疗效。结果表明国老调律丸治疗快速心律失常疗效确切。

（3）中药注射液研究:王因海等用参麦注射液治疗快速型心律失常 27 例病人,结果发现参麦注射液有明显的抗快速心律失常作用,未见明显副作用,对伴有心功能不全及血压低的患者也有效。郑文清用参附注射液治病窦综合征快速性心律失常发作,发现室上速、快室率房颤患者在静注参附注射液后,自觉症状明显改善。

（4）针灸治疗研究:刘康平采用针刺内关、足三里(均双侧),对各种早搏 87 例进行了临床观察。结果表明疗效明显。王惠伦等取心穴、小肠穴、颈动脉窦穴、迷走穴治疗阵发性心动过速,用王不留行籽贴压双侧耳穴。

近十年研究表明,中医药治疗快速性心律失常具有毒性低、副作用少、疗效确切的优点,有广阔的发展前景。①由于证候的复杂性,大多医家对快速性心律失常引起的心悸采用益气、养阴、清心、降火、活血、祛痰、定惊、安神等法。②专方研究十分活跃,在复方研究中以补虚、化瘀、化痰、安神为基本组方原则较为多见。③据中药药理研究和临床疗效观察,有明显减慢心率作用的单味中药:常山、万年青、汉防己、佛手、淫羊藿、葛根、黄杨宁、苦参等,发现在辨证论治基础上加用上述中药可有较好的疗效。④但也存在一些不容忽视的问题,如辨证分型标准不统一,疗效评定标准不一致,剂型大多较为落后等。若能将中药有效成分制成口服液、注射液、冲剂、片剂等应用于临床,不仅方便患者,而且对治疗急性、顽固性快速性心律失常可能取效更快。

2.缓慢性心律失常

缓慢性心律失常包括病态窦房结综合征、窦性心动过缓、逸搏或逸搏心律、房室或室内传导阻滞等。临床表现轻重不一,轻者或疾病早期可无症状或有心悸、胸闷、乏力、头晕,重者可出现气促、胸痛、黑蒙、晕厥、抽搐,甚者可发生心源性猝死。近年临床研究表明,中医药治疗缓慢性心律失常疗效可靠,在疾病中早期,能有效提高患者心率,缓解临床症状,提高患者生存质量,同时延缓病情进展,延长寿命。对严重的缓慢性心律失常,中医药参与也能提高临床疗效,延后安装起搏器的时间,减少更换起搏器的次数,降低术后并发症,改善患者生活质量。对不能安装起搏器的病人(如严重糖尿病、消瘦、血管畸形或经济条件不允许或当地无法安装起搏器等),在改善症状的同时,可减少甚或在一定程度撤停西药使用,延长患者生命。

（1）辨证论治:许宏珂等以温心增率汤(制附子、仙茅、淫羊藿、细辛、麦门冬、玉竹、黄芪、人参、丹参、枳壳)治疗心阳不足兼有血瘀型 40 例,结果显示该方能够增强心肌细胞的自律性,加速窦房、房室传导。郭龙清以人参、制附子、炙甘草、丹参、黄芪、生地黄、生姜、桂枝、当归、川芎、枳壳、大枣为主方治疗阳气虚弱,心血瘀阻型 67 例,能使平卧心率增加 10 次/分以上或达到 60 次/分。肖君等以党参、黄芪、白芍、川芎、泽兰、郁金、香附、麦门冬、白术、陈皮、五味子、当归、川楝子、制附子、丹参、甘松、甘草为主方治疗肝郁脾虚、气虚血瘀型 82 例,取得较好疗效。

(2)中成药治疗:张学新用安心宁神口服液(由藿香、茯苓、石菖蒲、党参、当归、远志、桂枝、黄芪等组成)治疗房室传导阻滞 128 例,发现加用中药的治疗组较单纯使用阿托品的对照组治疗效果好。刘晓航以病窦灵(由红参、黄芪、制附片、丹参等组成)治疗病态窦房结综合征 72 例,发现病窦灵能使患者在服药后临床症状减轻或消失,生活质量改善。廖林峰用心宝丸(由洋金花、鹿茸、肉桂、三七等制成)治疗病态窦房结综合征,结果表明可以增加冠脉流量,降低心肌氧耗,加快心率,抗心律失常,改善微循环。

(3)中药注射液:方居正用参附针治疗缓慢性心律失常 70 例,结果表明,参附针可以改善缓慢性心律失常症状,提高心率,改善心电图异常。蒋家祥等用参麦注射液治疗缓慢性心律失常 72 例,疗效明显。刘仲用黄芪注射液治疗病态窦房结综合征 32 例,发现其通过对缺血缺氧心肌的保护作用和血管扩张作用,保证了窦房结及其周围神经和心肌正常电活动,使窦房结功能能得以部分恢复。黄新梅以生脉注射液治疗缓慢性心律失常 80 例,发现生脉注射液能改善心肌缺血后冠脉流量增加,抑制心肌 K^+-Na^+-ATP 酶的活性,改善心脏生理功能,从而增加心肌生物电的稳定性。

近十年研究表明:①大多医家对缓慢性心律失常引起的心悸多采用温阳益气活血之法。②对严重的缓慢性心律失常特别是需要安装起搏器的患者,中医治疗此类病人还可起到以下几方面的作用:可延后安装起搏器的时间,减少更换起搏器的次数,减少安装起搏器的并发症,提高生活质量。③据中药药理研究和临床疗效观察,有明显加快心率作用的单味中药人参、附子、麻黄、桂枝、细辛、川椒、吴茱萸、丁香等,在辨证论治基础上运用温阳益气方药可以提高心悸的疗效。④目前研究也存在着不容忽视的一些问题,譬如:对缓慢性心律失常缺乏统一的辨证分型标准,国内的临床研究普遍缺乏前瞻性、大样本的观察,对药物的作用部位也不十分明确,有待于将中医临床症状与现代医学的电生理检查等方法有机结合来制定相关的疗效指标。中医外治法手段丰富,如外敷、针灸、推拿等,是中医治疗的一大特色,但用于本病的报道尚少见,有待进一步发掘。

3.过早搏动

过早搏动是指异位起搏点发出的过早冲动引起的心脏搏动,为最常见的心律失常。根据早搏起源部位的不同可将其分为房性、室性和房室交界性早搏。早搏可见于正常人,但更多见于冠心病、高血压、心力衰竭、肺心病、病毒性心肌炎、心脏神经官能症等疾病。

(1)辨证论治:杨友文将早搏分 6 型治疗:①心阳不足、血脉瘀阻型,治以通阳化瘀,方用瓜蒌薤白桂枝汤、血府逐瘀汤、失笑散化裁。②脾胃虚弱型,治以健脾益胃,方用香砂六君子汤加减。③痰浊中阻型,治以清化痰浊,以平胃散合温胆汤加减。④心阴亏虚型,治以滋阴养血,方用当归补血汤或滋阴养血汤加减。⑤气阴两虚型,治以益气养阴,方用生脉散加减。⑥心肾阳虚型,治以补肾温阳,方用右归饮加减。曹晶等以加味炙甘草汤治疗冠心病室早 104 例,与对照组(口服慢心律、复方丹参、消心痛)70 例比较,结果治疗组疗效优于对照组($P<0.01$)。李若钧将室性早搏分为虚证、实证两大类型,虚证包括气阴两虚,阳气虚衰型,治法以补为主,常用方剂生脉散、参附汤合真武汤;实证包括湿热内蕴、痰浊阻滞、血脉瘀阻、痰瘀互结等,治以清法、通法,常用方剂为三仁汤血府逐瘀汤、黄连温胆汤和大承气汤,治疗 98 例,疗效显著。

(2)中成药治疗:卢健棋以步长稳心颗粒(由黄精、人参、三七、琥珀、甘松组成)治疗室性早搏患者 166 例,其中气阴两虚型 45 例,心肾不交型 25 例,肝肾阴虚型 16 例,阳虚湿阻型 34 例,气滞血瘀型 46 例,结果对室性早搏静息心电图总有效率为 73.49%,24 小时动态心电图总有效率为 61.32%。呆碧青等观察养心通脉胶囊(由人参、酸枣仁、生地黄、丹参、麦冬、苦参、桂枝、黄精、甘草、石菖蒲组成治疗室性早搏的临床疗效。将 96 例患者随机分为两组各 48 例,观察病例均给予原发病常规基础治疗,治疗组配合应用养心通脉胶囊治疗,对照组配合应用乙胺碘呋酮治疗。结果治疗组优于对照组。陈婧等用具有益气养阴、活血通络、清心安神之功效的参松养心胶囊(由人参、麦冬、五味子、酸枣仁、桑寄生、丹参、赤芍、土鳖虫、甘松、黄连、龙胆草组成)治疗 40 例心律失常心房纤维性颤动病人,疗效良好。

(3)中药注射液:李瀛以参麦注射液与复方苦参注射液联用治疗室性早搏 55 例,并与心律平治疗 52 例做对照,结果治疗组治愈率高于对照组($P<0.05$),治愈半年后复发率低于对照组($P<0.05$),且治疗组临床症状改善较对照组明显,副作用低于对照组。

(4)其他疗法:韩宝德以针刺内关穴、郄门穴、足三里穴配合利多卡因治疗潜在恶性室性早搏 22 例,结果显示有效率明显高于单纯利多卡因组。赵大贵以脏腑点穴法配合苦参心搏宁治疗频发室性早搏 60 例,显效 28 例,有效 32 例。刘桂珍以中成药麝香保心丸耳穴敷贴治疗室性早搏 100 例,并与王不留行子组进行比较,结果麝香保心丸组疗效优于王不留行子组($P<0.01$)。

近十年的研究表明,中医药因其在整体调整、标本兼顾、辨证辨病等方面的特点而在治疗早搏取得了一定的成效:①在辨病基础上针对主要病机,或选用古方,或自拟基础方,随证化裁。大多医家采用通阳化瘀、健脾益胃、清化痰浊、滋阴养血、益气养阴、补肾温阳之法等组方。②据中药药理研究和临床疗效观察,有明显治疗早搏作用的单味中药有:当归、苦参、延胡、黄连、山楂、茵陈、常山、万年青、山豆根、甘松、三七、地龙等。③临床研究存在问题:辨证分型标准和疗效评定标准不统一；许多文章仍停留在报道方面，缺少对比研究，疗效难以得到认可，重复性差；药物剂量差异较大，限制了大规模多中心研究的开展，增加了研究的难度。

四、转归与预后

心悸仅为偶发、阵发者，一般易治，或不药而解；反复发作或持续不缓解者较为难治。若气血阴阳虚损程度轻，病损脏腑较少，未见瘀血、痰饮之证，脉象变化不大者，及时治疗，多能好转或痊愈。若气血阴阳严重虚衰，且兼有瘀血、痰饮内停，脉象过迟、过数、结代或乍疏乍数者，治疗颇为棘手，容易产生变证、坏证，预后极差，部分患者如得不到及时抢救，可以猝死。

第二节 眩晕

眩晕是目眩与头晕的总称。目眩以眼花或眼前发黑，视物模糊为特征；头晕以感觉自身或外界景物旋转，站立不稳为特征。两者常同时并见，故统称眩晕。外感、内伤均可发生眩晕。

一、病因病机

（一）病因

1.外感风邪

风性善动，主升发向上，风邪外袭，上扰头目，故致眩晕。

2.七情内伤

忧郁太过，肝失条达，肝郁化火，或恼怒伤肝，肝阳上亢，上扰清空，发为眩晕；忧思太过，伤及脾胃，气血生化乏源，清窍失养，或惊恐伤肾，肾精亏虚，髓海失养，亦可发为眩晕。

3.饮食不节

膏粱厚味，饥饱无度，过食生冷，均可损伤脾胃，脾失健运，水湿内停，聚而成痰，痰饮水湿上犯清窍，或饮食不节，脾胃日虚，气血生化乏源，清窍失养均可发为眩晕。

4.劳倦过度

劳倦伤脾，气血不足，或房事不节，肾精亏虚，均可导致清窍失养而发为眩晕。

5.年迈体衰

年迈体衰，肾之精气不足，脾气不充，气血生化不旺，清窍失养可发为眩晕。

6.久病失血

大病、久病均可伤及气血阴阳,致脑髓失养发为眩晕;失血日久,气血亏虚,无以上充脑髓,易致眩晕。

7.跌仆坠损

头颅外伤,瘀血停留,脑脉阻滞,发为眩晕。

此外凡外感六淫,内伤七情,饮食不节,劳欲过度,大病之后,亦均可诱发或加重本病。

(二)病机

1.发病

由外感风邪、情志郁结、饮食不节、跌仆坠损所致之眩晕,一般呈急骤发作;而老年气衰、久病或失血、不寐、癫痫所致之眩晕,多为缓慢发生,但可呈阵发性加剧。

2.病位

眩晕病位在脑,但与心、肝、脾、肾密切相关,其中又以肝为主。

3.病性

气血不足,肝肾阴虚为病之本,风、火、痰、瘀为病之标。临床见证往往标本兼见,虚实交错。

4.病势

总的趋势是病初以风、火、痰、瘀实证为主,久则伤肝及脾及肾,最终可致肝脾肾俱虚。

5.病机转化

眩晕以本虚标实为主。早期一般标实证候多,如肝阳上亢、痰浊中阻、瘀血内阻、外感风邪等;中期由于肾水不足,肝阳上亢,尤其年迈精衰者,往往转化为肾精亏虚证或气血不足之证,病机复杂,病情较重,且常易发生变证、坏证。

二、诊断与鉴别诊断

(一)诊断依据

按照1995年国家中医药管理局发布的《中医病证诊断疗效标准》。

1.头晕目眩,视物旋转,轻者闭目即止,重者如坐车船,甚则仆倒。

2.可伴恶心呕吐,眼球震颤,耳鸣耳聋,汗出,面色苍白等。

3.慢性起病逐渐加重,或急性起病,或反复发作。

4.测血压,查血色素,红细胞计数及心电图,电测听,脑干诱发电位,眼震电图及颈椎X摄片,经颅多普勒等有助明确诊断。有条件做CT、磁共振检查。

（二）鉴别诊断

1.中风

中风是以猝然昏仆、不省人事、口舌㖞斜、语言謇涩、半身不遂等为主证的一种疾病，或以不经昏仆而仅㖞僻不遂为特征。而眩晕除昏仆与中风相似外，无昏迷及㖞僻不遂等症，与中风迥然不同。但中年以上患者，肝阳上亢之眩晕，极易化为肝风，成为中风之先兆，演变为中风病。

2.头痛

眩晕和头痛均可单独出现，亦可同时互见，二者对比，头痛病因有外感、内伤两个方面，眩晕则以内伤为主。在辨证方面，头痛偏于实证者多，而眩晕则以虚证为主。在主症方面，头痛以痛为主，眩晕以晕为主，如头晕伴有头痛，亦可参考头痛辨证论治。

3.厥病

厥病以突然昏仆，不省人事或伴有四肢逆冷为主，患者一般短时内逐渐苏醒，醒后无偏瘫等后遗症，但亦有一厥不复而死亡者。眩晕则以头晕目眩，甚则如坐舟车，站立不稳，晕眩欲仆或晕旋仆倒现象，与厥病十分相似，但无昏迷及不省人事的表现，病人始终神志清醒，与厥病有异。

三、辨证论治

（一）辨证要点

1.证候特征

以头晕与目眩为主要证候。可突然起病，也有逐渐加重者；可时发时止，发则目眩，甚则眼前发黑，外界景物旋转颠倒不定，或自觉头身动摇，如坐车船，站立不稳，眩晕欲仆或晕眩倒地。

2.辨病性

凡急性起病，伴有恶寒发热，鼻塞流涕或咳嗽或咽喉红肿，或头身如裹脉浮等表证者，属外感眩晕，病性属实证。而本病证以内伤者居多，内伤眩晕病性多为本虚标实，虚实夹杂之证。若由情志郁结引起眩晕、面红目赤、口苦者，属肝阳上亢；若由饮食不节引起晕厥、腹胀、头重如蒙、时吐痰涎、苔白腻者，病属痰浊；若眩晕伴有遗精滑泄、耳鸣脱发、腰脊酸软者，病性属肾虚；眩晕伴有面色黧黑、口唇色黯，舌质有瘀斑、瘀点者，属血瘀；若面色㿠白、神疲气短，劳累后眩晕加剧，舌质胖嫩，边有齿痕者，属气血两虚。

（二）治疗原则

眩晕一证多为虚实夹杂，本虚标实之证，故治疗大法为补虚泻实，调整阴阳气血。阳亢者予镇潜息风；痰湿者予燥湿祛痰；痰火者予清热化痰；瘀血者予活血化瘀通络；气血虚者应益气补血，健脾养胃，助生化之源；肾精不足者应补肾填精；对由失血引起的晕眩，应首先治疗失血。

（三）分证论治

1.风邪上扰证

（1）症舌脉：眩晕，可伴头痛，恶寒发热，鼻塞流涕，舌苔薄白，脉浮；或伴咽喉红痛，口干口渴，苔薄黄，脉浮数；或兼见咽干口燥，干咳少痰，苔薄少津，脉浮细；或伴肢体困倦，头重如裹，胸脘闷满，苔薄腻，脉濡。

（2）病机分析：风邪外袭，客于肌表，循经上扰巅顶，邪遏清窍，故作眩晕。风寒束表则卫阳被郁，故恶寒发热；风寒袭肺，肺气不利则鼻塞流涕；风寒袭表则苔薄白，脉浮；风热上犯则咽喉红痛；热盛伤津则口干口渴；风热在表则苔薄黄，脉浮数；风燥袭肺，肺失宣降则见干咳少痰；燥盛则干，故见咽干口燥，苔薄少津，脉浮细亦为风燥外袭之象；风湿袭表，则见肢体困倦，头重如裹；风湿内阻，中焦气机不利，则胸脘闷满；苔腻、脉濡亦为风湿之象。

（3）治法：风寒表证治以疏风散寒、辛温解表；风热表证治以疏风清热、辛凉解表；风燥表证治宜轻宣解表、凉润燥热；风湿表证治宜疏风散湿。

（4）方药运用

①常用方：风寒表证用川芎茶调散加减。药用荆芥、防风、薄荷、羌活、北细辛、白芷、川芎、生甘草。

方中荆芥、防风疏散肌表风寒，为君药；细辛、薄荷、白芷、羌活辛散上行，能上达巅顶，疏散上部风邪，助君药驱风寒外出，共为臣药；川芎辛香走窜，上达头目，长于祛风活血，是为佐药；甘草调和药性，是为使药。

风热表证用银翘散加减。药用金银花、连翘、豆豉、牛蒡子、荆芥、薄荷、竹叶、钩藤、白蒺藜、生甘草。

方中金银花、连翘辛凉透邪解表，共为君药；荆芥、豆豉辛温解表，助君药开皮毛以逐邪外出，牛蒡子、薄荷疏散风热而解表，助君药辛凉透表之功，共为臣药；竹叶清上焦之热，导热从小便而出，钩藤、白蒺藜疏散肝经风热止晕，共为佐药；生甘草调和药性，为使药。

风燥表证用桑杏汤加减。药用桑叶、豆豉、杏仁、贝母、栀子、麦冬、沙参、玄参。

风燥袭表，邪在肺卫，治必辛透与凉润并进。方中桑叶轻清凉散，善能清疏肺经及在表之风热，而其性甘润，故对风燥之邪最为适合，是为君药；豆豉助君药轻宣解表，古人称之为解表之润剂，有发汗不伤阴之说，是为臣药；杏仁开提肺气，宣肺止咳，贝母化痰止咳，栀子清三焦之火，麦冬、玄参、沙参养阴生津以润燥，共为佐药。

风湿表证用羌活胜湿汤加减。药用羌活、独活、防风、川芎、藁本、蔓荆子、车前子、炙甘草。

方中羌活、独活为祛风胜湿之要药,是为君药;防风祛风解表,助君药疏散风湿之邪,为臣药;川芎辛香走窜,上达头目,疏通头部经络气血,藁本、蔓荆子上达巅顶,祛风散湿,清利头目,车前子引湿邪从小便而出,共为佐药;炙甘草调和药性,是为使药。

②加减:颈项发强酸痛者,加葛根、升麻、芍药;纳呆、呕恶者,加白术、半夏曲、扁豆、香薷等。

③临证参考:内伤眩晕亦可复因感受外邪而发作或加重,如外感之邪明显,即可按上述辨证论治。待外邪驱除后,再以内伤论治。若外感甚轻,则在内伤眩晕方药基础上加入疏散之品,同时应避免用滋补黏腻留邪之品。

2.肝阳上亢证

(1)症舌脉:眩晕耳鸣,头胀头痛,每因烦劳或恼怒而头晕、头痛加剧,面时潮红,急躁易怒,少寐多梦,口干口苦,舌质红,苔黄,脉弦。

(2)病机分析:情志郁结,郁而化火,火极生风,风阳上扰或肝肾阴虚,阴不敛阳,肝阳上亢,上冒清空,故头晕头痛;劳则伤肾,怒则伤肝,均可使肝阳更盛,故头晕、头痛加剧;阳升则面部潮红,肝旺则急躁易怒,肝火扰动心神,故少寐多梦;口干口苦,舌质红,苔黄,脉弦,皆是肝阳上亢之征;如脉弦细数,则为肝肾阴虚内热之象。

(3)治法:平肝潜阳,清火息风。

(4)方药运用

①常用方:天麻钩藤饮加减。药用天麻、钩藤、石决明、川牛膝、益母草、黄芩、栀子、杜仲、桑寄生、夜交藤、茯神。

方中天麻、钩藤为平肝风、治疗眩晕之主药,是为君;配以石决明潜阳,牛膝、益母草下行,使亢盛之阳复为平衡,加黄芩、栀子以清泄肝火,杜仲、桑寄生养肝肾,夜交藤、茯神以养血安神,共为臣佐药。

②加减:肝火偏盛,面红、目赤、咽痛明显者,可加龙胆草、丹皮以清肝泄热,或改用龙胆泻肝汤加石决明、钩藤等以清肝泻火;兼腑热便秘者,可加大黄、芒硝以通腑泄热;若肝阳亢极化风,证见眩晕欲仆,头痛如掣等症,可用羚羊角粉吞服,牡蛎、代赭石入煎以镇肝息风,或用羚羊角汤加减,以防中风变证。

③临证参考:本证以标实证出现,但往往也可同时出现肾阴虚或肝肾阴虚的本虚证表现,若出现则宜加强滋养肝肾、平肝潜阳之药,如牡蛎、龟甲、鳖甲、何首乌、生地等;若肝肾阴亏严重者,应参考肾精不足之证化裁治之。

3.痰浊中阻证

(1)症舌脉:头眩不爽,头重如蒙,胸闷恶心而时吐痰涎,食少多寐,舌胖苔浊腻或白腻厚而润,脉滑或弦滑,或濡缓。

(2)病机分析:痰浊中阻,气机阻滞,清阳不升,浊阴不降,痰湿蒙蔽清阳,则头眩不爽,头重如蒙;中焦气机阻滞则胸闷恶心而时吐痰涎;脾阳不振,则少食多寐;舌胖苔浊腻或白腻厚而润,脉滑或弦滑,或濡缓,皆为痰浊中阻之象。

(3)治法:燥湿祛痰,健脾和胃。

(4)方药运用

①常用方:半夏白术天麻汤加减。药用制半夏、白术、天麻、茯苓、橘红、生姜、大枣。

方中制半夏燥湿化痰,又能降逆止呕,为君药;天麻善能平息肝风,而止头眩,与半夏合用,化痰息风,为治风痰之要药,白术长于补脾燥湿,与半夏、天麻配伍,祛湿化痰止眩之功益佳,故共为臣药;茯苓、生姜燥湿健脾,生姜、大枣又能补脾和胃,健运脾胃,橘红理气和中,诸药共能调理中焦,杜绝生痰之源,是为佐药;大枣亦能调和药性,又为使药。

②加减:眩晕较甚,呕吐频学者,可加代赭石、旋覆花、胆南星之类以除痰降逆;舌苔厚腻,水湿潴留者,可合五苓散,使小便得利,湿从下去;脘闷不食者,加白蔻仁、砂仁化湿醒胃;若兼耳鸣重听者,加生葱、石菖蒲、远志以通阳开窍。

③临证参考:本证虽以标实为主证,但临证尚须探求病之根源,若为脾虚生痰者,则应用六君子汤加黄芪、竹茹、胆南星、白芥子等;若为寒饮内停,可用苓桂术甘汤加干姜、附子、白芥子等以温化寒饮;若为痰郁化火,宜用温胆汤加黄连、黄芩、天竺黄等以化痰泄热,或合礞石滚痰丸以降火逐痰;若愤怒郁勃,痰火肝风交炽者,用二陈汤合当归龙荟丸,并可随证酌加天麻、钩藤、石决明等息风之品。

4.瘀血阻窍证

(1)症舌脉:眩晕时作,反复不愈,头痛,唇甲紫黯,舌边及舌背有瘀点、瘀斑或瘀丝,伴有善忘、夜寐不安、心悸、精神不振及肌肤甲错等,脉弦涩或细涩。

(2)病机分析:瘀血内阻,络脉不通,气血不能正常运行,脑失所养,故眩晕时作;瘀血阻遏脉道,脉不舍神,心神失养,故可兼见心悸不寐、健忘神疲、恍惚等症;唇紫,舌有瘀斑,脉涩,亦为内有瘀血之征。

(3)治法:祛瘀生新,活血通络。

(4)方药运用

①常用方:血府逐瘀汤加减。药用当归、川芎、桃仁、红花、赤芍、水蛭、川牛膝、柴胡、桔梗、枳壳、生地黄、甘草。

方中当归、川芎、赤芍、桃仁、红花、牛膝、水蛭活血化瘀通络,治病之本,故为主药;配以柴胡、桔梗、枳壳疏理气机,取气为血帅,气行则血行之意,生地滋阴清热,使活血而不伤血,共为辅药;甘草调和诸药,为使药。

②加减:若兼气虚身倦无力,少气自汗者,宜加黄芪,且应重用(30g以上)以补气行血;若兼畏寒肢冷者,可加附子、桂枝以温经活血;若兼虚热内生,骨蒸潮热,肌肤甲错者,可加丹皮、黄柏、知母、玄参,重用干地黄,去桔梗、枳壳耗津之品,以达到清热养阴,祛瘀生新的目的。

③临证参考:如因跌仆坠损,脑部瘀血阻滞经脉所致者,可加用落得打、自然铜、苏木、血竭等活血化瘀疗伤之品;如因血瘀停滞胸中,迷闭心窍,致恍惚眩晕者,可配合石菖蒲、远志、琥珀、丹参等化瘀通窍,或用通窍活血汤加减。产后血瘀眩晕者,可用消魂散或失笑散加减。

5.气血亏虚证

(1)症舌脉:头晕目眩,劳累则甚,气短声低,神疲懒言,面色㿠白,唇甲不华,发色不泽,心悸少寐,饮食减少,舌淡胖嫩,且边有齿印,苔少或薄白,脉细弱。

(2)病机分析:气虚则清阳不展,血虚则脑失所养,故头晕目眩,劳则气耗,故劳累则甚;血虚失濡,则唇甲不华,发色不泽;血不养心,心神不安,则心悸少寐;气虚则神疲懒言,面色㿠白;脾胃气虚,运化失司,则饮食减少;舌淡胖嫩,且边有齿印,苔少或薄白,脉细弱均为气血虚弱之征。

(3)治法:补益气血,健运脾胃。

(4)方药运用

①常用方:十全大补汤加减。药用人参、黄芪、当归、炒白术、茯苓、川芎、熟地黄、生白芍、牛膝、枸杞子、肉桂、炙甘草。

方中人参、黄芪大补元气,白术、茯苓健脾益气,使气血生化之源得健,当归、川芎养血和血,白芍养血柔肝,地黄、枸杞子、牛膝补益肝肾,滋阴以养血,共奏补益气血之功,是为主药;肉桂引火归元,甘草调和药性,是为佐使药。

②加减:脾阳虚衰,中焦运化无权,兼见畏寒肢冷,唇甲淡白者,则在上方中去熟地黄、枸杞子、牛膝,加干姜、熟附片等以温运中阳。

③临证参考:本证以健脾益气生血为主要治疗方法。因为脾胃为后天之本,气血生化之源。如遇心脾两虚,心悸、少寐、健忘证候明显者,则可选用归脾汤以补血养心安神;气血亏虚以血虚为甚者,往往有失血病史,可用当归补血汤加味,其中黄芪5份,当归1份,在大补元气的基础上,促进血之生成,并可在方中加黄精、山药、枸杞子、鸡血藤等;若有出血倾向者,则应寻找出血部位与原因。

6.肾精不足证

(1)症舌脉:头晕而空,精神萎靡,少寐多梦,健忘耳鸣,腰酸遗精,齿摇发脱。偏于阴虚者,颧红咽干,烦热形瘦,舌嫩红,苔少或光剥,脉细数;偏于阳虚者,四肢不温,形寒怯冷,舌质淡,脉沉细无力。

(2)病机分析:精髓不足,不能上充于脑,故头晕而空,精神萎靡;肾精不足,心肾不交,故少寐,多梦,健忘;腰为肾之府,肾开窍于耳,肾虚则腰酸耳鸣;精关不固,则遗精;肾主骨生髓,肾虚则齿摇发脱。偏于阴虚则生内热,故颧红咽干,烦热形瘦,舌嫩红,苔少或光剥,脉细数;偏于阳虚则生外寒,则四肢不温,形寒怯冷,舌质淡,脉沉细无力。

(3)治法:补肾养精,充养脑髓。

(4)方药运用

①常用方:左归丸加减。药用熟地黄、山药、山茱萸、菟丝子、枸杞子、川牛膝、鹿角胶、龟甲胶。

方中熟地黄、山药、山茱萸滋阴补肾;龟甲胶、鹿角胶为血肉有情之品,龟甲胶补阴,鹿角胶养阳,两药协力,峻补精血;枸杞子、川膝、菟丝子补肾填精。诸药合用补益肝肾,滋阴养血,填精生髓。而其中鹿角胶、菟丝子温柔养阳,助阳生阴,体现了从"阳中求阴"的理论法则。龟甲胶亦可潜阳,以制相火妄动。

②加减:偏于阴虚有内热者,可加炙鳖甲、知母、黄柏、丹皮、菊花、地骨皮等以滋阴清热;偏于阳虚者,宜补肾助阳,加入巴戟天、仙灵脾等温润之品,助阳而不伤阴,亦可用右归丸主治;若遗精频频者,可选加莲须、芡实、桑螵蛸、潼蒺藜、覆盆子等以固肾涩精。

③临证参考:肾精不足之眩晕日久,阴损及阳,致阴虚于下,阳浮于上,宜配合龙胆草、牡蛎、珍珠母等以潜浮阳。同时应密切注意观察,防止发生中风之可能。待病情改善后,可选用六味地黄丸、杞菊地黄丸或还精煎长服,以图根治。

(四)其他疗法

1.中成药

(1)牛黄清心丸:每次 1 丸,每日 2 次。适用于心肝火旺之眩晕。

(2)补中益气丸:每次 6g,每日 2 次。适用于中气不足,气血亏虚之眩晕。

(3)脑立清:每次 1 袋,每日 2 次。适用于肝阳上亢之眩晕。

(4)愈风宁心片:每次 4~6 片,每日 3 次。适用于脑供血不足者。

(5)六味地黄丸:每次 30 粒,每日 2 次。适用于肾精亏虚之眩晕。

2.单验方

(1)血虚眩晕:生五月艾 45g,黑豆 30g,煲鸡蛋服食;或川芎 10g,鸡蛋 1 只,煲水服食;或桑葚子 15g,黑豆 12g,水煎服。

(2)肾精不足眩晕:羊头 1 只(包括羊脑),黄芪 15g,水煮服食;或胡桃肉 3 个,鲜荷蒂 1 枚捣烂,水煎服;或桑寄生 120g,水煎服。

(3)瘀血眩晕:生地 30g,钩藤 30g,益母草 60g,小蓟 30g,白茅根 30g,夏枯草 60g,山楂 30g,红花 9g,地龙 30g,草决明 30g。以水浓煎 160mL,1 次服 40mL,1 日 2 次。

(4)痰饮眩晕:生明矾、绿豆粉各等份研末,用饭和丸如梧桐子大,每日早晚各服 5 丸,常服;或明矾 7 粒(如米粒大),晨起空腹开水送下。

3.针灸

(1)肝阳上亢证:选用背俞穴、足三阴、足少阳、督脉等经穴为主,如百会、风池、肝俞、肾俞、三阴交、太溪、行间等,用毫针,行泻法。

(2)痰浊中阻证:选用手厥阴、足太阴、足阳明等经之穴和俞募穴,如脾俞、中脘、章门、内关、丰隆、解溪等,用毫针,行泻法或平补平泻手法。

(3)瘀血阻窍证:选用手阳明、足阳明、足太阴等经之穴,如合谷、归来、天枢、三阴交、血海等穴,用毫针,合谷行补法,余穴均行泻法。

(4)气血亏虚证:选用任脉、手厥阴、足太阴、足阳明等经之穴和背俞穴,如膈俞、脾俞、中脘、气海、内关、足三里、三阴交等,用毫针,行补法,并可配合灸法。

(5)肾精不足证:选用任脉、督脉、足阳明、足少阴等经之穴和有关背俞穴为主,如命门、肾俞、志室、气海、关元、足三里、三阴交等,用毫针,行补法,并可配合灸法。

四、转归与预后

外感眩晕中诸邪常可兼夹为患,如风湿兼寒,风湿兼热等。表证不解,耗伤正气,则又可转为里证。内伤眩晕多虚实夹杂,本虚标实,各证型之间常可互相兼夹或转化。如气血亏虚可兼肾精不足,反之,肾精不足不能化生气血,则可引起气血亏虚。痰浊中阻,气血运行不畅,可兼瘀血内阻,反之,瘀血内阻,气机失和,水液代谢失司,聚湿为痰,而兼痰浊阻滞等。肝阳上亢,日久伤及阴精亦可转为肾精不足。进一步阴损及阳,又可转为阴阳两虚之证等。痰浊、瘀血实证日久伤正,可转化为虚证,或虚实夹杂之证。肾精亏虚,或气血不足之虚证日久可兼见瘀血、痰浊内阻之证。内伤眩晕又可由于外感风邪诱发或加重,而兼见外感眩晕之证等等。由此可见,只有认识眩晕各证间的转化关系和兼夹证,以发展和变化的动态思维来分析具体的临床证类,才能确立正确的治疗方法。从而切合病机,取得较好的效果,促使病情向愈。

眩晕的预后与病情轻重有关。一般来讲,病情较轻,治疗、护理得当,则预后良好;反之,若病久不愈,发作频繁,虽经治疗,仍渐进加重,且又见视物模糊、手麻肢体力弱等症候,或见其他神经系统局灶体征者,应考虑脑岩或其他颅内占位病变的可能。中年以后眩晕伴有头痛明显者,或有肢麻,一过性单侧肢体无力等症状,舌质红,脉弦,多为中风之先兆,应加强临床治疗和观察,以防卒中。若见阴亏于下,阳,浮于上致阳化风动,血随气逆,夹痰夹火,横窜经隧,蒙蔽清窍,而出现中风、厥病等危急证候,应积极抢救,否则预后不良。

第三节　不寐

不寐是指外邪扰动,或正虚失养,导致神不安舍,临床以经常性不能获得正常睡眠为特征的一种病证。

一、病因病机

人的寤寐,由心神控制,而营卫阴阳的正常运行是保证心神调节寤寐的基础。《灵枢·营卫生会》云:"阴阳相贯,如环无端……营卫之行不失其常,故昼精而夜瞑。"凡影响营卫气血阴阳的正常运行,使神不安舍的因素,都会成为不寐的病因病机。

(一)病因

1.感受外邪

《灵枢·邪客》云:"邪气之客人也,或令人目不瞑,不卧出。"外邪中以火热为直接原因较多,其他如阴寒、水湿、风寒等多是形成不寐的间接原因。

2.情志失常

喜、怒、忧、思、悲、恐、惊等情志过极是不寐常见的直接病因,而思虑劳倦是长期不寐的重要原因。

3.饮食不节

暴饮暴食是不寐的原发病因。《素问·逆调论》:"阳明者胃脉也……胃不和则卧不安。"有些饮料如酒、咖啡、浓茶,也是造成不寐的直接原因,长期嗜食肥甘厚味亦可成为不寐的间接原因。

4.体虚不足

或因禀赋不足,心胆虚怯;或因年老体衰,阴阳亏虚。如明代《证治准绳·杂病·不得卧》云:"年高人,阳衰不寐。"

5.久病之人

不寐常继发于各种疾病过程中或疾病之后。病久或因耗伤正气而致体虚不足,或因痰火内扰,致心神失舍而不寐。

（二）病机

1.发病

凡因外感火热之邪,或饮浓茶,或大喜大悲、大惊大恐等因素直接影响心神者,发病多较急;凡因体虚不足,或他病之后等以内伤为主者,发病一般较缓。

2.病位

本病病位在心,总因心神失舍而成。但与肝(胆)、脾(胃)、肾有关。

3.病性

总属营卫失和,阴阳不交,心神失守,虚多实少之证。因饮食、火热、痰饮所致者为实,但实中有虚;因气血阴阳亏虚,心神失养,或阴虚火扰所致者为虚,但时有虚中夹实。

4.病势

本病为心不藏神,神不安其宅,其病势总是由外向内,由其他脏腑向心主发展。

5.病机转化

本病的根本病机在于外邪侵袭、饮食不节、情志所伤、体虚劳倦等因素所致,造成脏腑功能失调,产生火(实火、虚火)、湿、痰等病邪及气、血、阴阳亏虚,互相联系,相互转化,最终形成邪气扰动心神,或心神失其濡养温煦,致使神不安宅而成为不寐。

二、诊断与鉴别诊断

（一）诊断依据

1.轻者入寐困难或寐而易醒,醒后不寐,重者彻夜难眠。
2.常伴有头痛,头昏,心悸,健忘,多梦等症。
3.经各系统和实验室检查未发现异常。

（二）鉴别诊断

喘息不得卧《伤寒论·辨少阴病脉证并治》曰:"少阴病,得之二三日以上,心中烦,不得卧"中的"不得卧",是指烦躁不眠,辗转反侧的病证。《素问·评热病论》"诸水病者,故不得卧,卧则惊,惊则咳甚也"、《金匮要略·痰饮咳嗽病脉证并治》"咳逆倚息不得卧"、《金匮要略·胸痹心痛短气病脉证并治》"胸痹不得卧"等虽病不同,抑或出现不寐,但所指的"不得卧",均是因其病出现气息不匀,呼吸困难,不能平卧的症象,与不寐的"不得卧"有别。

三、辨证论治

（一）辨证要点

1.辨中心证候

本病的证候特征为经常不能获得正常睡眠,表现为睡眠时间减少或睡眠质量不高,或不易入睡,或睡眠不实,睡后易醒,醒后不能再睡,或时寐时醒,甚至彻夜不寐。

2.辨虚实

一般病程较短,舌苔腻,脉弦、滑、数者多以实为主;而病程较长,反复发作,舌苔较薄,脉细、沉、弱或数而无力者,多以虚为主。

(二)治疗原则

不寐病证有虚实之分及有邪无邪之别,治疗上总以祛邪扶正,补虚泻实,调其阴阳以安心神为大法。虚者宜补其不足,益气养血,滋补肝肾;实者宜泻其有余,疏肝泻热,消导和中,清火化痰。实证日久,气血耗伤,亦可转为虚证。虚实夹杂者,应补泻兼顾为治。

(三)分证论治

1.肝郁化火证

(1)症舌脉:心烦不寐,性情急躁易怒,不思饮食,口渴喜饮,目赤口苦,小便黄赤,大便秘结,舌红,苔黄,脉弦而数。

(2)病机分析:本证多因恼怒伤肝,肝失条达,气郁化火,上扰心神,则心烦不寐。肝气犯胃,则不思饮食;肝郁化火,肝火乘胃,胃热则口渴喜饮;肝火偏旺则急躁易怒;火热上扰,故目赤口苦;小便黄赤,大便秘结,舌红,苔黄,脉弦而数,均为热象。

(3)治法:疏肝泻热,佐以安神。

(4)方药运用

①常用方:龙胆泻肝汤加减。药用龙胆、黄芩、栀子、泽泻、车前子、当归、生地黄、柴胡、茯神、龙胆草、牡蛎、甘草。

方中龙胆草能清肝胆实火而除湿热,以防肝旺克脾,脾虚而生湿热,为本方君药;黄芩、栀子助龙胆清泻肝火,车前子、泽泻协助龙胆草利水渗湿,使湿热从小便而去,共为臣药,与君药共奏清热除湿之效;木郁达之,火郁发之,气郁化火,故用柴胡达之发之,肝为藏血之脏,火郁须防损伤肝血,故生地黄、当归以顾护其阴血,肝火扰心,心神不安则以茯神、龙胆草、牡蛎以镇心安神,共为佐药;诸药苦难下咽,寒凉害胃,故用甘草调和诸药,为使药。

②加减:如胸闷胁胀,善太息者,加郁金、香附之类以疏肝开郁;如大便秘结,二三日不解者,加大黄、芒硝之类通便泻热;如心烦甚者,加朱砂安神丸。

③临证参考:本证重点在肝郁化火,肝郁较甚者可与柴胡疏肝散合用。

2.痰热内扰证

(1)症舌脉:不寐心烦,多梦易醒,痰多胸闷,头重目眩,口苦恶食,嗳气吞酸,舌质偏红,舌苔黄腻,脉滑数。

(2)病机分析:本证多因宿食停滞,积湿生痰,因痰生热,痰热上扰,则不寐心烦,多寐易醒。因宿食痰湿壅遏于中,故而胸闷;清阳被蒙,故头重目眩;痰食停滞则气机不畅,胃失和降,故见恶食、嗳气;痰郁化火则见口苦、吞酸;痰盛则见痰多;舌偏红、苔黄腻、脉滑数,均为痰热内扰,宿食内停之征。

(3)治法:清化痰热,宁心安神。

(4)方药运用

①常用方:温肝汤加味。药用黄连、栀子、陈皮、清半夏、茯苓、竹茹、枳壳、琥珀粉、丹参、远志、神曲、甘草、大枣。

方中黄连、栀子清热降火,陈皮、清半夏、茯苓、竹茹、枳壳理气燥湿化痰除烦,共奏清化痰热除烦之功为主药;辅以琥珀粉宁心安神,丹参养心安神,远志祛痰宁心安神,神曲消食和中;大枣和胃养心,甘草调和诸药,共为使药。

②加减:心悸惊惕不安者,加入珍珠母、朱砂之类;痰热较甚者,加黄芩、瓜蒌、胆南星、贝母;若痰热重而大便不通者,加大黄或与礞石滚痰丸并用;若食积重者,加鸡内金、焦山楂等。

③临证参考:本证痰热内扰,应以清热化痰为主,一般不选用五味子、酸枣仁、夜交藤之类养心安神药物,因这类药具有酸收敛邪之功,不利于化痰清热。

3.胃气不和证

(1)症舌脉:睡卧不安,胃脘不适,纳呆嗳气,腹胀肠鸣,大便不爽或便秘,苔黄腻,脉沉滑。

(2)病机分析:本证多因饮食痰浊壅滞胃中,妨碍阴阳上下交通,浊气循胃络上逆扰心而致睡卧不安;痰食停滞,中焦气机升降失和,则见胃脘不适,纳呆嗳气,腹胀肠鸣,大便不爽或便秘;苔黄腻、脉沉滑均为痰食停滞之象。

(3)治法:消食导滞,和胃安神。

(4)方药运用

①常用方:保和丸合越鞠丸加减。药用神曲、莱菔子、焦山楂、香附、苍术、陈皮、清半夏、栀子、连翘、茯神木、远志、合欢花、炙甘草。

方中山楂消肉食油腻,神曲消酒食陈腐,莱菔子消谷面之积,共奏消食导滞之功为君药;清半夏、陈皮、苍术理气和胃化痰,除湿消痞,香附疏肝理气,调和肝胃,共为臣药;连翘、栀子清热解郁除烦以安神,茯神木、远志、合欢花化痰宁心以安神,共为佐药;炙甘草亦能和中,且调和诸药,是为使药。

②加减:食滞较甚者,加焦麦芽、焦谷芽;脘腹胀满者,选加厚朴、枳壳、槟榔;腹胀便秘者,可与调胃承气汤合用,亦可用枳实导滞丸。

③临证参考:如积滞已消而胃气未和,仍不能入睡者,用半夏秫米汤以和胃气。

本证为食滞痰浊壅塞,治疗重点在消食导滞以决渎壅塞,调和阴阳,故应慎食肥甘厚味以免助邪。因暴饮暴食所致者,应节制饮食,其对治疗尤为重要。

4.心脾两虚证

(1)症舌脉:不易入睡,或多梦易醒,醒后难于入睡,心悸健忘,头晕目眩,肢倦神疲,饮食无味,食少腹胀或便溏,面色少华,舌淡苔白,脉细弱。

(2)病机分析:本证因心脾气血亏虚,心神失养,神不安舍所致,故不易入睡,或多梦易醒,醒后难于入睡;血不养心则心悸健忘;气血亏虚,不能上奉于脑,清阳不升,则头晕目眩;血虚不能上荣于面,故面色少华;脾失健运,则饮食无味,食少腹胀或便溏,血少气虚,故肢倦神疲;舌淡、苔白、脉细弱均为气血两虚之象。

(3)治法:补益心脾,养血安神。

(4)方药运用

①常用方:归脾汤加减。药用炙黄芪、党参、白术、当归、茯神、远志、酸枣仁、龙眼肉、炙甘草。

本证是由于脾胃虚弱,气血生化乏源,致心脾气血亏虚,心神失养,神不安舍所致,故当益气健脾,补益气血生化之源为治病之本。方中炙黄芪、党参、白术健脾益气,补益后天之本,为君药;当归助君药,益气生血,为臣药;龙眼肉、酸枣仁、茯神、远志养血安神,为佐药;炙甘草既能和中,又能调和诸药,为使药。

②加减:心悸,倦怠,脉沉细无力,气虚甚者,应重用参、芪;纳呆,便溏,苔厚腻,脾虚有湿者,重用白术加苍术、茯苓燥湿健脾;心悸,头昏,面色少华,此为心血不足,重用黄芪、当归,加阿胶以补血养心。

③临证参考:本证重点在补益气血以养心。若气血亏虚较甚者,可与八珍汤、人参养营汤等合用。脾虚健运能力差,运用补益药时不要碍脾,应在处方中佐以少量醒脾运脾药,如归脾汤原方中的木香之类。煎煮方药时宜文火久煎。

5.心肾不交证

(1)症舌脉:心烦不寐,入睡困难,睡梦纷纭,心悸不安,头晕耳鸣,腰膝酸软,潮热盗汗,五心烦热,口舌生疮,或梦遗滑精,月经不调,舌红少苔,脉细数。

(2)病机分析:本证因肾阴不足,不能上交于心,心肝火旺,火性炎上,虚热扰神,心神不安则心烦不寐,入睡困难,睡梦纷纭,心悸不安;肾精亏耗,髓海空虚,故头晕耳鸣;腰府失养则腰膝酸软;精关不固则梦遗滑精;精亏血少则月经不调;口舌生疮,五心烦热,潮热盗汗,舌红少苔,脉细数,均为阴虚火旺之象。

(3)治法:滋阴清热,交通心肾。

(4)方药运用

①常用方:天王补心丹合黄连阿胶汤加减。药用生地黄、黄连、阿胶、白芍、天冬、麦冬、玄参、丹参、当归、茯神木、五味子、远志、柏子仁、酸枣仁。

本证是由于水亏火炽,肾水不能上济,心火不能下交,阴阳失调而成,故治当滋阴清热,壮水制火,交通心肾,协调阴阳。方中生地黄滋阴壮水以制火,黄连清心泻火,防心火亢盛而不下交于肾,二药使心肾交通,共为君药;玄参、麦冬、阿胶、白芍、天冬滋阴养血,助君药壮水制火,为臣药;丹参、当归补血活血,使诸药补而不滞,茯神木、五味子、远志、柏子仁、酸枣仁养心以安神,共为佐药。

②加减:心火甚者,加连翘、竹叶;便秘口干阴伤较甚者,加知母、何首乌、夜交藤;心烦不寐、彻夜不眠者,加朱砂、磁石、龙胆草、牡蛎重镇安神。

③临证参考:本病重者水亏火炽,心肾不交,应合交泰丸滋阴清热为重点,佐以养心安神,引火归元的肉桂用量宜轻,一般3～6g,可以为末冲服。用重镇之朱砂安神,只可暂用,不宜久服。本类方药宜文火久煎。

6.心胆气虚证

(1)症舌脉:虚烦不眠,胆怯易惊,惕惕然不可终日,心悸善太息,或面色不华,胸胁不适,呕恶,舌淡胖,脉细弱。

(2)病机分析:本证因心胆气虚,谋虑不决,触事易惊,神魂不安,故虚烦不眠,胆怯易惊,惕惕然不可终日,心悸不适;肝气不舒,则善太息,胸胁不适;肝胃不和则呕恶;舌淡胖,脉细弱,均为气血不足的表现。

(3)治法:益气镇惊,安神定志。

(4)方药运用

①常用方:安神定志丸加减。药用人参、茯苓、茯神木、远志、石菖蒲、酸枣仁、五味子、生龙齿、生牡蛎。

方中人参、茯苓益心胆之气,使心胆气旺,神有所养,魂有所依,共为主药;再辅以茯神木、远志、石菖蒲、酸枣仁、五味子养心安神;生龙齿、生牡蛎镇惊以定志。

②加减:心肝血虚,惊悸汗出者,重用人参,加白芍、当归;胆虚不疏土,胸闷善太息,纳呆腹胀,加柴胡、陈皮、吴茱萸、山药、白术。

③临证参考:本证为心胆气虚,益气常须健脾,故非气阴两虚者,滋阴之药应慎用,以免腻脾。

(四)其他疗法

1.中成药

(1)天王补心丹:每次1丸,每日2次。适用于心阴不足,心肾不交所致不寐。

(2)朱砂安神丸:每次1丸,每日2次,不宜久服。适用于心血不足,心火亢盛,心肾不交所致不寐。

(3)柏子养心丸:每次6g,每日2次。适用于心脾两虚不寐。

2.单验方

(1)酸枣仁15g,炒香,捣为末,每晚临睡前服,温开水或竹叶煎汤调服。

（2）炒酸枣仁 10g，麦冬 6g，远志 3g。水煎后，晚上临睡前顿服。

（3）酸枣树根（连皮）30g，丹参 12g。水煎 1～2 小时，分 2 次，在午休及晚上临睡前各服 1 次，每日 1 剂。

3.针灸

（1）体针：神门、三阴交平补平泻，留针 30 分钟，每日 1 次。

（2）耳针：取心、神门、脑、交感、肝、脾、肾、皮质下等，交替使用。

4.按摩

每晚睡前温水泡脚 30 分钟，揉双侧涌泉穴各 36 次。

四、转归与预后

不寐病证除部分病程短、病情单纯者治疗收效快外，大多病程较长，病情复杂，治疗难以速效。且病因不除或治疗失当，又易产生变证和坏证，使病情更加复杂，治疗更加困难。心脾两虚证者，如饮食不当或过用滋腻之品，易致脾虚加重，化源不足，气血更虚，食滞内停，往往致虚实错杂，如温燥太过，易致阴虚火旺。心肾不交证，如病因不除或失治易致心肾阴虚，心火更盛，如过用寒凉则易伤阳，致阴阳两虚；亦可因治疗不当，阴损及阳而致阴阳俱损。痰热扰心证者，如病情加重，有成狂或癫之势。肝郁化火证治疗不当，病情加重，火热伤津耗气，由实转虚，病程迁延。心胆气虚日久不愈，亦有成癫之虑。

本病证的预后因病情不一，结果有别。但一般无严重不良后果，病情单纯，病程短者多易治愈。而病程长且虚实夹杂者，多难以短期治愈，且与病因是否祛除关系密切。

（张丕润）

第五章

脾胃病证

第一节　噎膈

噎膈，是指饮食吞咽之时，哽噎不顺，饮食不下，或食入即吐的病证。"噎""膈"二字含义有别："噎"，塞也，指吞咽之时，哽噎不顺；"膈"，指胸膈阻塞，饮食不下，格拒不入，或食人即吐。"噎"虽可单独出现，但又每为膈的前驱，因此噎膈并称。

噎膈一病，早在《黄帝内经》中就有记载，如《素问·通评虚实论》曰："膈塞闭绝，上下不通，则暴忧之病也。"《素问·阴阳应象大论》曰："三阳结，谓之膈。"金代张从正力宗《黄帝内经》三阳结之观点，他在《儒门事亲》中曰："噎食一证，在《内经》无多语，惟曰：三阳结，谓之膈。三阳者，谓大肠、小肠、膀胱也，结谓热结也。"明代赵献可对三阳结的形成又进一步有了认识，他在《医贯》中曰："三阳何以热结？皆肾之病也。盖肾主五液，又主大小便，肾与膀胱为一脏一腑，肾水既干，阳火偏盛，熬煎津液。三阳热结，则前后闭涩，下既不通，必反于上，直犯清道，上冲吸门喉咽，所以噎食不下也。"

隋代巢元方首先按病因分类，他在《诸病源候论》中将噎膈详分为气、忧、食、劳、思五噎，忧、恚、气、寒、热五膈。唐代孙思邈对五噎证候进一步做了补充和描述。如他在《千金要方·噎塞论》中曰："气噎者，心悸，上下不通，噫哕不彻，胸胁苦痛；忧噎者，天阴若厥逆，心下悸动，手足逆冷；劳噎者，苦气膈，胁下支满，胸中填塞，令手中逆冷，不能自温；食噎者，食无多少，惟胸中苦塞常痛，不得喘息；思噎者，心悸动喜忘……此皆忧恚、愤怒，寒气上入胸胁所致也。"明代张介宾在《景岳全书》中提出气结、阴伤、精枯之病机。清代张璐认为本病之病机未必是津液干枯，他在《张氏医通》中指出本病之病机是"皆冲脉上行，逆气所作也。"清代李用粹对本病按病机分为五种，他在《证治汇补》中曰：噎膈"有气滞者，有血瘀者，有火炎者，有痰凝者，有食积者"。

现代医学的食道癌、贲门癌、贲门痉挛、食道憩室、食道炎、食道神经官能症等疾病,凡出现噎膈症者,均可参照本证辨证施治。

一、病因病机

噎膈的病因有外因和内因两个方面。外因多由感受外邪;内因多因忧思暴怒、饮食伤脾而致。病机有虚、实之别,实者多为气滞、痰凝、瘀血;虚者多与阴津亏乏、气虚阳微有关,虚实之间互有关联。其临床表现均有食道被阻或食道干涩,以致胸膈不舒,食饮难下,甚则滴水不入等症。正如《济生方·五噎五膈论治》指出:"倘或寒温失宜,食饮乖度,七情伤感,气神俱耗,使阳气先结,阴气后乱,阴阳不和,脏腑生病,结于胸膈,则成膈。"《景岳全书·噎膈》指出:"噎膈一证,必以忧愁思虑,积劳积郁,或酒色过度损伤而成。盖忧思过度则气结,气结则施化不行;酒色过度则伤阴,阴伤则精血枯涸。气不行,则噎膈病于上,精血枯涸,则燥结病于下。"

(一)外感六淫,气机受阻

寒为阴邪,热为阳邪,二者皆为六淫之邪。邪气入于胸膈,扰乱气机,痰瘀内结,阻于食管,则发噎膈。

(二)饮食不节,脾胃损伤

恣食辛辣燥热之品,津伤血燥,食道干涩,食物难下,而发噎膈;或嗜酒无度,过食肥甘,则湿热蕴结,津伤痰阻,而发噎膈。

(三)忧思暴怒,木郁土壅

忧思则伤脾,暴怒则伤肝。肝脾伤则气结,气结则津血不行,而生痰、生瘀,气、痰、瘀阻塞食道,则饮食难下,而成本病。

(四)肾阳不足,脾失温煦

肾为先天之本,藏元阴元阳,肾阳虚不能正常温煦脾阳,则精微化生不足,聚湿生痰,阻于食道,则食饮难下;肾阴亏涸,食道失润,日久干涩,则饮食难以下咽,而成噎膈。

总之,噎膈的病位在食道,其发生是由于脏腑功能活动失常,气痰瘀血阻于食道或因食道干涩所致。

二、辨证施治

(一)辨证纲要

本病重在辨别轻重、虚实、标本缓急。

1.辨别轻重

噎膈病轻者,仅有吞咽不顺,胸胁胀闷,情绪舒畅时可减轻,全身症状亦不明显,工作起居影响不大,进一步发展,则出现不同程度的吞咽困难和胸膈阻闷或疼痛,进固体食物则梗阻难下,形体逐渐消瘦;重者,吞咽时胸膈疼痛,汤水难下,或食入即吐,滴水难进,甚至吐出物如赤豆汁,出现形体消瘦憔悴,精神疲惫等症。

2.辨别虚实

主要从病程和主证区别。新病多实,或实多虚少;久病多虚,或虚中挟实。证见吞咽困难,梗塞不顺,疼痛者多实;食道干涩,少气懒言者多虚,食入即吐,涌吐痰涎者多实;后期津液干枯,格拒不入,吐涎沫者多虚。大便秘结,初起多实;旧久肠枯便秘者多虚。

3.辨别标本缓急

噎膈证以正虚为本。但在不同时期,标本缓急不同,治则亦异,早期多实,晚期多虚,但亦可由实转虚,或因虚致实,或虚实夹杂,故在辨证上应进一步分清标本缓急,立方用药方能切中病机。初起正虚未甚,若以气滞、痰凝、瘀阻、火郁为主证者,属标急,当以治标为主,治以行气散结,化痰祛瘀,清热解毒为主;若虚实夹杂者,当攻补兼施;晚期正气大虚,病邪尚存,则以扶正培本为主,兼用祛邪之品。

(二)辨析类证

噎膈宜与下列疾病相鉴别。

1.梅核气

自觉咽中如梅核大小的异物哽塞,吐之不出,咽之不下,而进食并无妨碍;噎膈则以咽中哽塞,饮食不下,或食入即吐为特征。

2.反胃

反胃与噎膈均有吐逆。但反胃之吐是食入不化,停留胃中,朝食暮吐,暮食朝吐,病位在胃;而噎膈之吐是由于膈塞不通,食不能下,食物未曾入胃,即带痰涎而出,病位在食道。

3.关格

关格与噎膈亦均有吐逆之症。但关格之吐逆必与大小便不通并见,无吞咽哽塞之症;噎膈之吐逆,后期亦可见大便不通,滴水不入,羸瘦疲惫等阳衰阴竭之危候,但必有吞咽哽塞之病史。正如《医贯·噎膈论》曰:"噎膈、翻胃、关格,名各不同,病源迥异,治宜区别,不可不辨也。噎膈者,饥欲得食,但噎塞迎逆于咽喉胸膈之间,在胃口之上,未曾入胃,即带痰涎而出,若一入胃下,无不消化,不复出矣,惟男子年高者有之,少无噎膈。翻胃者,饮食倍常,尽人于胃矣,但朝食暮吐,暮食朝吐,或一两时而吐,或积至一日一夜,腹中胀闷不可忍而复吐,原物酸臭不化,此已入胃而反出,故曰反胃,男女老少皆有之。关格者,粒米不欲食,渴喜茶水饮水,饮之少顷即吐出,复求饮复吐。饮之以药,热药入口即吐,冷药过时而出,大小便秘,名曰关格。"

(三)治疗原则

治疗噎膈历代多有独到之处。张仲景主张调气润血,降火化痰;刘河间主张清凉下火;朱丹溪主张润养津液,降火散结;张锐主张调顺阴阳,化痰下气;赵献可主张滋养肾水;李用粹主张化痰行瘀;等等。大凡初起标实者治以祛邪为主,据气郁、痰阻、血瘀之不同,治以开郁行气、化痰散结,活血化瘀之不同治法;后期多以本虚为主或虚实并重,治以扶正为主或攻补兼施。据阴虚、阳虚之异,治以滋阴、温阳之不同法则。

1.痰气交阻

(1)临床表现:吞咽梗阻,胸膈痞满,嗳气,或呃逆,精神郁闷,或呕吐痰涎,大便不畅,舌淡红苔薄腻,脉弦滑。

(2)辨证提要

①辨证要点:噎膈初起精神郁闷,吞咽梗阻,胸膈痞塞,嗳气,苔腻。

②辨诱因:因忧思暴怒者,多有情志内伤病史,每兼精神抑郁,情绪不宁,胁肋胀痛;因感受外邪者,多有外感病史,每兼头痛,胸中烦闷,或兼恶寒发热等证。

(3)理法概要:痰气交阻之噎膈,其主要病机是痰气互阻于胸膈、食道,故治宜理气化痰。

(4)方药运用:启膈散加味。

全瓜蒌30g,郁金15g,砂仁壳10g,香附15g,川贝10g,姜半夏12g,荷叶蒂10g,杵头糠15g,沙参12g,茯苓15g,丹参15g,制南星20g,海藻30g,昆布15g,生熟薏苡仁各30g。

方用全瓜蒌、郁金、砂仁壳、香附理气解郁;川贝、制南星、海藻、昆布、姜半夏化痰散结,和胃降逆;荷叶蒂、杵头糠升清降浊,沙参润燥以防理气耗津;用茯苓、生熟薏苡仁渗湿健脾以杜生痰之源;丹参化瘀散结以防气滞血瘀。若化热伤津吐黄黏痰者加玄参、麦冬、前胡清热生津、润燥化痰;呕恶甚者加旋覆花、代赭石以降逆止呕;胸痛甚者加元胡、五灵脂以化瘀止痛。此外,旋覆代赭汤、四七汤、温胆汤、导痰汤,临床亦比较常用。

治疗本病本证方药虽多,但总的来说不外启膈散之意。因痰气交阻易于化热,加之食道以润降为顺,故用药应慎燥热。

2.气滞血瘀

(1)临床表现:吞咽梗阻,胸膈疼痛,食不能下,腹胀,甚则滴水难下,进食即吐,大便坚硬如羊屎;或吐下如赤豆汁,或便血,面色灰黯,形体羸瘦,肌肤甲错,舌质紫暗少津或舌面有瘀点瘀斑,舌下脉络粗暗,脉细涩。

（2）辨证提要

①辨证要点：吞咽困难，痛有定处（表现为吞咽疼痛、胸背或剑突部疼痛），肌肤甲错，形体消瘦，舌质紫暗。

②辨兼挟证：兼痰阻者，泛吐黏痰，舌苔白腻；兼郁热者，口燥咽干，心中烦热，小便短赤；日久正虚者，少气懒言，头晕目眩，大便干结，坚如羊屎。

（3）理法概要：本证病机是气机不畅，瘀血阻于食道，故治宜理气活血，化瘀散结。

（4）方药运用：桃仁红花煎加减。

丹参 30g，桃仁 15g，红花 10g，制香附 15g，元胡 15g，青皮 9g，川芎 10g，生地 15g，急性子 20g，菝葜 20g，威灵仙 15g，白花蛇舌草 30g，八月札 30g。方用丹参、桃仁、红花、元胡、威灵仙、急性子、川芎活血化瘀、散结止痛；香附、青皮、八月札理气解郁；白花蛇舌草、菝葜解毒消肿；生地滋阴润燥以利食道。若大便坚硬如羊屎者，可用滋血润肠丸以逐瘀通便。若痰热内阻可吞服六神丸以清热化痰，解毒消肿。若服药即吐，难于下咽，可选服玉枢丹以开膈降逆，然后再服煎药。若滴水不入者，亦可由肛门给药。

3.阴津亏乏

（1）临床表现：吞咽梗涩，饮水可下，食物难进，形体消瘦，肌肤枯燥，口干咽燥，欲饮冷水，五心烦热，或潮热盗汗，性情急躁，大便干结，舌红而干，或有裂纹，少苔，脉弦细而数。

（2）辨证提要

①辨证要点：吞咽梗涩，口干咽燥，五心烦热，脉细数。

②辨病因：阴津亏乏，有气郁化火伤津；恣食辛辣炙煿伤津；热病后伤津；以及素体肾阴不足所致。应追溯病史、兼证辨析之。

③辨虚实夹杂：阴津亏乏，胃肠失润，传化涩迟，易挟食滞；或阴不制阳，燥热内生，而挟燥热。挟食滞者多脘腹痞闷胀满，嗳气厌食，舌苔厚腻；挟燥热者多口渴饮冷，口气觉热，小便短赤，舌苔黄干。

（3）理法概要：本证主要病机是阴津不足，食道失于濡润而干涩，故治宜滋养阴津，润燥畅膈。

（4）方药运用：六味地黄汤合五汁安中饮加减。

生地 12g，生山药 30g，山茱萸 15g，丹皮 10g，泽泻 10g，茯苓 10g，韭汁 10g，牛乳 30g，生姜汁 6g，梨汁 12g，藕汁 10g，生薏苡仁 30～60g，天冬 15g，枸杞子 15g，山海螺 30g，白花蛇舌草 30g，女贞子 30g。

肾主一身之阴液；五脏之阴非此不能滋，故用六味地黄汤加枸杞子、女贞子补肾阴以治本；方用梨汁、藕汁、牛乳、天冬、生薏苡仁以润燥生津，养胃健脾；用生姜汁、韭菜汁以降逆和胃,活血行瘀;山海螺、白花蛇舌草以清热解毒,消肿散结。

阴津亏乏之噎膈常挟燥热实证,对燥热实证兼证的治疗,宜润降,忌用苦寒攻下,以防津亏更甚。

4.气虚阳微

(1)临床表现:久噎不已,吞咽受阻,饮食不下,面色㿠白,精神疲惫,形寒气短,泛吐涎沫,面浮足肿,腹胀,舌质淡胖,苔薄白,脉细弱或沉细。

(2)辨证提要

①辨证要点:噎膈日久,面色㿠白,精神疲惫,形寒气短,舌质淡苔白,脉细弱。

②辨虚实夹杂:气虚阳微,温化失权,气不化津则为痰,气不行血则为瘀,故易兼挟痰、挟瘀等证。挟痰者泛吐痰涎,胸膈痞满,舌苔白腻;挟瘀者胸膈疼痛,固定不移,舌暗红,舌面有瘀点或瘀斑。

(3)理法概要:本证主要病机是因气虚阳微,不能受纳和运化食物,浊气上逆所致。故治宜补气温阳,佐以降逆和胃。

(4)方药运用:理中汤加味。

西洋参 10g(另炖),焦白术 15g,干姜 10g,炙甘草 6g,茯苓 15g,姜半夏 10g,砂仁 10g,丹参 20g,炙黄芪 30g,制附片 10g,补骨脂 15g,猪苓 30g,白花蛇舌草 30g,菝葜 30g。

方用西洋参、炙黄芪、炙甘草补气;干姜、制附片、补骨脂温胃、肾之阳;焦白术、茯苓、猪苓健脾利湿;姜半夏、砂仁和胃降逆;丹参活血化瘀以散结畅膈;白花蛇舌草、菝葜以消肿散结。若气血两亏,形体羸瘦者用八珍汤以补益气血。

本证多因噎膈日久,饮食难入,精微物质生化不足发展而来,所以在治疗过程中应以扶正培本为主,一旦气虚阳微好转,即应重视疏通食道阻隔的治疗。

第二节　呃逆

呃逆,是指气逆上冲,喉间呃呃连声,声短而频,令人不能自制为特征的疾患。轻者偶然发作,持续数分钟,可以不治自愈。

历代医籍对本病的记述颇详。在病位和病因方面,《素问·宣明五气篇》说:"胃为气逆为哕。"《灵枢·口问》篇说:"谷入于胃,胃气上注于肺,今有故寒气与新谷气俱还入于胃,新故相乱,真邪相攻,气并相逆,复出于胃,故为哕。"这里的"哕"即指呃逆。可见当时已认识到本病病位在胃,病机特点是胃气上逆。《诸病源候论·呕哕候》说:"脾胃俱虚,受于风邪,故令新谷入胃,不能传化,故谷之气,与新谷相干,胃气则逆,胃逆则脾胀气逆,因遇冷折之,则哕也。"《三因极一病证方论·哕逆论证》指出："大抵胃实即噫，胃虚即哕，此由胃中虚，膈上热，故哕。"《本草纲目》明确指出呃逆病"有寒有热，有虚有实，其气自脐下冲上，作呃呃声。"对本病的分类，《景岳全书·呃逆》分寒呃、热呃、虚呃三类。如谓："呃逆之大要，亦为三者而已：一曰寒呃，二曰热呃，三曰虚脱之呃。"《医方集解·理气之剂》按虚实为纲分类，认为呃逆"有因痰阻气滞者，有因血瘀者，有因火郁者，有因胃热失下者，此皆属实；有因中气大虚者，有因胃虚阴火上冲者，此皆属虚。"对本病的治疗，《灵枢·杂病》指出："哕以草刺鼻，嚏，嚏而已；无息而疾迎引之，立已；大惊之，亦可已。"《金匮要略·呕吐哕下利病脉证并治》提出用橘皮竹茹汤。《医学心悟·呕吐哕》提出用扁鹊丁香散。《医方集解》提出用丁香柿蒂汤等。这些治法至今仍被临床所选用。

　　本篇所述是指以胃、膈的病变为中心，以呃逆为主症的疾患。西医学认为呃逆是由膈肌痉挛所致。本病既可单独发生，也可在胃肠神经官能症、胃炎、胃扩张、肝硬化晚期，以及某些大手术后等疾病中继发出现，凡此均可参照本篇辨证论治。

一、病因病机

　　呃逆的病因有内因和外因两个方面。外因多由感受外邪所致；内因多因饮食所伤、情志郁怒、脾肾阳虚、胃阴不足所致。内外有别，而内外因又互有关联。

（一）寒邪客胃，凝滞气机

　　外感寒邪，扰于胃腑，凝滞气机，胃失和降，气逆动膈，则生呃逆。

（二）饮食伤胃，壅滞气机

　　饮食太快、太饱；或过食生冷；或因病而服寒凉药过多；或过食辛热厚味，以致寒积于胃或胃中燥热，均可造成胃失和降，气逆动膈，而生呃逆。

（三）肝气犯胃，气失升降

　　情志郁怒，肝气郁结，横逆犯胃；或气郁化火，灼津为痰，使气痰互结，气机升降失常，均可致胃失和降，气逆动膈，呃逆由生。正如《证治准绳·呃逆》说："或因暴怒气逆痰厥。"

（四）脾肾阳亏，胃虚失和

　　因年高体弱，或久泻久痢，或大病之后，或劳累太过，或虚损误攻，致脾肾阳亏，胃虚失和，清气不升，浊气不降，气逆动膈，呃逆由生。正如《景岳全书·呃逆》说："惟屡呃为患……或脾肾之气大有亏竭而然。"

（五）胃阴不足，润降失常

　　因热病伤及胃阴，或吐下太过耗伤胃阴，以致胃失濡润，虚火上炎，则气逆动膈，而生呃逆。正如《医方集解·理气之剂》说："呃逆有因胃虚阴火上冲者"。

总之,呃逆可由多种原因所致,基本的病机变化则是由胃失和降,气逆动膈。

二、辨证论治

(一)辨证纲要

重在辨呃逆的虚、实、寒、热。首以呃逆声音的高低,缓急为凭,继以呃逆病兼证为据,并结合舌象和脉象辨析之。

1.从呃逆声音的高低、缓急辨

一般来说,呃声响亮有力,连续发作,多为实证;呃逆时断时续,呃声低长,多属虚证;呃声沉缓,多为寒证;呃声高亢而短,多为热证。

2.从舌脉辨

舌质苍老,苔厚腻,脉弦、滑、有力者为实证;舌质嫩色淡,脉细弱、无力者为虚证;舌苔白,脉迟缓为寒证;舌质红,苔黄或黄糙,脉滑数为热证。

3.辨轻重和顺逆

一般来说,呃声响亮有力,神志清楚,精力充沛,经治呃止者为轻、为顺;呃声时断时续、声音低微,气怯无力,饮食难进,四肢冰凉或神昏谵语,烦躁不安者为重、为逆。

(二)辨析类证

1.干呕

是指呕吐时有声无物,胃气上冲而出的病证,与呃逆之喉间呃呃连声,声短而频,不能自制不同。如《景岳全书·呃逆》指出:"哕者,呃逆也,……干呕者,无物之吐即呕也。"

2.嗳气

是将胃中浊气嗳出,使中气得伸而为快,症状为胃中似有气上冲,声音响亮,与上述之呃逆亦不相同。如《景岳全书·呃逆》说:"哕者,呃逆也,……噫者,饱食之息即嗳气也。"

(三)治疗原则

一般以理气和胃、降逆止呃为基本原则,实证者注重祛邪,并视寒热之别,选用温降、清降等法;虚证者重在扶正,并视阳虚阴虚之异,分别合用温补、滋阴之法。

1.实证

(1)外邪犯胃

①临床表现:突然呃逆,兼见发热恶寒,头痛无汗,舌苔薄白,脉浮紧。

②辨证提要。a.辨证要点:无明显病史,突然呃逆,同时伴有外感表证。b.辨病因:若卒感外邪,复伤饮食,则易见脘腹胀满,厌食等证。

③理法概要:本证由外邪犯胃,胃失和降,气逆动膈所致。治宜疏散风寒,和胃降逆。

④方药运用:藿香正气散加减。

藿香15g,紫苏10g,厚朴10g,半夏6g,陈皮10g,茯苓15g,大腹皮10g,炙甘草6g,吴茱萸6g,丁香6g。

方中藿香、紫苏疏散风寒;厚朴、半夏、陈皮、茯苓、大腹皮理气和胃;吴茱萸、丁香散寒止呃;炙甘草缓急调中,调和诸药。

本证常与宿食、中焦虚寒并见。若有宿食者加焦三仙、鸡内金、槟榔消食导滞。若兼中焦虚寒者合以理中汤温中散寒。

(2)饮食停滞

①临床表现:呃声有力,腹胀满或呕吐、嗳气厌食,舌苔厚腻,脉滑。

②辨证提要。a.辨证要点:有饮食过多史,症见嗳气厌食,呃逆有力。b.辨病因:饮食所伤有伤饮、伤酒、伤肉、伤米面、伤生冷的不同,应注意询问。c.辨病程:新病多实,久病常实中挟虚,兼见脾虚湿困之象。d.辨体质:素体强壮之人发生本证,客与暴食有关,系纯实证;素体脾胃虚弱之人,偶饮食不慎,亦易发生此证,此为虚实错杂证。

③理法概要:饮食停滞,气机受阻,胃失和降,气逆动膈,则呃逆由生。治当消食导滞,和胃降逆。

④方药运用:保和丸加减。

神曲20g,焦山楂20g,炒莱菔子10g,鸡内金10g,半夏10g,陈皮10g,刀豆子20g。

方用神曲、山楂、莱菔子、鸡内金,消食导滞,宽中下气;半夏、陈皮、刀豆子,理气和胃,降逆止呃。

临床运用应灵活掌握,若系酒食之滞,宜重用神曲。若系肉食之滞,宜重用山楂,若系面食或过饮之滞,宜重用炒莱菔子。若食积化热者,加黄连清热燥湿。腹胀便秘者,加大黄、枳实通腑导滞。呕吐者加生姜、砂仁和胃止呕。脾虚者,加白术消补兼施。

(3)胃中寒冷

①临床表现:呃声沉缓有力,遇寒甚,得热减,胃脘不舒,喜饮热汤,厌食冷物,舌苔白,脉弦紧。

②辨证提要。a.辨证要点:发病急骤,呃声沉缓有力,遇寒甚,得热减。b.辨病因:胃中寒冷有过食生冷、露宿中寒和胃素积寒之别,应审其病史辨析之。c.辨体质:素体中阳虚者,最易中寒,但每见面色无华,体倦肢冷,舌淡,脉沉细等虚寒之象。d.辨病程:胃中寒冷初起为实,久则伤及中阳,为实中挟虚。

③理法概要:过食生冷或露宿着凉,致寒客胃腑,凝滞气机,胃失和降,气逆动膈,而生呃逆。治当温中散寒,降逆止呃。

④方药运用:丁香散加味。

丁香 10g,柿蒂 6g,良姜 10g,干姜 10g,刀豆子 10g,炙甘草 6g。

方用丁香温胃降逆,柿蒂温胃止呃,刀豆子降逆止呃,三药合用功擅温胃降逆,下气止呃,为临床治呃逆之要药;良姜、干姜温中散寒,宣通胃阳;炙甘草和胃缓急,调和诸药。

本证为寒实证,治疗重在散寒,不在补阳。若见寒重,四肢厥冷者,加吴茱萸以增强温胃散寒之功;若兼气滞痰浊不化,症见脘闷腹胀,痰多,加厚朴、沉香、半夏、陈皮以行气化痰,和胃降逆。

(4)胃火上逆

①临床表现:呃声洪亮,连续有力,冲逆而出,口臭烦渴,喜冷饮,大便秘结,小便短赤,舌苔黄或黄糙,脉滑数有力。

②辨证提要。a.辨证要点:发病急骤,呃声洪亮有力,冲逆而出,口臭烦渴。b.辨病因:胃火上逆有嗜食辛辣炙煿及醇酒厚味之品,或过用温补药物,或五过极化火犯胃之不同,宜注意辨析。c.辨体质:素体胃阴虚者,在以上因素的诱发下,易发生胃火上逆,但每见口干舌燥,舌质嫩红,苔少津,脉细数。

③理法概要:胃火上逆为热邪蕴积胃中,胃火上冲,气逆动膈所致。治当清泻胃火,降逆止呃。

④方药运用:白虎汤加味。

生石膏 40g,知母 10g,粳米 20g,甘草 6g,竹茹 10g,柿蒂 10g。

方用生石膏、知母清泻胃火;粳米养胃生津;竹茹、柿蒂降逆止呃;甘草清热和中。

本证为实热证,治疗重在清泻胃火,不能妄用滋补,以免恋邪。若阳明腑实,大便不通者,可用大承气汤加柿蒂、竹茹以釜底抽薪,降逆止呃;若热伤气阴,症见呃而纳呆,舌红少津,脉数而弱者,可用橘皮竹茹汤加味,以泻热降逆,益气养阴。

(5)肝气犯胃

①临床表现:呃逆声响,胸胁胀满,烦闷不舒,或兼恶心嗳气,头目昏眩,脘闷食少,脉弦。

②辨证提要。呃逆每因情志刺激而加重,呃逆声响,胸胁胀闷是本证辨证要点。

③理法概要:肝气郁结,横逆犯胃,胃失和降,气逆动膈,而生呃逆。治宜疏肝和胃,降逆止呃。

④方药运用:四逆散加味。

柴胡 10g,白芍 10g,青皮 10g,炙甘草 6g,枳壳 10g,沉香 6g,槟榔 10g。

方用柴胡、白芍疏肝理气,柔肝缓急;青皮疏散肝郁;枳壳、沉香、槟榔宽中下气,降逆止呃;炙甘草和中缓急。

本证多在肝郁气滞的基础上而发,治疗应重视疏畅气机,求本论治。若气郁日久化火者,加焦栀子、竹茹以清解郁热;若气滞血瘀者,可合用旋覆花汤。

2.虚证

(1)脾胃虚寒

①临床表现:呃声低长,气不接续,泛吐清水,脘腹不舒,喜热喜按,手足欠温,食少便溏,神疲肢倦,舌质淡,苔薄白,脉细弱。

②辨证提要。a.辨证要点:呃逆反复发作,呃声低长,气不接续,形寒肢冷。b.辨虚实夹杂:脾胃虚寒,运化失常,水反为湿,谷反为滞,而易见挟湿、挟食之虚中挟实证。挟湿者常见头身困重,小便短少,泻下溏薄,舌淡胖苔白腻,脉濡弱。挟食者常见脘腹胀满,嗳气厌食,舌苔厚腻,脉滑等。

③理法概要:脾胃虚寒,纳运失司,升降失调,气逆动膈,故呃声低长,气不接续,治当温补脾胃,降逆止呃。

④方药运用:丁萸理中汤加味。

干姜 10g,吴茱萸 6g,党参 15g,白术 15g,炙甘草 6g,丁香 10g,白豆蔻 10g。

方用党参、白术补益脾胃之气;干姜、吴茱萸温中散寒;丁香、白豆蔻暖胃宽胸,降逆止呃;炙甘草补中缓急,调和诸药。

本证病程较长,若久治不愈,肾阳亦虚,出现呃声间断不续,声音低微,饮食难进及脉沉细者,则为危候。若兼肾阳虚者合用金匮肾气丸;兼寒凝气滞,腹中冷痛者,加乌药、木香行气止痛,兼湿困中焦者,加藿香、砂仁芳香化湿;兼食滞者,加焦三仙消食导滞。

(2)胃阴不足

①临床表现:呃声短促而不连续,唇舌干燥,心烦不安,不思饮食,或食后饱胀,大便秘结,舌嫩红,苔少乏津,脉细数。

②辨证提要。a.辨证要点:呃逆反复发作,呃声短促而不连续,唇舌干燥。b.辨病因:胃阴不足的病因有热病耗伤胃阴,肝郁化火灼伤胃阴,过用辛温燥热药物耗劫胃阴的不同,应询问病史辨析。c.辨病势:胃阴不足,日久易生内热,形成虚中挟实证;阴虚及气,亦可形成气阴两虚证。

③理法概要:胃阴亏虚,润降失常,气逆动膈,而生呃逆。治当滋养胃阴,降逆止呃。

④方药运用:益胃汤加味。

沙参 30g,麦冬 15g,玉竹 15g,生地 15g,冰糖 15g,竹茹 10g,刀豆子 10g。

方中沙参、麦冬、玉竹、生地、冰糖皆属甘润养阴益胃之品,以滋养胃阴;竹茹、刀豆子,清热除烦,降逆止呃。若兼胃火上逆者,加生石膏、甘草,以清泻胃火;若兼胃气虚者,加人参,补益胃气;大便干结者,加火麻仁、白蜜,润肠通便,通降腑气。

(四)其他疗法

1.单方验方

(1)刀豆子 18g(生、熟各半),柿蒂 7 个,水煎服。治疗呃逆,病程尚短者。

(2)荜澄茄、高良姜各等份研末,每次 7g 水煎,入醋少许,服用。或用花椒微炒为末,醋糊丸如梧桐子大,每服 15 丸,醋汤下。或刀豆子炙存性研末,每服 3g,以酒送下。治疗胃寒呃逆。

(3)制半夏 9g,陈皮 15g,代赭石 30g,公丁香 6g,降香 6g,川牛膝 30g,沉香 9g,甘草 2g。水煎服。用于痰阻呃逆。

2.饮食疗法

(1)柿蒂汤:柿蒂 10 个,生姜 5 片,丁香 2g,上药入砂锅煎汤,日 2 次。主治胃寒呃逆。

(2)芦根柿蒂汤:将鲜芦根切碎,与柿蒂同煎为汤,酌量服用。主治胃火上逆之呃逆。

(3)姜柿饼:生姜(去皮)6g,柿饼(去蒂)1 个,将生姜洗净切碎,把柿饼用刀从中间片开,夹入姜末,放火边烤熟食之。适宜于胃寒呃逆。

3.针灸疗法

取穴:内关、中脘、膈俞、足三里、太冲。用平补平泻法。

胃火炽盛者,加解溪、合谷、手三里。胃寒者,加灸足三里。

4.按压疗法

用拇、食指用力按揉两侧风府穴与风池穴之间的部位约半分钟。呃逆旋即消失。持续按揉两分钟,手法结束。

第三节　反胃

反胃是以脘腹痞胀,宿食不化,朝食暮吐,暮食朝吐为主要临床表现的一种病。

一、病因病机

反胃多由饮食不节,酒色过度,或长期忧思郁怒,损伤脾胃之气,并产生气滞、血瘀、痰凝阻胃,使水谷不能腐熟,宿食不化,导致脘腹痞胀,胃气上逆,朝食暮吐,暮食朝吐。

(一)脾胃虚寒

饥饱失常,嗜食寒凉生冷,损及脾阳,以致脾胃虚寒,不能消化谷食,终至尽吐而出。思虑不解,或久病劳倦多可伤脾,房劳过度则伤肾,脾伤则运化无能,不能腐熟水谷;肾伤则命火衰微,不能温煦脾土,则脾失健运,谷食难化而反。

(二)痰浊阻胃

酒食不节、七情所伤、房室、劳倦等病因,均可损伤脾胃,因之水谷不能化为精微而成湿浊,积湿生痰,痰阻于胃,逐使胃腑失其通降下行之功效,宿食不化而成反胃。

(三)瘀血积结

七情所伤,肝胃气滞,或遭受外伤,或手术创伤等原因可导致气滞血瘀。胃络受阻,气血不和,胃腑受纳,和降功能不及,饮食积结而成反胃。

(四)胃中积热

多由于长期大量饮酒、吸烟,嗜食甘脆肥醲、高粱厚味,经常进食大量辣椒等辛烈之品,均可积热成毒,损伤胃气,而成反胃之证。抑或痰浊阻胃,瘀血积结,郁久化热。邪热在胃,火逆冲上,不能消化饮食,而见朝食暮吐,暮食朝吐。此即《素问·至真要大论篇》病机十九条中所说"诸逆冲上,皆属于火""诸呕吐酸……皆属于热"之意。

由此可见,本病病位在胃,脾胃虚寒、不能腐熟水谷是导致本病的最主要因素,但同时与肝、脾、肾等脏腑密切相关。除气滞、气逆外,还有痰浊、水饮、积热、瘀血等病理因素共同参与发病过程,而且各种病因病机之间往往相互转化。痰浊、水饮多为脾胃虚寒所致;痰浊、瘀血等可使气虚、气滞、食停,同时也可郁久化热;诸因均可久病入络,而成瘀血积结。

二、诊断与鉴别诊断

(一)诊断

1.发病特点

反胃在临床上较为常见,患者以成年人居多,男女性别差异不大,对老年患者要特别提高警惕,注意是否有癌肿等病存在。

2.临床表现

本病一般多为缓起,先有胃脘疼痛、吐酸、嘈杂、食欲不振、食后脘腹痞胀等症状,若迁延失治或治疗不当,病情则进一步加剧,逐渐出现脘腹痞胀加剧,进食后尤甚,饮食不能消化下行,停积于胃腑,终致上逆而呕吐。其呕吐的特点是朝食暮吐、暮食朝吐,呕出物多为未经消化的宿食,或伴有痰涎血缕;严重患者亦可呕血。患者每因呕吐而不愿进食,人体缺乏水谷精微之濡养,日见消瘦,面色萎黄,倦怠无力。由于饮食停滞于胃脘不能下行,按压脘部则感不适,有时并可触及包块;振摇腹部,可听到漉漉水声。脉象,舌质,舌苔,则每随其或寒或热,或虚或实而表现不同,可据此作为进一步的辨证依据。

(二)鉴别诊断

1.呕吐

从广义言,呕吐可以包括反胃,而反胃也主要表现为呕吐。但一般呕吐多是食已即吐,或不食亦吐,呕吐物为食物、痰涎、酸水等,一般数量不多。反胃则主要是朝食暮吐、暮食朝吐,患者一般进食后不立即呕吐,但因进食后,食物停积于胃腑,不能下行,至一定时间,则尽吐而出,吐后始稍感舒畅。所吐出的多为未经消化的饮食,而且数量较多。

2.噎膈

噎膈是指吞咽时哽噎不顺,饮食在胸膈部阻塞不下,和反胃不同。反胃一般多无吞咽哽噎,饮食不下是饮食不能下通幽门,在食管则无障碍。噎膈则主要表现为吞咽困难,饮食不能进入贲门。噎膈虽然也会出现呕吐,但都是食入即吐,呕吐物量不多,经常渗唾痰涎,据此亦不难做出鉴别。

三、辨证论治

(一)辨证

1.辨证要点

(1)注意呕吐的性质和呕吐物的情况:反胃的主要特征是朝食暮吐、暮食朝吐,因此在辨证中必须掌握这一特点。要详细询问病史,例如呕吐的时间、呕吐的次数、呕吐物性状及多少等,这对于辨证很有价值。

(2)要细辨反胃的证候:反胃的辨证可概括为寒、热、痰、瘀 4 个主要证型。除从呕吐物的性质内容判断外,其他症状、脉象、舌质、舌苔、患者过去和现在的病史、身体素质等,均有助于辨证。

2.证候

(1)脾胃虚寒

症状:食后脘腹胀满,朝食暮吐,暮食朝吐,吐出宿食不化及清稀水液,吐尽始觉舒适,大便溏少,神疲乏力,面色青白,舌淡苔白,脉细弱。甚者面色苍白,手足不温,眩晕耳鸣,腰酸膝软,精神萎靡。舌淡白,苔白滑,脉沉细无力。

病机分析:此证之主要病机是脾胃虚寒,即胃中无火。因胃中无火,胃失腐熟通降之职,不能消化与排空,乃出现朝食暮吐、暮食朝吐、宿食不化之症状,一旦吐出,消除停积,故吐后即觉舒适。《素问·至真要大论篇》云:"诸病水液,澄澈清冷,皆属于寒。"患者吐出清稀水液,故云属寒,大便溏少,神疲乏力,面色青白,亦属脾胃虚寒;舌淡白,脉弱,均为阳气虚弱之症。其严重者面色苍白,手足不温,舌质淡白,脉沉细无力,为阳虚之甚;腰酸膝软,眩晕耳鸣属肾虚;精神萎靡属肾精不足神气衰弱之征。这些表现,是由肾阳衰弱,命火不足,火不生土,脾失温煦而致,此属脾肾两虚之证,较之前述之脾胃虚寒更为严重。

(2)胃中积热

症状:食后脘腹胀满,朝食暮吐,暮食朝吐,吐出宿食不化及混浊酸臭之稠液,便秘,溺黄短,心烦口渴,面红。舌红干,舌苔黄厚腻,脉滑数。

病机分析:朝食暮吐,暮食朝吐,宿食不化,是属反胃之症。《素问·至真要大论篇》说:"诸转反戾,水液浑浊,皆属于热。"今患者吐出混浊酸臭之液,故属于热证。内热消烁津液,故口渴便秘,小便短黄;内热熏蒸,故心烦,面红。舌红干,苔黄厚,脉滑数,皆为胃中积热之征。

(3)痰浊阻胃

症状:经常脘腹胀满,食后尤甚,上腹或有积块,朝食暮吐,暮食朝吐,吐出宿食不化,并有或稠或稀之痰涎水饮,或吐白沫,眩晕,心下悸。舌苔白滑,脉弦滑,或舌红苔黄浊,脉滑数。

病机分析:有形痰浊,阻于中焦,故不论已食未食,经常都见脘腹胀满。呕吐白色痰涎水饮,或白沫,乃痰浊之征;痰浊积于中焦,故可见上腹部积块;眩晕乃因痰浊中阻,清阳不升所致;心下悸为痰饮阻于心下;舌苔白滑,脉弦滑,是痰证之特征;舌红,苔黄浊,脉滑数者,是属痰郁化热的表现。

(4)血瘀积结

症状:经常脘腹胀满,食后尤甚,上腹或有积块,朝食暮吐,暮食朝吐,吐出宿食不化,或吐黄沫,或吐褐色浊液,或吐血便血,上腹胀满刺痛拒按,上腹部积块坚硬,推之不移。舌质暗红或兼有瘀点,脉弦涩。

病机分析:有形之瘀血,阻于胃关,影响胃气通降下行,故不论已食未食,经常都见腹部胀满;吐黄沫或褐液,解黑便,皆由瘀血阻络,血液外溢所致;腹胀刺痛属血瘀;上腹积块坚硬,推之不移,舌暗有瘀点,脉涩等皆为血瘀之征。

(二)治疗

1.治疗原则

(1)降逆和胃:以降逆和胃为基本原则,阳气虚者,合以中健脾,阴液亏者,合以消养胃阴,气滞则兼以理气,有瘀血或痰浊者,兼以活血祛痰。病去之后,当以养胃气、胃阴为主。如此,方能巩固疗效,促进健康。

(2)注意服药时机:掌握服药的时机,也是治疗反胃的一个关键。由于反胃患者,宿食停积胃腑,若在此时服药,往往不易吸收,影响药效。故反胃患者应在空腹时服药,或在宿食吐净后再服药,疗效较佳。

2.治法方药

(1)脾胃虚寒

治法:温中健脾,和胃降逆。

方药:常用丁蔻理中汤。方药:人参或党参、白术各 12g,干姜、甘草各 6g,丁香(后下)、白豆蔻仁(后下)各 3g。方中以党参补气健脾,干姜温中散寒;寒多以干姜为君,虚多以党参为君;辅以白术健脾燥温;甘草补脾和中,加白豆蔻之芳香醒胃,丁香之理气降浊,共奏温阳降浊之功。吐甚者,加半夏、砂仁,以加强降逆和胃作用。病久脾肾阳虚者,可在上方基础上,加入温补命门之药,如附子、肉桂、补骨脂、吴茱萸之类;如寒热错杂者,可用乌梅丸。

除上述方药之外,尚可用丁香透膈散,或二陈汤加味。如《证治汇补·反胃》说:"主以二陈汤,加藿香、蔻仁、砂仁、香附、苏梗;消食加神曲、麦芽;助脾加人参、白术;抑肝加沉香、白芍;温中加炮姜、益智仁;壮火加肉桂、丁香,甚者用附子理中汤,或八味丸。"又介绍用伏龙肝水煎药以补土,糯米汁以泽脾,代赭石以镇逆。《景岳全书·反胃》用六味回阳饮,或人参附子理阴煎,或右归饮之类,皆经验心得之谈,可供临床参考。

(2)胃中积热

治法:清胃泻热,和胃降浊。

方药:常用竹茹汤。方药:竹茹 9g,生姜 12g,半夏 15g,茯苓 12g,陈皮 9g。方中竹茹清胃泄热、兼降胃气,半夏、陈皮和胃降浊。热重可加黄芩、黄连;热积腑实,大便秘结,可加大黄、枳实、厚朴以降泄之。久吐伤津耗气,气阴两虚,表现反胃而唇干口燥,大便于结,舌红少苔,脉细数者,宜益气生津养阴,和胃降逆,可用大半夏汤加味。《景岳全书·反胃》谓:"反胃出于酒湿伤脾者,宜葛花解酒汤主之;若湿多成热,而见胃火上冲者,宜黄芩汤,或半夏泻心汤主之。"亦可随宜选用。

(3)痰浊阻胃

治法:涤痰化浊,和胃降逆。

方药:常用导痰汤。方药:半夏 6g,橘红 3g,茯苓 3g,枳实 3g(麸炒),南星 3g,甘草 1.5g。方中以半夏、南星燥湿化痰浊;橘红、枳实以和胃降逆;茯苓、甘草以渗湿健脾和中。痰郁化热者,宜加黄芩、黄连、竹茹;若体尚壮实者,可用礞石滚痰丸攻逐顽痰。痰湿兼寒者,可加干姜、细辛。吐白沫者,其寒尤甚,可加吴茱萸汤;

脘腹痞满、吐而不净者,可选《证治汇补》木香调气散(白豆蔻、丁香、木香、檀香、藿香、砂仁、甘草)行气醒脾、化浊除满。吐出痰涎如鸡蛋清者,可加人参、白术、益智仁,以健脾摄涎。如《杂病源流犀烛·噎膈反胃关格源流》云:"凡饮食入胃,便吐涎沫如鸡子白,脾主涎,脾虚不能约束津液,故痰涎自出,非参、术、益智不能摄也。"

(4)瘀血积结

治法:祛瘀活血,和胃降浊。

方药:常用膈下逐瘀汤。方药:灵脂(炒)6g,当归9g,川芎6g,桃仁(研泥)9g,丹皮6g,赤芍6g,乌药6g,玄胡索3g,甘草9g,香附4.5g,红花9g,枳壳4.5g。方中以香附、枳壳、乌药理气和胃,气为血帅,气行则血行;复以川芎、当归,赤芍以活血;桃仁、红花、玄胡索、灵脂以祛瘀;丹皮以清血分之伏热。可再加竹茹、半夏以加强降浊作用;吐黄沫,或吐血,便血者,可加降香、田七以活血止血;上腹剧痛者可加乳香、没药;上腹结块坚硬者,可加鳖甲、牡蛎、三棱、莪术。

3.其他治法

(1)九伯饼:天南星、人参、半夏、枯矾、枳实、厚朴、木香、甘草、豆豉为末,老米打糊为饼,瓦上焙干,露过,每服一饼,细嚼,以姜煎平胃散下,此方加阿魏甚效。

(2)壁虎(即守宫)1～2只(去腹内杂物捣烂),鸡蛋1个。用法:将鸡蛋一头打开,装入壁虎,仍封固蒸熟,每日服1个,连服数日。

(3)雪梨1个、丁香50粒,梨去核,放入丁香,外用纸包好,蒸熟食用。

四、转归及预后

反胃之证,可由胃痛、嘈杂、泛酸等证演变而来,一般起病缓慢,变化亦慢。临床所分4证,可以独见,亦可兼见。病初多表现为单纯的脾胃虚寒或胃中积热,其病变在无形之气,温之清之,适当调治,较易治疗。患病日久,反胃频繁,除影响进食外,还可损伤胃阴,常在脾胃虚寒的同时并见气血、阴液亏虚;同时多为本虚而标实,或见寒热错杂,或合并痰浊阻胃或瘀血积结,其病变在有形之积,耗伤气血更甚,较难治疗。此时治疗时应注重温清同进、补泻兼施,用药平稳,缓缓图之。

久治不效,应警惕癌变可能。年高体弱者,发病之时已是脾肾两亏,全身日见衰弱,4种证候可交错兼见,进而发展为真阴枯竭或真火衰微之危症,则预后多不良。

(张文理)

第六章

常见中药临床应用

第一节　发散风寒药

本类药物多味辛性温,故又称辛温解表药。辛能发散,温能祛寒,以发散肌表风寒邪气为主要功效,主治风寒表证。部分发散风寒药分别兼有止咳平喘、止痛、祛风止痒、祛风湿、利水消肿、通鼻窍等功效,又可用治咳喘、头痛、风湿痹证、风疹瘙痒、水肿初起、鼻渊等兼有风寒表证者。

一、麻黄

本品为麻黄科植物草麻黄、中麻黄或木贼麻黄的干燥草质茎。主产于河北、山西、内蒙古等地。秋季采收绿色草质茎,晒干。切段。生用、蜜炙或捣绒用。

(一)性味归经

辛、微苦,温。归肺、膀胱经。

(二)功效

发汗解表,宣肺平喘,利水消肿。

(三)应用

1.风寒表实证

本品味辛发散,性温散寒,主入肺和膀胱经,善于开泄腠理,透发毛窍,发汗解表,且发汗之力颇强,为辛温解表之峻品。宜用于外感风寒,恶寒、无汗、发热、头痛、脉浮紧之表实证,每与桂枝相须为用,以增强发汗解表之力,如麻黄汤。

2.喘咳证

本品辛散微苦而降,入肺经,外能开皮毛之郁闭,以宣畅肺气,内能降肺气之上逆,而具良好平喘功效,为治疗肺气壅遏所致喘咳实证的要药。尤宜于风寒表证兼有喘咳者,常与苦杏仁、甘草同用,如三拗汤。若寒痰停饮,咳嗽气喘,痰多清稀者,常配伍细辛、干姜、半夏等,如小青龙汤。若肺热喘咳者,又常与石膏、苦杏仁、甘草配用,如麻杏甘石汤。

3.风水水肿

本品既能发汗,又能利尿,为宣肺利尿之要药。故适用于水肿、小便不利兼风寒表证者,可与白术、生姜等药同用。

此外,取本品发散风寒之效,可用治风寒所致皮肤瘙痒,鼻塞流涕等症。取其散寒通滞之功,并进行适当配伍,可用治风湿寒痹、阴疽等证。

(四)用法用量

煎服,2～10g。麻黄生用发汗力强,蜜炙长于平喘止咳。

(五)使用注意

本品发汗力强,体虚多汗、肺肾虚喘者慎用。

二、桂枝

本品为樟科植物肉桂的干燥嫩枝。主产于广东、广西、云南等地。春、夏二季采收,晒干或切片晒干。生用。

(一)性味归经

辛、甘,温。归心、肺、膀胱经。

(二)功效

发汗解表,温经通脉,助阳化气,平冲降逆。

(三)应用

1.风寒表证

本品辛甘温煦,开腠发汗之力较麻黄温和,对于外感风寒,不论表实无汗、表虚有汗均可应用。治风寒表实证,常与麻黄相须配用,如麻黄汤。治风寒表虚证,常配伍白芍以调和营卫,发汗解肌,如桂枝汤。

2.寒凝血瘀诸痛证

本品辛散温通,有温通经脉,散寒止痛之效。可用治寒凝血瘀诸痛证。治妇女寒凝血滞.月经不调,经闭痛经,产后腹痛等,常配伍吴茱萸、川芎等,如温经汤。治风寒湿痹,关节疼痛,可与附子、羌活等同用。治中焦虚寒,脘腹冷痛,多与白芍、饴糖等同用,如小建中汤。治胸阳不振,心脉瘀阻的胸痹心痛,多配伍薤白、枳实等,如枳实薤白桂枝汤。

3.痰饮,水肿,心悸,奔豚

本品甘温,可助心、肾、脾之阳气,常用治以上三脏阳虚证。治脾阳不运,水湿内停所致的痰饮病而见眩晕、心悸、咳嗽者,常与茯苓、白术等同用,如苓桂术甘汤。治膀胱气化不行、水肿、小便不利者,常与猪苓、茯苓、泽泻等配伍,如五苓散。治心阳不振,不能宣通血脉,心动悸,脉结代者,每与甘草、人参、麦冬等同用,如甘草汤。治阴寒内盛,引动下焦冲气,上凌心胸所致奔豚者,常重用本品以强心通阳,平冲降逆。

(四)用法用量

煎服,3～10g。

(五)使用注意

本品辛温助热,易伤阴动血,凡外感热病、阴虚火旺、血热妄行者当忌用。孕妇及月经过多者慎用。

三、香薷

本品为唇形科植物石香薷或江香薷的干燥地上部分。前者习称"青香薷",产于广西、湖南、湖北等地;后者习称"江香薷",主产于江西。夏季叶茂花盛时采摘,阴干。切段。生用。

(一)性味归经

辛,微温。归肺、脾、胃经。

(二)功效

发汗解表,化湿和中,利水消肿。

(三)应用

1.阴暑证

本品辛温发散,外能发汗解表,内能化湿和中。故适用于夏月外感风寒而兼脾胃湿困,症见发热恶寒,头痛无汗,兼见呕吐、腹泻之阴暑证。前人称"香薷乃夏月解表之药",常配伍厚朴、白扁豆等同用,如香薷散。

2.水肿脚气

本品有发越阳气,利水消肿之功。治疗水肿、小便不利及脚气浮肿,可单用,或配伍白术、茯苓等同用。

(四)用法用量

煎服,3～10g。发汗解暑宜水煎凉服,不宜久煎。利水消肿用量稍大,且须浓煎。

(五)使用注意

本品发汗力较强,阳暑证及表虚有汗者忌用。

四、紫苏叶

本品为唇形科植物紫苏的干燥叶（或带嫩枝）。全国各地均产。夏季枝叶茂盛时采收，晒干。生用。

（一）性味归经

辛，温。归肺、脾经。

（二）功效

解表散寒，行气和胃。

（三）应用

1.风寒表证

本品辛散，发汗解表之力较缓。轻证可以单用，重证要与其他发散风寒药合用。因本品内能行气和胃而宽中，故尤适用于风寒表证兼气滞，症见恶寒，胸闷腹胀，恶心呕吐者，多配伍香附、陈皮等，如香苏散。本品又略兼宣肺止咳之功，多用治外感风寒兼咳喘痰多者，每与杏仁、桔梗等同用，如杏苏散。

2.脾胃气滞，胸闷呕吐

本品味辛能行，可行气宽中，和胃止呕，兼可理气安胎，常用于脾胃气滞，胸腹胀满，恶心呕吐等症。偏寒者，常与砂仁、丁香等同用；偏热者，常与黄连、芦根等同用。若胎气上逆，胸闷呕吐，胎动不安者，常与砂仁、陈皮等配伍。若七情郁结，痰凝气滞之梅核气证，多配伍半夏、厚朴等，如半夏厚朴汤。

3.鱼蟹中毒

本品能解鱼蟹毒，对于进食鱼蟹中毒引起的腹痛吐泻者，有和中解毒之效。可单用，也可配生姜、陈皮等煎汤服。

（四）用法用量

煎服，5～10g。不宜久煎。

（五）使用注意

过敏体质的患者谨慎食用；对于阴虚、气虚以及温病的患者，食用紫苏叶可能导致气阴两亏，所以这类患者也应避免或谨慎食用。

五、生姜

本品为姜科植物姜的新鲜根茎。主产于四川、湖北、贵州等地。秋、冬二季采挖。切片。生用。

（一）性味归经

辛,温。归肺、脾、胃经。

（二）功效

解表散寒,温中止呕,温肺止咳,解鱼蟹毒。

（三）应用

1.风寒表证

本品辛温发散,能发汗解表,祛风散寒,但药力较弱,用治外感风寒轻证,可单用加红糖,也可加葱白煎服。若治风寒表证较重者,本品常作为辅助药加入复方中使用,如桂枝汤、加味香苏散等。

2.胃寒呕吐

本品可温胃散寒,降逆止呕,其止呕力尤胜,素有"呕家圣药"之美誉,凡见呕吐,俱可用之。因本品性温,故对胃寒呕吐最为适用,常与高良姜、白豆蔻等同用。若痰饮呕吐,常配伍半夏,如小半夏汤。若胃热呕吐,可配伍竹茹、黄连等药。某些止呕药用姜汁制过,能增强止呕作用,如姜半夏、姜竹茹等。

3.肺寒咳嗽

本品可温肺止咳,用治寒邪犯肺而咳者,可与麻黄、细辛等同用。若外无表邪而痰多咳嗽者,可与陈皮、半夏等同用,如二陈汤。

4.鱼蟹中毒

本品能解鱼蟹毒,对鱼蟹等食物中毒,症见腹痛、吐泻者,可单用煎汤服,但常与紫苏叶同用。同时,本品对生半夏、生南星等药物之毒,也有一定的解毒作用。

（四）用法用量

煎服,3～10g。

（五）使用注意

本品助火伤阴,故热盛及阴虚内热者忌服。

六、荆芥

本品为唇形科植物荆芥的干燥地上部分。主产于江苏、浙江、河北等地。若单用果穗,又名荆芥穗。夏、秋二季花开到顶,穗绿时采割,晒干。切段。生用或炒炭用。

（一）性味归经

辛,微温。归肺、肝经。

（二）功效

祛风解表,透疹消疮,止血。

（三）应用

1.外感表证

本品味辛香,长于祛风解表,且微温不烈,药性和缓,外感风寒或风热者,均可应用。若恶寒发热,头痛无汗,属风寒表证,多配羌活、防风等,如荆防败毒散。若见咽痛,恶风发热,属风热表证,多配银花、连翘等,如银翘散。

2.麻疹不透,风疹瘙痒,疮疡初起

本品走,长于透散邪气,祛风止痒,宣散疹毒,有透疹消疮之功。用于表邪外束,麻疹初起,疹出不畅者,常配伍蝉蜕、葛根等,如竹叶柳蒡汤。若风疹瘙痒,湿疹痒痛者,多配伍防风、苦参等,如消风散。本品解表透邪,可宣壅散结,对于疮疡初起兼表证,寒热俱可应用。偏于风寒者,可与羌活、川芎等同用;偏于风热者,每与银花、连翘等同用。

3.多种出血

本品炒炭,药味变为苦涩,长于收敛止血。可用于吐血、便血、崩漏等多种出血证。治血热妄行,吐衄出血,可与生地黄、白茅根等同用。治便血、痔血,可与地榆、槐花等同用。治崩漏下血,可配阿胶、艾叶、棕榈炭等。

（四）用法用量

煎服,5～10g。不宜久煎。止血宜炒炭用。荆芥穗的辛散之性强于荆芥。

七、防风

本品为伞形科植物防风的干燥根。主产于黑龙江、内蒙古、辽宁等地。春、秋二季采挖未抽花茎植株的根,晒干。切厚片。生用。

（一）性味归经

辛、甘,微温。归膀胱、肝、脾经。

（二）功效

祛风解表,胜湿止痛,止痉。

（三）应用

1.外感表证

本品辛温发散,以辛散风邪为主,散寒之力较弱,尚能胜湿、止痛,故外感风寒、风湿、风热表证均可配伍使用。治风寒表证者,常配伍荆芥、羌活、独活等品,如荆防败毒散。治外感风湿,头痛如裹,身重肢痛者,常与羌活、藁本等同用,如羌活胜湿汤。治风热表证者,宜配伍薄荷、连翘、蝉蜕等。又因其发散作用温和,对卫气不足,肌表不固,而感冒风邪者,常与黄芪、白术同用,如玉屏风散。

2.风湿痹痛

本品辛温,能祛风散寒,胜湿止痛,为治疗风寒湿痹常用药物。治风寒湿痹,肢节疼痛,筋脉挛急者,多配羌活、桂枝、姜黄等,如蠲痹汤。若用治风湿热痹,关节红肿热痛者,可与薏苡仁、地龙等同用。

3.风疹瘙痒

本品能祛风止痒,可用治多种皮肤病,其药性平和,风寒、风热所致的瘾疹瘙痒皆可配伍使用。如皮肤瘙痒,属风寒者,常与麻黄、白芷、苍耳子等同用;属风热者,常与薄荷、蝉蜕、僵蚕等同用;属风湿热者,多配伍荆芥、石膏、苍术等,如消风散。

4.破伤风

本品既辛散外风,又可息内风以止痉。用治风毒内侵,引动内风而致肌肉痉挛,四肢抽搐,项背强急,角弓反张的破伤风,多与天南星、天麻、白附子等同用,如玉真散。

(四)用法用量

煎服,5~10g。止泻、止血宜炒用。

(五)使用注意

本品药性偏温,血虚发痉,阴虚火旺者慎用。

八、羌活

本品为伞形科植物羌活或宽叶羌活的干燥根茎和根。主产于四川、青海、甘肃等地。春、秋二季采挖,晒干。切片。生用。

(一)性味归经

辛、苦,温。归膀胱、肾经。

(二)功效

解表散寒,祛风除湿,止痛。

(三)应用

1.风寒表证

本品辛温苦燥,升散发表力强,有较强的散寒解表作用,并长于除湿、止痛,故外感风寒夹湿,症见恶寒发热,无汗,头痛项强,肢体酸痛者,尤为适用,常配防风、细辛、川芎等,如九味羌活汤。

2.风寒湿痹

本品辛散祛风,味苦燥湿,性温散寒,具有较强的祛风湿、止痛作用。主治风寒湿痹,肢节疼痛。因其善入足太阳膀胱经,以除头项肩背之痛见长,故上半身风寒湿痹,肩背酸痛者尤为多用,常配伍防风、姜黄、当归等药,如蠲痹汤。若风寒、风湿所致的头风痛,可与川芎、藁本、白芷等药配伍。

(四)用法用量

煎服,3～10g。

(五)使用注意

本品气味浓,用量过多,易致呕吐。脾胃虚弱、阴血不足者慎用。

九、藁本

本品为伞形科植物藁本或辽藁本的干燥根茎和根。藁本主产于四川、湖北、陕西等地。辽藁本主产于辽宁。秋季茎叶枯萎后或次春出苗时采挖,晒干或烘干。切厚片,生用。

(一)性味归经

辛,温。归膀胱经。

(二)功效

祛风,散寒,除湿,止痛。

(三)应用

1.风寒表证,巅顶疼痛

本品辛温香燥升散,善达巅顶,以发散太阳经风寒湿邪见长,并有较好的止痛之功。适用于太阳风寒,循经上犯,症见头痛,鼻塞,巅顶痛甚者,多配羌活、苍术、川芎等。若外感风寒夹湿,头身疼痛明显者,常与羌活、独活等同用,如羌活胜湿汤。

2.风寒湿痹

本品辛散温通香燥,能入经络、肌肉、筋骨之间,以祛风散寒,蠲痹止痛。用治风湿相搏,一身尽痛者,每与羌活、防风、苍术等同用。

(四)用法用量

煎服,3～10g。

(五)使用注意

本品辛温香燥,凡阴血亏虚、肝阳上亢、火热内盛之头痛者忌服。

十、白芷

本品为伞形科植物白芷或杭白芷的干燥根。主产于浙江、河南、河北等地。

夏、秋间叶黄时采挖,晒干或低温干燥。切厚片,生用。

(一)性味归经

辛,温。归肺、胃、大肠经。

(二)功效

解表散寒,祛风止痛,宣通鼻窍,燥湿止带,消肿排脓。

(三)应用

1.风寒表证

本品辛散温通,气味芳香,祛风解表散寒之力较为温和,而以止头痛、宣通鼻窍见长。故外感风寒而见头痛、鼻塞流涕者常用,多配伍羌活、防风等,如九味羌活汤。

2.头痛,眉棱骨痛,牙痛,风湿痹痛

本品长于止痛,芳香上达,善入足阳明胃经,以阳明经头额痛及牙龈肿痛多用。治阳明经头痛,眉棱骨痛,头风痛等症,属外感风寒者,单用有效,或配伍川芎、防风、细辛等,其效更佳,如川芎茶调散;属外感风热者,须与菊花、蔓荆子等同用。治风冷牙痛,多与细辛、全蝎、川芎等同用;若风火牙痛,则应与石膏、黄连等药同用。用治风寒湿痹,关节疼痛者,亦为相宜,可配伍苍术、川乌、川芎等。

3.鼻衄,鼻渊,鼻塞流涕

本品祛风,散寒,燥湿,可宣利肺气,升阳明清气,通鼻窍而止痛。常用治鼻衄、鼻渊等鼻科疾病之鼻塞不通,流涕不止,前额头痛等。每与苍耳子、辛夷等配伍。

4.带下

本品辛温香燥,善于燥湿止带。治寒湿下注,带下清稀者,可配伍鹿角霜、白术、山药等。治湿热下注,带下黄赤者,宜与车前子、黄柏等同用。

5.疮疡肿痛

本品能消肿排脓、止痛。治疮疡初起,红肿热痛者,可与金银花、浙贝母、赤芍等同用,如仙方活命饮。若已成脓而难溃者,多配穿山甲、皂角刺等,如透脓散。本品入胃经,可用治胃火壅盛,气血凝滞所致之乳痈,可与青皮、穿山甲、浙贝母等同用。

(四)用法用量

煎服,3～10g。外用适量。

(五)使用注意

本品辛香温燥,阴虚血热者忌用。

十一、细辛

本品为马兜铃科植物北细辛、汉城细辛或华细辛的干燥根和根茎。前两者习称"辽细辛",主产于辽宁、吉林等地;华细辛主产于陕西。夏季果熟期或初秋采挖,阴干。切段。生用。

(一)性味归经

辛,温。有小毒。归肺、肾、心经。

(二)功效

解表散寒,祛风止痛,通窍,温肺化饮。

(三)应用

1.风寒表证

本品辛温发散,芳香透达,长于解表散寒,祛风止痛,宜于外感风寒,头身疼痛较甚者,多配羌活、白芷等,如九味羌活汤。本品还能通鼻窍,亦宜于风寒表证而见鼻塞流涕者,常配伍白芷、苍耳子等药。且细辛既入肺经外散风寒,又入肾经除在里寒邪,对于阳虚外感、恶寒发热、无汗、脉反沉者,常配麻黄、附子,如麻黄附子细辛汤。

2.头痛,牙痛,风湿痹痛

本品辛香走窜,散寒止痛之力颇强。常用治偏正头痛、牙痛、风湿痹痛等多种寒痛证。治外感风邪,偏正头痛,多配川芎、白芷、羌活等药,如川芎茶调散。治风冷牙痛,可单用或与白芷、荜茇煎汤含漱。治胃火牙痛,应配伍石膏、黄连等。治风寒湿痹,腰膝冷痛,常与独活、桑寄生、防风等同用,如独活寄生汤。

3.鼻衄,鼻渊,鼻塞流涕

本品辛散温通,芳香透达,祛风散寒止痛,通鼻窍。为治鼻渊鼻衄之良药。常用治鼻衄、鼻渊等鼻科疾病之鼻塞,流涕,头痛者,多与白芷、苍耳子、辛夷等同用。

4.痰饮咳喘

本品外能散表寒,内能温肺化饮。治疗寒饮伏肺,咳嗽气喘,痰白清稀量多者,尤为相宜,常配麻黄、干姜等,如小青龙汤。若寒痰停肺,咳嗽胸满,气逆喘急者,可与茯苓、干姜、五味子等同用,如苓甘五味姜辛汤。

(四)用法用量

煎服,1～3g。散剂每次服 0.5～1g。外用适量。

(五)使用注意

阴虚阳亢头痛,肺燥伤阴干咳者忌用。不宜与藜芦同用。

十二、苍耳子

本品为菊科植物苍耳的干燥成熟带总苞的果实。全国各地均产,秋季果实成熟时采收,干燥。生用,或炒去刺用。

(一)性味归经

辛、苦,温。有毒。归肺经。

(二)功效

散风寒,通鼻窍,祛风湿,止痛。

(三)应用

1.风寒头痛

本品辛温宣散,长于通鼻窍而止痛,而解表散寒之力较弱。治疗外感风寒,头痛,鼻塞流涕者,宜配伍白芷、防风、细辛等以增强疗效。

2.鼻塞,鼻渊,鼻鼽

本品温和疏达,祛风燥湿,善通鼻窍以除鼻塞,为治鼻渊鼻鼽等鼻科疾病之良药。用治鼻渊头痛,鼻流浊涕,不闻香臭者,标本兼治,内服、外用均可。尤宜于鼻渊而又外感风寒者,常与辛夷、白芷等配伍,如苍耳子散。若鼻渊证属风热外袭或湿热内蕴者,常与薄荷、黄芩等同用。至于其他鼻病,如伤风鼻塞、鼻窒、鼻鼽等,本品亦较常用。

3.风湿痹痛

本品辛散苦燥,尚可祛风湿,通络止痛。用治风湿痹证,四肢拘挛,关节疼痛者,可单用,或与羌活、秦艽、木瓜等同用。

4.风疹瘙痒

本品有祛风止痒之效,用于风疹瘙痒、疥癣等,可单用,或与地肤子、白鲜皮等同用。

(四)用法用量

煎服,3～10g。或入丸、散。外用适量。

(五)使用注意

血虚头痛不宜,过量易中毒。

十三、辛夷

本品为木兰科植物望春花、玉兰或武当玉兰的干燥花蕾。主产于河南、安徽、湖北等地。冬末春初花未开时采收,阴干。生用。

（一）性味归经

辛,温。归肺、胃经。

（二）功效

发散风寒,通鼻窍。

（三）应用

1.风寒头痛

本品发散风寒之力较弱,善能宣通鼻窍,故宜用于外感风寒引起的头痛,鼻塞流涕者,常与防风、细辛、白芷等同用。

2.鼻渊,鼻衄,鼻塞流涕

本品辛温发散,芳香通窍,外能祛风散寒,内能升达肺胃清气,尤长于宣通鼻窍,为治疗鼻渊、鼻衄、鼻塞流涕之要药。偏于风寒者,多与白芷、细辛、苍耳子等同用;偏于风热者,当与黄芩、薄荷等配伍。治肺热郁结发为鼻疮者,可与连翘、黄芩、野菊花等同用。

（四）用法用量

煎服,3～10g,包煎。外用适量。

（五）使用注意

阴虚火旺者慎用。

十四、鹅不食草

本品为菊科植物鹅不食草的干燥全草,全国各地均产。夏、秋二季花开时采收,晒干。生用。

（一）性味归经

辛,温。归肺经。

（二）功效

发散风寒,通鼻窍,止咳。

（三）应用

1.风寒头痛,鼻渊,鼻塞

本品辛散温通,能发散风寒,但解表力较弱,一般风寒感冒较少选用。因其长于通鼻窍,故主要用于风寒感冒,症见鼻塞流涕,头痛者,可与辛夷、苍耳子、白芷等配伍。若用治鼻塞不通,鼻渊流涕及鼻息肉等症,可单用,制成多种剂型,经鼻腔给药;或与辛夷、苍耳子等组成复方内服。若偏于风热者,可与薄荷、黄芩、野菊花等同用。

2.寒痰咳喘

本品兼能祛痰止咳平喘,用于寒痰咳喘,痰白清稀等症。可单用研汁和酒服,也可配伍麻黄、细辛、紫菀等。

此外,本品兼能解毒消肿,治疗疮痈肿毒,可与穿山甲、当归捣烂,加酒,绞汁服,药渣外敷。以鲜品捣烂外涂,治牛皮癣、蛇伤、鸡眼等。

(四)用法用量

煎服,6～9g。外用适量。

(五)使用注意

本品对胃肠道有刺激性,血虚、孕妇、气虚胃弱者慎用。

十五、葱白

本品为百合科植物葱的近根鳞茎。全国各地均有种植。随时可采。采挖后,切去须根及叶,剥去外膜。鲜用。

(一)性味归经

辛,温。归肺、胃经。

(二)功效

发汗解表,散寒通阳。

(三)应用

1.风寒表证

本品辛温而不峻烈,发汗之力较弱,适用于外感风寒,恶寒发热之轻证,可单用,或与淡豆豉等其他较温和的解表药同用,如葱豉汤。若风寒表证较重者,可作为麻黄、桂枝等的辅助药。

2.阴盛格阳

本品可散寒通阳,通达上下内外之阳气。治疗阴寒内盛,格阳于外,症见下利清谷,厥逆,脉微欲绝者,常与附子、干姜等同用。也可用葱白捣烂炒热外敷脐部,治疗腹部冷痛或膀胱气化失司之小便不利。

此外,本品外敷有散结通络下乳之效,可治乳汁郁滞不下,乳房胀痛及疮痈肿毒。

(四)用法用量

煎服,3～10g。外用适量。

（五）使用注意

古人说"蜜反生葱"，蜂蜜与葱同食会产生对人体有害的物质，容易导致人腹泻，胃肠道不适。葱性温味辛，所以和狗肉、公鸡肉这种性温的食物一起吃，很容易上火，尤其是鼻炎患者，吃葱炖狗肉很可能会加重病情。服食中药时应注意，看看药性是不是和葱有抵触，比如六味地黄丸的功效和葱正好相反，如果二者同时吃，会抵消药性。中医有"薰辛害目"的说法，是指蔬菜中有臭味、辣味的，会有损视力。生葱吃多了会对视力不利，视力不好者要少吃。

十六、胡荽

本品为伞形科植物芫荽的全草。全国各地均有种植。八月果实成熟时连根挖起，去净泥土。鲜用或晒干切段生用。

（一）性味归经

辛，温。归肺、胃经。

（二）功效

发表透疹，开胃消食。

（三）应用

1.麻疹不透

本品辛温香散，可发表透疹。治风寒束表，疹出不畅或疹出又复隐者，可单用煎汤熏洗，或配伍荆芥、蝉蜕、升麻等。

2.饮食不消，纳食不佳

本品气味芳香，能开胃消食，增进食欲，尤多用于饮食调味。治疗饮食不消，纳食不佳者，可与丁香、陈皮等煎汤内服。

（四）用法用量

煎汤，3～6g，鲜品30g。外用适量。

（五）使用注意

热毒壅盛，疹出不透忌用。

第二节　化瘀止血药

本类药物既能止血，又能化瘀，故其药味可酸、涩，或辛、苦。具有止血而不留瘀的特点，适用于因瘀血内阻，血不循经之出血病证。部分药物尚能消肿止痛，还可用治跌打损伤、瘀滞心腹疼痛、经闭、痛经等证。本类药物虽适用于出血兼有瘀滞之证,然随证配伍也可用于其他各种出血之证。

一、三七

本品为五加科植物三七的干燥根和根茎。主产于云南、广西等地。夏末秋初开花前采挖。生用或研细粉用。

(一)性味归经

甘、微苦,温。归肝、胃经。

(二)功效

化瘀止血,消肿定痛。

(三)应用

1.出血证

本品味甘微苦性温,入血分,功善止血,又能化瘀生新,有止血不留瘀,化瘀不伤正之特长。由于其止血作用广泛,对人体内外各种出血,无论有无瘀滞,均可应用,但兼有瘀滞者尤为适宜。单味内服外用均有良效。如治吐血、衄血、崩漏,可单用,米汤调服,临证多配伍其他止血药同用。治咳血、吐血气衄血及二便下血,可与花蕊石、血余炭合用,如化血丹。各种外伤出血,可单用本品研末外掺,或配龙胆草、血竭、象皮等,如七宝散。

2.跌仆肿痛,瘀血肿痛

本品能活血化瘀,消肿定痛,为伤科之要药。凡跌打损伤,或筋骨折伤,瘀血肿痛等,本品皆为首选药物。可单味应用,以三七为末,黄酒或白开水送服;若皮破者,亦可用三七粉外敷。若配伍活血行气药,则消肿定痛之功更著。本品活血化瘀,消肿定痛之功,对痈疡肿痛也有良效。如治无名痈肿,疼痛不已,可把本品研末,米醋调涂。治痈疽溃烂,常与乳香、没药、儿茶等同用,如腐尽生肌散。

3.胸腹刺痛

本品活血化瘀止痛之功,亦宜用治胸腹刺痛。如治胸痹心痛,常与丹参、冰片等同用。至于胃脘疼痛及气滞血瘀之胁肋疼痛,亦多入复方中运用而获良效。

此外,本品具有补虚强壮的作用,民间用治虚损劳伤,常与鸡肉或猪肉炖服。

(四)用法用量

煎服,3～9g。多研末吞服,每次1～3g。外用适量。

(五)使用注意

孕妇慎用。

二、茜草

本品为茜草科植物茜草的干燥根及根茎。主产于陕西、安徽、河南等地。春、秋二季采挖。生用或炒用。

(一)性味归经

苦,寒。归肝经。

(二)功效

凉血化瘀止血,通经。

(三)应用

1.出血证

本品味苦性寒,善走血分,既能凉血止血,又能活血化瘀,具有凉血化瘀止血的药性特点。故可用于血热妄行或血瘀脉络之出血证,对于血热夹瘀的各种出血证,尤为适宜。如治吐血不止,可单用为末煎服。若治衄血,可与艾叶、乌梅同用,如茜梅丸。治血热崩漏,常配生地、生蒲黄、侧柏叶等;若用治气虚不摄的崩漏下血,宜与黄芪、白术、山茱萸等同用,如固冲汤。治尿血,常与小蓟、白茅根等同用。

2.瘀阻经闭,跌仆肿痛,风湿痹痛

本品专入肝经,能化瘀滞,通经络,故适宜于瘀阻经闭、跌仆肿痛、风湿痹痛等血瘀气滞,经络闭阻之证,尤为妇科调经要药。如治血瘀经闭,可单用酒煎服,或与当归、香附、赤芍等同用。治跌仆肿痛,可单味泡酒服,或配三七、乳香、没药等药。治痹证,也可单用浸酒服,或与鸡血藤、海风藤、延胡索等祛风止痛药同用。

(四)用法用量

煎服,6～10g。

(五)使用注意

由于它性味苦寒泄降,因此凡属于脾胃虚弱、正气不足、阴虚火旺等证,都是不适合使用的。

三、蒲黄

本品为香蒲科植物水烛香蒲、东方香蒲或同属植物的干燥花粉。主产于浙江、江苏、安徽等地。夏季采收蒲棒上部的黄色雄性花序,筛取细粉。生用或炒用。

(一)性味归经

甘,平。归肝、心包经。

（二）功效

止血,化瘀,通淋。

（三）应用

1.出血证

本品甘平,长于收敛止血,兼有活血化瘀之功,为止血化瘀之良药。对出血证不论属寒属热,有无瘀滞,均可选用,但以出血属实证夹瘀者尤宜。炒炭性涩而专擅止血,生用则既能止血又能行血,有止血不留瘀的特点。用治吐血、衄血、咯血、崩漏等,可单用冲服,亦可配伍其他止血药同用。如与石榴花和研为散,用治鼻衄经久不止。若治月经过多,漏下不止,可配伍龙胆草、艾叶成方,如蒲黄丸。治外伤出血,可单用外掺伤口。

2.瘀血痛证

本品生用以活血化瘀见长,凡心腹疼痛、产后瘀痛、经闭痛经、跌仆肿痛等因瘀作痛者,均可运用。常与五灵脂相须为用,如失笑散。《塞上方》治跌打损伤,单用蒲黄末,温酒服。

3.血淋涩痛

本品既能止血行瘀,又能利尿通淋,故可用治热结膀胱,血淋涩痛,常以生蒲黄配生地、冬葵子成方,如蒲黄散。

此外,本品尚可用治重舌、木舌、口舌生疮等,可研末撒患处。

（四）用法用量

煎服,5~10g,包煎。外用适量。

（五）使用注意

孕妇慎服。

四、花蕊石

本品为变质岩类岩石蛇纹石大理岩的石块。主产于陕西、河南、河北等地。全年可采。生用,或火煅,研细,水飞后用。

（一）性味归经

酸、涩,平。归肝经。

（二）功效

化瘀止血。

（三）应用

出血证:本品功擅收敛止血,又可化瘀,适用于吐血、咯血、便血等兼有瘀滞的各种出血之证。可单用煅花蕊石为细末,与童便和服,即花蕊石散;或与三七、血余炭等同用,如化血丹。若治咯血,可与白及、血余炭等合用,如花蕊石白及散。治外伤出血,既可单味研末外敷,也可配硫黄,共研末,外掺伤口。

此外,本品尚可用治跌仆伤痛,可与乳香、没药等同用。

(四)用法用量

煎服,10～15g,打碎先煎。研末服,每次 1～1.5g。外用适量,研末外掺或调敷。

(五)使用注意

孕妇忌服。

第三节 活血止痛药

本类药物多具有辛味,辛散善行,既能活血化瘀,而且多兼有行气之功,又有较好的止痛作用,主治血瘀气滞诸痛证,如头痛、胸胁痛、心腹痛、痛经、产后腹痛、痹痛、跌打损伤瘀肿痛以及疮痈肿痛等,也可用于其他瘀血证。

一、川芎

本品为伞形科植物川芎的干燥根茎。主产于四川、贵州、云南等地,以产于四川者质优。夏季采挖。生用或酒炙用。

(一)性味归经

辛,温。归肝、胆、心包经。

(二)功效

活血行气,祛风止痛。

(三)应用

1.血瘀气滞诸痛证

本品辛香行散,温通血脉,既能活血化瘀,又能行气开郁,并有止痛之功,前人称为"血中气药",可广泛用于多种血瘀气滞证,尤善治血瘀气滞所致的胸、胁、腹部诸痛证。治胸痹心痛,常配伍丹参、红花、瓜蒌等;治肝郁气滞血瘀,胸胁刺痛,常与柴胡、香附、白芍等同用,如柴胡疏肝散;治中风偏瘫,肢体麻木,常配伍黄芪、当归、地龙等,如补阳还五汤;治跌仆损伤,瘀血肿痛,可与乳香、没药、三七等同用;治痈疡脓成,正虚难溃者,常与黄芪、当归、皂角刺等同用,如透脓散。

本品还善"下行血海",以"调经水",故又为妇科活血调经之要药。对多种妇科瘀血证均为常用之品。如治瘀血阻滞,月经不调、经闭、痛经,常配伍桃仁、红花、当归等,如桃红四物汤;治产后恶露不尽、瘀阻腹痛,常配伍当归、桃仁、炮姜等,如生化汤。

2.头痛

本品能"上行头目",祛风止痛,为治头痛之要药,无论风寒、风热、风湿、血虚、血瘀之头痛,均可配伍应用。故前人有"头痛不离川芎"之说。治风寒头痛,常配伍羌活、白芷等,如川芎茶调散;治风热头痛,多与菊花、石膏等同用;治风湿头痛,常与羌活、防风等同用,如羌活胜湿汤;治血虚头痛,宜与熟地黄、当归等同用;治血瘀头痛,常与桃仁、赤芍等配伍,如通窍活血汤。

3.风湿痹痛

本品能"旁通络脉",具有祛风通络,活血止痛之功,治疗风寒湿痹,肢体关节疼痛,常配伍羌活、独活等,如蠲痹汤。

(四)用法用量

煎服,3～10g。

(五)使用注意

阴虚火旺、无瘀之出血证和孕妇均当慎用。

二、延胡索

本品为罂粟科植物延胡索的干燥块茎。又名元胡。主产于浙江、江苏、湖北等地。夏初采挖。生用或醋炙用。

(一)性味归经

辛、苦,温。归肝、脾经。

(二)功效

活血,行气,止痛。

(三)应用

血瘀气滞诸痛证:本品辛散温通,既能活血,又能行气,尤长于止痛,为止痛良药,无论何种痛证,均可配伍应用。治心脉瘀阻,胸痹心痛,常与丹参、川芎、瓜蒌等同用。治肝郁气滞的胸胁痛,可配伍柴胡、郁金等。治肝郁化火的胸胁痛,多与川楝子、牡丹皮等同用。治胃脘痛,若偏寒者,可配桂枝、高良姜等;偏气滞者,可配木香、香附等;偏血瘀者,可配丹参、五灵脂等。治气滞血瘀的痛经、月经不调、产后瘀阻腹痛,常配伍香附、红花、当归等。治跌仆肿痛,常与乳香、没药等同用。治风湿痹痛,可与羌活、桂枝等同用。

（四）用法用量

煎服,3～10g。研末吞服,每次1.5～3g。醋制延胡索可增强其止痛作用。

（五）使用注意

孕妇慎用。

三、郁金

本品为姜科植物温郁金、姜黄、广西莪术或蓬莪术的干燥块根。前两者分别习称"温郁金"或"黄丝郁金",其余按性状不同习称"桂郁金"或"绿丝郁金"。温郁金主产于浙江,以温州地区产者质优;广西莪术主产于广西;黄郁金（植物郁金）及绿丝郁金（蓬莪术）主产于四川。冬季采挖。生用或醋炙用。

（一）性味归经

辛、苦,寒。归肝、心、胆经。

（二）功效

活血止痛,行气解郁,清心凉血,利胆退黄。

（三）应用

1.血瘀气滞诸痛证

本品味辛能行能散,既能活血祛瘀以止痛,又能疏肝行气以解郁,常用于瘀血内阻、肝气郁滞所致诸证。因其性偏寒凉,故尤宜于血瘀气滞而有郁热者。治胸胁刺痛,常与柴胡、香附、丹参等同用。治胸痹心痛,可配伍丹参、红花、瓜蒌等。治经行腹痛、乳房胀痛,常与柴胡、白芍、当归等同用。治癥瘕痞块,可与莪术、鳖甲、青皮等同用。

2.热病神昏,癫痫发狂

本品辛散苦泄,能解郁开窍,性寒入心经,又能清心热。治热病神昏,常与牛黄、黄连、朱砂等同用。治湿温病,湿浊蒙闭清窍而致神志不清者,可与石菖蒲、竹沥等同用。治痰热蒙心的癫痫、癫狂,可与白矾、牛黄、胆南星等同用。

3.血热吐衄

本品苦寒降泄,能顺气降火而凉血止血。治气火上逆的吐血、衄血、妇女倒经等,常与生地黄、牡丹皮、牛膝等同用。治热伤血络的尿血、血淋,可与小蓟、白茅根等同用。

4.黄疸尿赤

本品性寒入肝胆经,能清湿热利胆退黄。治肝胆湿热蕴蒸,黄疸尿赤之症,常配伍茵陈、栀子等;另外,治肝胆胆石症,可与金钱草、茵陈、木香等药配伍。

(四)用法用量

煎服,3～10g。

(五)使用注意

不宜与丁香、母丁香同用。

四、姜黄

本品为姜科植物姜黄的干燥根茎。主产于浙江、四川、福建等地,以产于浙江者为道地药材。冬季采挖。切厚片生用。

(一)性味归经

辛、苦,温。归肝、脾经。

(二)功效

破血行气,通经止痛。

(三)应用

1.血瘀气滞诸痛

本品辛散苦泄温通,既入血分,又入气分,能活血行气止痛,且活血行气之力强于郁金,可广泛用于血瘀气滞诸痛证。治胸胁刺痛,常与柴胡、白芍、香附等同用。治胸痹心痛,可与丹参、赤芍、瓜蒌等同用。治经闭、痛经,可配当归、川芎、红花等。治癥瘕腹痛,可与莪术、鳖甲等同用。治跌仆肿痛,可配乳香、没药、苏木等。

2.风湿肩臂疼痛

本品能通经络而止痛,尤长于行肢臂而除痹痛,治风寒湿痹,肩臂疼痛,常与羌活、当归、防风等同用,如蠲痹汤。

(四)用法用量

煎服,3～10g。外用适量。

(五)使用注意

孕妇、过敏体质者、严重肝肾功能不全者、哺乳期妇女、儿童、老年人及平素气虚体弱者(表现为身倦乏力、气短嗜卧、动则作喘)慎用。

五、乳香

本品为橄榄科植物乳香树及同属植物树皮渗出的树脂。主产于非洲的索马里和埃塞俄比等地。春、夏季采收。醋炙用。

（一）性味归经

辛、苦，温。归心、肝、脾经。

（二）功效

活血定痛，消肿生肌。

（三）应用

1.跌打损伤，疮疡痈肿

本品散瘀消肿止痛之力较强，且能活血消痈，祛腐生肌，为外、伤科之要药。治跌打损伤，瘀血肿痛，常与没药、血竭、红花等同用，如七厘散；亦可与三七、草乌、红花等同用，如三七伤药片。治疮疡肿毒初起，红肿热痛，常配金银花、白芷、皂角刺等，如仙方活命饮。治疮疡溃破，久不收口者，可与没药共研末，外敷患处；亦可与儿茶、血竭等同用。治痈疽、瘰疬、痰核坚硬不消者，常与麝香、雄黄等同用，如醒消丸。

2.血瘀气滞诸痛证

本品辛散温通，既能活血化瘀止痛，又能行气散滞，内能宣通脏腑气血，外能透达经络，可用于多种气滞血瘀之痛证。治胸痹心痛，可配丹参、川芎、红花等。治胃脘疼痛，可配没药、延胡索、香附等。治痛经、经闭、产后瘀阻腹痛，常配当归、丹参、没药等，如活络效灵丹。治风湿痹痛，筋脉拘挛，常与羌活、独活、秦艽等同用，如蠲痹汤。

（四）用法用量

煎汤或入丸、散剂，3～5g。外用适量，研末调敷。

（五）使用注意

本品味苦气浊，易致恶心呕吐，胃弱者慎用。无瘀滞者及孕妇忌用。

六、没药

本品为橄榄科植物地丁树或哈地丁树的干燥树脂。主产于非洲索马里、埃塞俄比亚以及印度等地。11月至次年2月采收。醋炙用。

（一）性味归经

辛、苦，平。归心、肝、脾经。

（二）功效

散瘀定痛，消肿生肌。

（三）应用

没药的功效主治与乳香相似。治跌打损伤、痈肿疮疡、胸痹心痛、胃脘疼痛、痛经经闭、产后瘀阻、癥瘕腹痛以及风湿痹痛等,常与乳香相须为用。二药的区别在于乳香长于行气、伸筋,治疗痹证多用。没药偏于散血化瘀,治疗血瘀气滞较重之胃痛多用。

(四)用法用量

3～5g,炮制去油。多入丸、散用。

(五)使用注意

同乳香。

七、五灵脂

本品为鼯鼠科动物复齿鼯鼠的干燥粪便。主产于河北、山西、甘肃等地。全年可采收。生用或醋炙、酒炙用。

(一)性味归经

苦、咸、甘,温。归肝经。

(二)功效

活血止痛,化瘀止血。

(三)应用

1.瘀血阻滞诸痛证

本品苦泄温通,专入肝经血分,功擅活血散瘀止痛,为治血瘀诸痛之要药,常与蒲黄相须为用,即失笑散。如治胸痹心痛,常配丹参、川芎、三七等。治脘腹疼痛,常配延胡索、香附、没药等。治痛经、经闭、产后瘀阻腹痛,则配当归、益母草等。治骨折肿痛,可配乳香、没药等。

2.瘀血阻滞出血证

本品炒用有化瘀止血之功,对瘀滞出血着尤宜。如治妇女血瘀崩漏,月经过多、色紫多块、少腹刺痛者,可单用醋炒研末,温酒调服,亦可配蒲黄、三七等。

(四)用法用量

煎服,3～10g,包煎。或入丸、散剂服。

(五)使用注意

血虚无瘀及孕妇慎服。不宜与人参同用。

八、夏天无

本品为罂粟科植物伏生紫堇的干燥块茎。主产于河南、江苏、安徽等地。4月上旬至 5 月初采挖。鲜用或晒干。

（一）性味归经

苦、微辛，温。归肝经。

（二）功效

活血止痛，舒筋活络，祛风除湿。

（三）应用

1.中风偏瘫，跌仆损伤，肝阳头痛

本品苦泄辛散温通，既能活血通络，又能行气止痛，且有一定的乎抑肝阳之功，治中风偏瘫，手足不遂及肝阳上亢引起的头痛，眩晕，常配夏枯草、钩藤、地龙等。治跌仆损伤，瘀肿疼痛，可单用，也可与乳香、没药等同用。

2.风湿痹痛，腰腿疼痛

本品既能舒筋活络，又能祛风除湿，用于风湿痹痛，腰腿疼痛，可配当归、羌活、独活等。

（四）用法用量

煎服，5～15g。或研末服，1～3g。亦可制成丸剂使用。

（五）使用注意

忌生冷、油腻食物；孕妇慎用。儿童、经期及哺乳期妇女、年老体弱者应在医师指导下服用；有高血压、心脏病、肝病、糖尿病、肾病等慢性病严重者应在医师指导下服用。

（张文理）

第七章

常见针灸推拿技术

第一节 刺灸法

一、毫针刺法

毫针刺法是使用金属制成不同规格的毫针针具,运用不同手法在人体特殊部位(腧穴)进行刺激,通过经络腧穴,调整人体脏腑气血,平衡阴阳,达到预防和治疗疾病的一种中医常见治病适宜技术。毫针刺法是古今针灸临床中运用最多、手法最丰富的针灸治疗方法。

(一)毫针结构与规格

1.毫针的结构和规格

毫针是用金属制作而成的,以不锈钢为制针材料者最常见。不锈钢毫针具有较高的强度和韧性,针体挺直滑利,能耐高热、防锈,不易被化学物品腐蚀,故目前被临床广泛采用。应用其他金属制作的毫针,如金针、银针,虽然其传热、导电性能好,但针体较粗,强度、韧性远不如不锈钢针,且价格昂贵,很少应用。

毫针分为针尖、针身、针根、针柄、针尾五部分。针柄以铜丝或铝丝紧密缠绕,是医者持针、运针的操作部位,也是温针灸法装置艾绒之处;针柄的末端多缠绕成圆筒状称针尾;针的尖端锋锐的部分称针尖;针柄与针尖之间的部分称针身,是毫针刺入腧穴内相应深度的主要部分;针柄与针身的连接之处为针根,是观察针身刺入穴位深度和提插幅度的外部标志。

临床上常见的毫针种类有圈柄针、花柄针、平柄针和管柄针。

毫针主要以针身的长短和粗细确定不同的规格。长短的计算标准:半寸为15mm,一寸为 25mm。粗细依毫针针身直径毫米数采用号数来计算(表 7-1,表 7-2)。临床一般以 25～75mm(1～3 寸)长、0.32～0.38mm(28～30 号)粗细者最常用。

表 7-1　毫针的长短规格

寸	0.5	1.0	1.5	2.0	2.5	3.0	3.5	4.0	4.5
mm	15	25	40	50	65	75	90	100	115

表 7-2　毫针粗细规格

号数	26	27	28	29	30	31	32	33
直径(mm)	0.45	0.42	0.38	0.34	0.32	0.30	0.28	0.26

2.毫针的检查和保养

临床有反复使用的毫针和一次性使用的毫针。对于反复使用的毫针,在消毒之前应先进行选择,针尖要光洁度高,端正不偏,尖中带圆,圆而不钝,形如"松针",锐利适度,进针阻力小而不易钝涩;针身光滑挺直,圆正匀称,坚韧而富有弹性;针根要牢固,无剥蚀、伤痕;针柄的金属是要缠绕均匀、牢固而不松脱或断丝,针柄的长短、粗细要适中,便于持针、运针等操作。

毫针不用时应妥善保存,防止针尖受损、针身弯曲或生锈、污染等。藏针的器具有针盒、针管和针夹等。若用针盒或针夹,可多垫几层消毒纱布,将消毒后的针具,根据毫针的长短,分别置于或插在消毒纱布上,再用消毒纱布敷盖,以免污染,然后将针盒或针夹盖好备用。若用针管,应在针管至针尖的一端,塞上干棉球(以防针尖损坏而出现钩曲),然后将针置入,盖好,高压消毒后备用。

(二)毫针刺法练习

毫针针刺练习主要是对指力和手法的训练。良好的指力是掌握针刺手法的基础,熟练的手法是运用针刺治病的条件。指力和手法需要经常练习,达到熟练程度后,在施术时可以做到进针快、透皮不痛;行针时,补泻手法操作运用自如。反之,如果指力不够和手法不熟练,则在施术时难以控制针体,进针困难,痛感明显;行针时动作不协调,影响毫针治疗效果。所以,初学者必须练好指力和手法的基本功。

1.纸垫练针法

用松软的纸张,折成长约 8cm、宽约 5cm、厚 2～3cm 的纸块,用线如"井"字形扎紧,做成纸垫。练针时,左手平执纸垫,右手拇、食、中三指持针柄,如持笔状地持0.5～1 寸毫针,使针尖垂直地抵在纸块上,然后右手拇指与食、中指前后交替地捻动针柄,并渐加一定的压力,待针穿透纸垫另换一处,反复练习。纸垫练习主要用来锻炼指力和捻转的基本手法(图 7-1)。

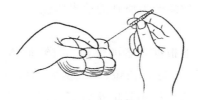

图 7-1　纸垫练针法

2.棉团练针法

外用布将棉花包裹,尽量包紧包实,用线封口扎紧,做成直径 6～7cm 的棉团。练针方法同纸垫练针法,所不同的是棉团松软,可以做提插、捻转等多种基本手法的练习。在进行练针时,要做到捻转的角度大小可以随意掌握,来去的角度力求一致,快慢均匀。在这一过程中也可配合提插的练习,同时锻炼捻转的速度,一般总的要求是提插幅度上下一致,捻转角度来去一致,频率的快慢一致,达到得心应手,运用自如(图 7-2)。

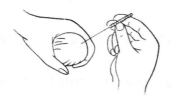

图 7-2　棉团练针法

(三)针刺前准备

1.患者的准备

患者的准备主要是指体位的选择。针刺时患者体位选择的是否适当,对腧穴的正确定位,针刺的施术操作,持久的留针以及防止晕针、滞针、弯针甚至折针等,都有较大影响。临床上针刺时常用的体位有以下几种:

(1)仰卧位:适宜于取头、面、胸、腹部腧穴,上、下肢部分腧穴。

(2)侧卧位:适宜于取身体侧面少阳经腧穴和上、下肢的部分腧穴。

(3)伏卧位:适宜于取头、项、脊背、腰尻部腧穴,下肢背侧及上肢部分腧穴。

(4)仰靠坐位:适宜于取前头、颜面和颈前等部位的腧穴。

(5)俯伏坐位:适宜于取后头和项、背部的腧穴。

(6)侧伏坐位:适宜于取头部的一侧、面颊及耳前后部位的腧穴。

临床上对于病重体弱或精神紧张的患者,如果采用坐位,易使患者感到疲劳,往往易于发生晕针,故常选卧位。如体位选择不当,在针刺施术时或在留针过程中,患者可能由于移动体位而造成弯针、滞针甚至发生折针等事故。因此,临床上要根据处方选穴的具体情况,选择既有利于腧穴的正确定位,又便于针灸的施术操作和较长时间的留针而不致疲劳为原则的适当体位。

2.针具的准备

（1）毫针选择：在临床上根据患者的性别、年龄、形体、体质、病情、病变部位和所取腧穴所在的具体部位等，选择长短、粗细适宜的针具。如男性患者，体壮、形肥，且病变部位较深者，可选稍粗稍长的毫针。反之，若女性患者，体弱形瘦，而病变部位较浅者，就应选用较短、较细的针具。

（2）毫针消毒：①高压蒸气灭菌法：将毫针等针具用布包好，放在密闭的高压蒸汽锅内灭菌。一般在 1.0～1.4kg/cm² 的压力、115～123℃ 的高温下保持 30 分钟以上，才可达到灭菌要求。②药液浸泡消毒法：将针具放在 75％ 酒精内浸泡 30～60 分钟，取出擦干后使用。也可置于器械消毒液内浸泡（如 0.1％ 新洁尔灭加 0.5％ 亚硝酸钠）。直接和毫针接触的针盘、镊子等也需进行消毒。经过消毒的毫针，必须放在消毒过的针盘内，外以消毒纱布遮覆。

目前临床常直接选用一次性使用的无菌毫针，不需要消毒。

3.医者的准备

（1）医者手指消毒：医者的手在施术前要用肥皂水洗刷干净，或用酒精棉球涂擦后，才能持针操作。

（2）医者的调神：医者应该调整呼吸、集中注意力、全神贯注进行毫针操作。

4.施针部位消毒

在患者需要针刺的穴位皮肤上用 75％ 酒精的棉球擦拭，应从中心点向外绕圈擦拭。或先用 2％ 碘酊涂擦，稍干后再用 75％ 酒精涂擦脱碘。穴位皮肤消毒后，必须保持洁净，防止再次污染。

（四）进针方法

1.持针方法

持针是毫针刺法操作的关键一步，一般需要两手配合操作。其中用于持针操作的手称"刺手"，另一手在所刺部位按压或辅助进针，称"押手"。持针方式，一般以刺手拇、示、中三指夹持进针，拇指指腹与示指、中指之间相对。进针时，运指力于针尖，使针快速刺入皮肤。

2.针刺的角度、方向和深度

（1）角度：针刺角度是指进针时针身与皮肤表面所构成的夹角。其角度的大小，应根据腧穴部位、病性病位、手法要求等特点而定。针刺角度一般分为直刺、斜刺、平刺三类。

直刺指针身与皮肤表面成 90°角，垂直刺入腧穴。直刺法适用于针刺大部分腧穴，尤其是肌肉丰厚部位的腧穴。

斜刺指针身与皮肤表面成45°角左右倾斜刺入。此法适用于肌肉较浅薄处或内有重要脏器或不宜于直刺、深刺的穴位。

平刺指针身与皮肤表面成15°角左右沿皮刺入。此法适于皮薄肉少的部位,如头部的腧穴等。

(2)方向:指进针时和进针后针尖所指的方向,简称针向。针刺方向,一般根据经脉循行方向、腧穴分布部位和所要求达到的组织结构等情况而定。

(3)深度:是指针身刺入腧穴皮肉的深浅。针刺深度应以既要有针下气至感觉,又不伤及组织器官为原则。具体腧穴的针刺深度,在临床实际操作时,还必须结合患者的年龄、体质、腧穴部位、病情。

①年龄:小儿、年老体弱、气血衰退者均不宜深刺,中青年、身体强壮、气血旺盛者,可以适当深刺。

②体质:形体瘦弱者宜浅刺,形体强盛者宜深刺。

③腧穴部位:头面、胸背部及皮薄肉少的腧穴浅刺,四肢、臀、腹及肌肉丰厚处的腧穴深刺。

④病情:阳病、新病宜浅刺,阴病、久病宜深刺。

另外,经脉循行深浅、季节时令、医者针法经验和得气的需要等诸多因素也应在进针时综合考虑,灵活掌握进针的深浅。

3.常用进针手法

(1)单手进针法:用刺手的拇、示指持针,中指端紧靠穴位,指腹抵住针身下段,当拇示指向下用力按压时,中指随之屈曲,将针刺入,直刺至所要求的深度。

(2)双手进针法:双手配合,协同进针。临床常用以下4种。

①指切进针法:用左手拇指或示指端切按在腧穴位置的旁边,右手持针,紧靠左手指甲面将针刺入腧穴。此法适宜于短针的进针。

②夹持进针法:用左手拇、食二指持捏消毒干棉球,夹住针身下端,将针尖固定在所刺腧穴的皮肤表面位置,右手捻动针柄,将针刺入腧穴。此法常适用于长针的进针。

③提捏进针法:用左手拇、食二指将针刺腧穴部位的皮肤捏起,右手持针,从捏起的上端将针刺入。此法主要用于皮肉浅薄部位的腧穴进针,如印堂穴等。

④舒张进针法:用左手拇、食二指将所刺腧穴部位的皮肤向两侧撑开,使皮肤绷紧,右手持针,使针从左手拇、食二指的中间刺入。此法常用于皮肤松弛部位的腧穴进针。

(3)管针进针法:使用塑料、玻璃或金属制成的针管,针管要比毫针短2～3分,以便漏出针柄,针管直径以能顺利通过针尾为宜。进针操作时,针管下端紧压在腧穴皮肤处,然后将平柄针或管柄针置入管内,用手指拍击或弹击针尾,将针刺入皮下,然后将针管退出,再将毫针刺入穴内一定深度。此法进针快而不痛。

(五)得气

得气,指毫针刺入腧穴一定深度后,通过提插或捻转等行针手法,使针刺部位获得针刺感应。古称"气至",近代又称"针感"。针下是否得气可以从患者和医者两方面进行判断。患者方面,当进针后多有酸、麻、胀、重等自觉反应,有时还出现凉、热、痛、痒等感觉,甚或沿着一定部位,向一定方向扩散传导的现象为得气。医者方面,手指对针刺入皮肤以后,会感到针下有徐和、沉紧、涩滞的感觉。

得气与否及气至的迟速,不仅直接关系到疗效,而且可以窥测疾病的预后。临床上一般是得气迅速时,疗效较好;得气较慢时效果就差;若不得气,则可能无效。临床上若刺之而不得气时,就要分析原因,或因取穴不准,手法运用不当,或为针刺角度有误,深浅失度等。此时就要重新调整针刺部位、角度、深度,运用必要的手法,再次行针,一般即可得气。如患者病久体虚,以致经气不足,或因其他病理因素致局部感觉迟钝,而不易得气时,可采用行针推气,或留针候气,或用温针,或加艾灸,以助经气来复,促使得气,或因治疗,经气逐步得到恢复,则可迅速得气。若用上法而仍不得气者,多为脏腑经络之气虚衰已极。对此,可以考虑配合或改用其他疗法。

(六)行针手法

行针是毫针刺入腧穴后,为了使患者产生针刺感应,或进一步调整针感的强弱,以及使针感向某一方向扩散、传导而采取的操作方法,称为"运针",亦称"行针"。行针手法包括基本手法和辅助手法。

1.基本手法

(1)提插法:是指将针刺入腧穴一定深度后,使针在穴内进行上下进退的操作方法。使针从浅层向下刺入深层为插,由深层向上退到浅层为提,如此反复做上下纵向运动构成了提插法。对于提插幅度大小、层次的变化、频率的快慢和操作时间的长短,应根据患者体质、病情、腧穴部位、针刺目的等灵活掌握。提插的幅度大,频率快,时间长,刺激量就大;提插的幅度小,频率小,时间短,刺激量就小。

(2)捻转法:是指将针刺入腧穴一定深度后,使针向前向后来回反复捻转的操作方法。捻转幅度、频率,可根据患者体质、病情及腧穴特征掌握。拇指向前捻转毫针称为左转,拇指向后捻转毫针称为右转。

2.辅助手法

该手法是针刺时用以辅助行针的操作方法,常用的有以下几种。

(1)循法:是医者用手指顺着经脉的循行径路,在腧穴的上下部轻柔地循按的方法。针刺不得气时,可以用循法催气。此法能推动气血,激发经气,促使针后易于得气。

（2）刮柄法：是将针刺入一定深度后，用拇指或示指的指腹抵住针尾，用拇指、示指或中指指甲，由下而上的频频刮动针柄的方法。此法在不得气时，用之可激发经气，促使得气。

（3）弹柄法：针刺后在留针过程中，以手指轻弹针柄，使针体轻轻振动，以加强针感、助气运行的方法，称为弹柄法。操作时用力不可过猛，弹的频率也不可过快，避免引起弯针。此法有激发经气、催气速行的作用。

（4）摇柄法：是将针刺入后，手持针柄进行摇动，可起行气作用。《针灸问对》有"摇以行气"的记载。方法有两种：一是卧倒针身而摇，使经气向一定的方向传导；二是直立针身而摇，以加强得气的感应。

（5）震颤法：是将针刺入腧穴一定深度后，右手持针柄，用小幅度、快频率的提插捻转动作，使针身产生轻微的震颤，以促使得气。

（6）飞法：是将针刺入腧穴一定深度后，用右手拇指、示指持针柄，快速前后来回捻转数次，然后张开两指，一搓一放，反复数次，状如飞鸟展翅，所以称为飞法。本法能催气、行气，增强针感。

（七）针刺补泻

针刺的补泻法是根据《灵枢·经脉》"盛则泻之，虚则补之，热则疾之，寒则留之，陷下则灸之"的理论原则而确立的两种不同的治疗方法，是针刺治病的一个重要环节，也是毫针临床操作的核心内容。

补法是泛指能鼓舞人体正气，使低下的功能恢复旺盛的方法；泻法是泛指能疏泄病邪，使亢进的功能恢复正常的方法。针刺补泻就是通过针刺腧穴，采用适当的手法激发经气以补益正气、疏泄病邪而调节人体脏腑经络功能，促使阴阳平衡而恢复健康。

补泻效果的产生与以下三个方面的状况密切相关：

1.功能状态

当机体处于虚惫状态而呈虚证时，针刺能起到补虚的作用；若机体处于邪盛而呈实热、闭证的实证情况下，针刺又能泻邪，而起清热启闭的泻实作用。如胃肠痉挛疼痛时，针刺可以止痉而使疼痛缓解；胃肠蠕动缓慢而呈弛缓时，针刺可以增强肠胃蠕动而使其功能恢复正常。

2.腧穴特性

腧穴的功能不仅具有普遍性，而且有些腧穴具有相对特性，如有的重在补虚，如足三里、关元、太溪等；有的重在泻实，如十宣、大椎、少商等。

3.补泻手法

能够鼓舞正气，使低下的功能恢复正常的针刺方法称为补法；能够疏泻邪气，使亢进的功能恢复正常的针刺方法称为泻法。补泻手法是用人工针刺手法的操作,从而促使产生补或泻的作用,具体操作方法又分为单式补泻手法和复式补泻手法。

(1)单式补泻手法详见表 7-3。

表 7-3　常用补泻手法操作

	补法	泻法
提插补泻	先浅后深,重插轻提,提插幅度小,频率慢	先深后浅,轻插重提,提插幅度大,频率快
捻转补泻	用力左转,捻转角度小,频率慢,用力较轻	用力右转,捻转角度大,频率快,用力较重
疾徐补泻	进针慢、退针快,少捻转	进针快、退针慢,多捻转
开阖补泻	出针后迅速按压针孔	出针时摇大针孔
迎随补泻	针尖随着经脉循行的方向,顺经而刺	针尖迎着经脉循行的方向,逆经而刺
呼吸补泻	呼气时进针,吸气时退针	吸气时进针,呼气时退针
平补平泻	进针后均匀地提插、捻转,得气后出针	

(2)复式补泻手法:临床上较常用的复式补泻方法有烧山火和透天凉。

①烧山火:将要刺入的穴位分为浅、中、深三层(即天、人、地三部),各为 1/3,操作时,由浅到深,每层依次做紧按慢提(或捻转补法)九数,三层做完,然后将针退至浅层,称为一度。如此反复操作数度,使针下产生热感,然后将针按至深层留针。在操作过程中可以配合呼吸补泻中的补法。多用于治疗冷痹顽麻、虚寒性疾病等。

②透天凉:将要刺入的穴位分为浅、中、深三层(即天、人、地三部),各为 1/3,操作时,将毫针直插深层,由深到浅,每层依次做紧提慢按(或捻转泻法)六数,三层做完,然后将针插入深层,称为一度。如此反复操作数度,使针下产生凉感,然后将针提至深层留针。在操作过程中可以配合呼吸补泻中的泻法。多用于治疗热痹、急性痈肿等实热性疾病。

(八)留针

留针指进针后,将针置腧穴内不动,以加强针感和针刺的持续作用,其目的是加强针刺的作用和便于继续行针施术。留针与否和留针时间的长短依病情而定,一般病证,只要针下得气,施术完毕后即可出针或留针 20～30 分钟。但对一些慢性、顽固性、疼痛性、痉挛性病证,可适当增加留针时间,并在留针期间间歇行针,以增强疗效。留针还可起到候气的作用。

(九)出针

出针又称起针、退针。当施行针刺手法或留针达到预定针刺目的和治疗要求后,即可出针。出针时,是以左手拇、示指执持消毒干棉球按压在针刺部位,右手持针做轻微的小幅度捻转,并顺势将针缓慢提至皮下,静留片刻,然后出针。

出针后,一般要使用消毒棉球轻压针孔片刻,防治出血和针孔疼痛。当针退出后,要仔细查看针孔是否出血,特别是头部针刺起针后,询问针刺部位有无不适感,检查核对针数目,注意有无晕针延迟反应现象。

(十)常见不良反应的处理和预防

毫针治疗虽然比较安全,但如果临床操作不慎,疏忽大意,或犯刺禁,或者针刺手法不当,或者对人体解剖部位缺乏全面地了解,在临床上有时也会出现一些不良反应。一旦发生不良反应,应妥善处理,否则将会给患者带来不必要的痛苦,甚至危及生命。为此,应随时加以预防。现将常见的针刺异常情况的原因、现象、处理和预防分述如下。

1.晕针

晕针是在针刺过程中患者发生晕厥的现象。

(1)原因:多因体质虚弱、精神紧张、劳累、饥饿、大汗后、大泻后、大出血后等,或因患者体位不当,施术者手法过重及治疗室内空气闷热或寒冷等引起。

(2)症状:轻度晕针,表现为精神疲倦,头晕目眩,恶心欲吐;重度晕针表现为心慌气短,面色苍白,四肢发冷,出冷汗,脉象细弱,甚则神志昏迷,唇甲青紫,血压下降,二便失禁,脉微欲绝等症状。

(3)处理:立即停止针刺,取出全部留针,扶患者平卧。轻者休息数分钟,饮用温开水或糖水后即可恢复。重者指掐或针刺人中、内关、足三里、合谷等穴,如仍昏迷不醒,需要采取急救措施。

(4)预防:对初诊者要消除其畏针心理。过饥、过饱、大失血患者不宜针刺。针刺时尽可能选用卧位,对体质较弱者选穴不宜太多,针刺手法宜轻,以患者能耐受为度。操作时应密切观察患者神色变化,一有晕针先兆应立即处理,切不可远离患者。

2.滞针

(1)原因:患者精神紧张,导致肌肉强烈收缩;或捻转针时角度过大,或连续进行单向捻转,肌纤维缠绕针身;或留针时移动体位,均可造成滞针。

(2)现象:在行针或留针后,患者感到针下涩滞,捻转不动,提插、出针均感困难,若勉强捻转、提插时,则患者疼痛难忍。

(3)处理:若因患者精神紧张而致者,可对患者进行心理疏导,消除其紧张情绪,使肌肉放松,稍延长留针时间,或用手指在滞针腧穴附近进行揉按,或在附近再刺一针,以宣散气血而缓解肌肉的紧张。若手法不当单向捻针而致者,可向相反方向退转,将针捻回,并用刮柄、弹柄法,使缠绕在针身的肌肉组织回释,既可消除滞针。

(4)预防:针刺前应向患者做好解释工作,消除其思想顾虑,医生手法要熟练,减轻针刺疼痛,行针时捻转幅度、频率不宜过大过快,避免单向持续捻转。

3.弯针

(1)原因:施术者手法不熟练,用力过猛,或因突然肌肉暂时痉挛,或针下碰到坚硬组织,或因留针时患者体位移动,或因针柄受到外物的碰撞、压迫,或发生滞针而未能及时处理造成。

(2)现象:针柄改变了进针或刺入留针的方向和角度,提插、捻转困难,患者感到针下疼痛。

(3)处理:发现弯针后,不可再行提插、捻转等手法。若针身轻微弯曲,应将针顺着针柄弯曲的方向慢慢拔出。若因患者移动体位肌肉痉挛所致,应使患者慢慢恢复原来的体位,放松肌肉,再将针缓缓拔出,切忌强行拔针,以防折针。

(4)预防:医者施术手法要熟练,指力要均匀轻巧,进针不要过猛过速,患者体位要舒适,不得随意改变体位,防止外物碰撞和压迫,如有滞针现象,应及时处理。

4.出血与血肿

(1)原因:针尖弯曲带钩,或因提插捻转幅度过大,或因腧穴下毛细血管丰富,刺伤皮下血管。

(2)现象:出针后针孔出血或针刺部位肿胀疼痛,继则局部皮肤呈青紫色。

(3)处理:针孔出血者可用消毒干棉球按压针孔片刻,即可止血。若微量的皮下出血,而局部稍有青紫时,一般不必处理,可自行消退。若局部青紫肿胀疼痛较重,可先做冷敷止血,再做热敷或在局部轻轻揉按,以促使局部瘀血吸收消散。

(4)预防:针刺前仔细检查针具,熟悉解剖部位,针刺时应尽量避开大血管,在血管丰富部位不宜实行提插、捻转等手法。出针时立即用消毒棉球按压针孔。

5.气胸

(1)原因:针刺胸、背、腋、肋及锁骨上窝等部位腧穴时,因角度和深度不当使空气进入胸膜腔而致创伤性气胸。

(2)现象:一旦发生气胸,轻者可见胸闷、胸痛、心慌、呼吸不畅,严重者则出现呼吸困难、心跳加速、唇甲紫绀、出汗、血压下降等休克现象。

(3)处理:轻者可让患者半卧位休息,给予消炎、镇咳药物,休息5～7天,气体可自行吸收,严重者应立即采用急救措施,如胸膜腔抽气减压、吸氧、抗休克治疗等。

(4)预防:针刺胸、背、腋、肋及锁骨上窝等部位腧穴时,要严格掌握针刺的角度和深度,不宜直刺过深和大幅度提插。

6.折针

折针又称断针,是指针体折断在人体内。若能术前做好针具的检查和施术时加以注意,是可以避免的。

(1)原因:针具质量低劣;针根、针身处剥蚀损坏未被及时发现;强力提插、捻转,或用电针时骤然加大强度,导致肌肉强烈收缩;留针时体位改变;弯针、滞针时处理不当。

(2)现象:行针时或出针后发现针身折断,残留在患者体内。

(3)处理:发现折针后,医者应冷静、沉着,嘱患者不要移动体位,切勿惊慌乱动。以防断针向肌肉深层陷入。若断端外露,可用手指或镊子将针取出。如断端与皮肤相平或稍凹陷于皮内者,可用左手拇、示指垂直向下按压针孔两旁,使断端暴露体外,用右手持镊子将断针取出。若断针完全深入皮下或肌肉深层时,应在 X 线定位下手术取出。

(4)预防:针刺操作前认真检查针具,不符合要求的针具应弃之不用,针刺时不宜将针身全部刺入腧穴,在行针或留针时应嘱患者不得随意更换体位。避免过猛、过强的行针。在针刺过程中,如发现弯针,应立即退针。对于滞针、弯针,应及时处理,不可强拉硬拔。电针器在使用前要注意输出旋钮先置于最低位,切不可突然加大输出强度。

(十一)毫针的作用、适应证和禁忌证

1.毫针的作用

(1)调和阴阳:使机体从阴阳失衡的状态向平衡状态转化,是毫针治疗最终要达到的目的。

(2)疏通经络:使瘀阻的经络通畅而发挥其正常的生理作用,是毫针最基本最直接的治疗作用。经络“内属于脏腑,外络于肢节”,运行气血是其主要的生理功能之一。经络不通,气血运行受阻,临床表现为肿胀、麻木、疼痛、瘀斑等症状。毫针选择相应的腧穴和手法使经络通畅、气血运行正常。

(3)扶正祛邪:毫针扶正祛邪的作用是指可以扶助机体正气及祛除病邪。疾病的发生发展及转归的过程,实质上就是正邪相争的过程。毫针治病,就是在于能发挥其扶正祛邪的作用。

2.毫针的适应证

毫针的适应证较为广泛,涉及内外妇儿等的各个系统的疾病。临床常见的适应病如下:

(1)呼吸道:急性鼻窦炎、急性鼻炎、普通感冒、急性扁桃体炎等。

(2)呼吸系统:急性支气管炎、支气管哮喘等。

（3）眼科：急慢性结膜炎、中心性视网膜炎、白内障、近视眼等。

（4）口腔：牙痛、拔牙后的疼痛、牙龈炎、急慢性咽炎等。

（5）消化系统：贲门弛缓症、呕吐、胃下垂、急慢性胃炎、胃酸增多症、急慢性十二指肠溃疡、急慢性结肠炎、急慢性杆菌性痢疾、腹泻、便秘、麻痹性肠绞痛等。

（6）神经系统：偏头痛、三叉神经痛、外伤后麻痹、周围神经炎（包括面瘫）、小儿麻痹症、梅尼埃病、膀胱机能障碍、夜尿症、肋间神经痛、肩痛和网球肘、手术后痛、卒中后遗症等。

（7）肌肉和骨骼：肌肉痛、痉挛和萎缩、坐骨神经痛、关节炎、椎间盘病变。

3.毫针的禁忌证

（1）患者在过度饥饿、暴饮暴食、醉酒后及精神过度紧张时，禁止针刺。

（2）孕妇的少腹部、腰骶部、会阴部腧穴，以及针刺后会产生较强针感的腧穴（如合谷、足三里、风池、环跳、三阴交、血海等）禁止针刺；月经期间慎用针刺。

（3）患有严重的过敏性、感染性皮肤病者，以及患有出血性疾病（如血小板减少性紫癜、血友病等）患者。

（4）小儿囟门未闭时头顶部禁止针刺。

（5）重要脏器所在处，如胁肋部、背部、肾区、肝区不宜直刺、深刺；大血管走行处及皮下静脉部位的腧穴如需针刺时，则应避开血管，使毫针斜刺入穴位。

（6）对于儿童，或者破伤风、癫痫发作期、躁狂型精神分裂症发作期患者等，针刺时不宜留针。

二、灸法

灸，是灼烧的意思。灸法是以艾绒为主要燃烧材料，烧灼、熏熨体表的病变部位或腧穴，通过经络腧穴的作用，达到防治疾病的一种方法。灸法古称"灸焫"，《医学入门·针灸》说："凡病药之不及，针之不到，必须灸之。"说明灸法与针药相互补充，相辅相成。

施灸的原料很多，但以干燥的艾叶除去杂质捣碎成细软的艾绒为主。因其气味芳香，辛温味苦，容易燃烧，火力温和，故为施灸佳料。《名医别录》载："艾味苦，微温，无毒，主灸百病。"

（一）灸法的作用及补泻

1.灸法的作用

（1）防病保健：灸法可以激发人体正气，增强抗病能力，无病时施灸有防病保健的作用。《备急千金要方·灸例第六》说："凡人入吴蜀地游宦，体上常须三两处灸之，勿令疮暂瘥，则瘴疠瘟疟毒气不能着人也。"《扁鹊心书·须识扶阳》云："人于无病时,常灸关元、气海、命门、中脘,虽未得长生,亦可保百余年寿矣。"通过增强人体抗病能力而达到强身保健目的的灸法称为保健灸,《诸病源候论·小儿杂病诸候》又称之为"逆灸"。

(2)温经散寒:灸火的温和热力具有温通经络、驱散寒邪之功用。《素问·异法方宜论》说:"脏寒生满病,其治宜灸焫。"临床上可用于治疗风寒湿痹和寒邪为患之胃脘痛、腹痛、泄泻、痢疾等病证。

(3)扶阳固脱:灸火的热力具有扶助阳气、举陷固脱之功能。《素问·生气通天论》说:"阳气者,若天与日,失其所则折寿而不彰。"说明了阳气的重要性。阳衰则阴盛,阴盛则为寒、为厥,甚则欲脱,此时就可用艾灸来温补,以扶助虚脱之阳气。《扁鹊心书·须识扶阳》说:"真气虚则人病,真气脱则人死,保命之法,灼艾第一。"《伤寒论·辨厥阴病脉证并治》也说:"下利,手足逆冷,无脉者,灸之。"可见阳气下陷或欲脱之危证,可用灸法。临床上,各种虚寒证、寒厥证、虚脱证和中气不足、阳气下陷而引起的遗尿、脱肛、阴挺、崩漏、带下等病证皆可用灸法治疗。

(4)消瘀散结:艾灸具有行气活血、消瘀散结的作用。《灵枢·刺节真邪》说:"脉中之血,凝而留止,弗之火调,弗能取之。"气为血之帅,血随气行,气得温则行,气行则血亦行。灸能使气机通调,营卫和畅,故瘀结自散。所以,临床常用于气血凝滞之疾,如乳痈初起、瘰疬、瘿瘤等病证。

(5)引热外行:艾火的温热能使皮肤腠理开放,毛窍通畅,从而引热外行。《医学入门·针灸》说:"热者灸之,引郁热之气外发。"故灸法同样可用于某些热性病,如疖肿、带状疱疹、丹毒、甲沟炎等。对阴虚发热者也可使用灸法,可选用膏肓、四花穴等治疗骨蒸潮热、虚痨咳喘。

2.施灸的补泻方法

灸法的补泻需根据辨证施治的原则,虚证用补法,实证用泻法。关于艾灸的补泻,始载于《内经》。《灵枢·背俞》说:"气盛则泻之,虚则补之。以火补者,毋吹其火,须自灭也;以火泻者,疾吹其火,传其艾,须其火灭也。"因此,艾灸补法是在点燃艾炷后,不吹艾火,待其自然缓缓燃尽为止,以补其虚;艾灸泻法是在点燃艾炷后,以口快速吹旺艾火至燃尽,使艾火的热力迅速透达穴位深层,以泻邪气。

(二)灸法的分类、操作方法及适应证

1.灸法的分类(图7-3)

2.灸法的操作方法及适应证

(1)艾炷灸:将艾炷放在穴位上施灸称艾炷灸。艾炷灸可分为直接灸和间接灸两类(图7-4)。

①直接灸:又称明灸、着肤灸,即将艾炷直接置放在皮肤上施灸的一种方法

（图 7-5）。根据灸后对皮肤刺激的程度不同，分为无瘢痕灸和瘢痕灸两种。

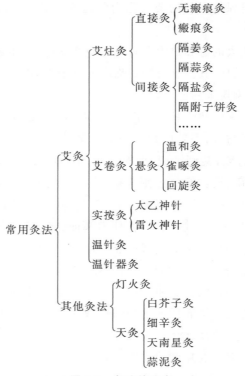

图 7-3　灸法的分类

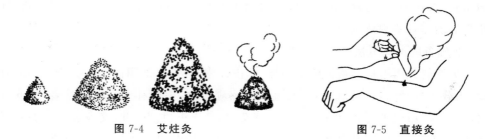

图 7-4　艾炷灸　　　　　　　　图 7-5　直接灸

　　a.无瘢痕灸：又称非化脓灸，临床上多用中、小艾炷。施灸前先在施术部位涂以少量凡士林，以增加黏附性，然后放置艾炷，从上端点燃，当燃剩 2/5 左右、患者感到烫时，用镊子将艾炷夹去，换炷再灸，一般灸 3～7 壮，以局部皮肤充血、红晕为度。因施灸后皮肤不致起疱，不留瘢痕，故名。此法适用于慢性虚寒性疾病，如眩晕、慢性腹泻、风寒湿痹等。

　　b.瘢痕灸：又称化脓灸，临床上多用小艾炷，亦有用中艾炷者。施灸前先在施术部位上涂以少量大蒜汁，以增加黏附性和刺激作用，然后放置艾炷，从上端点燃，当烧近皮肤时患者有灼痛感，可用手在穴位四周拍打以减轻疼痛（图 7-6）。应用此法一般每壮艾炷须燃尽后除去灰烬,方可换炷,按前法再灸,可灸 3~9 壮。灸毕,在施灸穴位上贴敷消炎药膏,1 周左右可化脓(脓液色白清稀)形成灸疮。灸疮 5~6 周愈合,留有瘢痕,故称瘢痕灸。在灸疮化脓期间,需注意局部清洁,每天换药膏1 次,以避免继发感染(脓液黄稠)。《针灸资生经·治灸疮》说:"凡着艾得疮,所患即瘥,如不发,其病不愈。"可见灸疮的发和不发与疗效有密切关系。因此,应叮嘱患者多吃羊肉、豆腐等营养丰富的食物以促进灸疮的透发。就灸疮而言,是局部组织烫伤后的无菌性化脓现象,可对穴位局部产生持续性刺激,有治病保健作用。临床常用于治疗哮喘、慢性胃肠病、瘰疬等,但由于这种方法灸后遗有瘢痕,故灸前必须征求患者的同意。

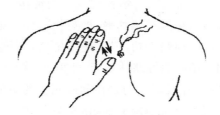

图 7-6　瘢痕灸缓痛拍打法

②间接灸:又称隔物灸、间隔灸,即在艾炷与皮肤之间用某种物品隔垫而施灸的一种方法(图 7-7)。

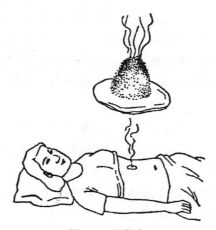

图 7-7　间接灸

隔物灸法种类很多,广泛用于治疗临床各种病证。所隔的物品有动物、植物和矿物类中药。药物因病证而异,既有单方,又有复方。由于间隔灸可发挥艾灸和药物的双重作用,故有较好的治疗效果。现将临床常用的几种方法介绍如下。

a.隔姜灸:将鲜生姜切成直径 2~3cm、厚 0.2~0.3cm 薄片,中间以针穿刺数孔,上置艾炷放在应灸的部位,然后点燃施灸,当艾炷燃尽后,可易炷再灸,以皮肤红晕而不起疱为度。在施灸过程中,若患者感觉灼热不可忍受时,可将姜片向上提起,或缓慢移动姜片。此法应用很广,多用于因寒而致的呕吐、腹痛、泄泻、风寒湿痹和外感表证等。

b.隔蒜灸:将鲜大蒜头切成厚0.2～0.3cm薄片,中间以针穿刺数孔,上置艾炷放在应灸的腧穴部位或患处,然后点燃施灸,待艾炷燃尽,易炷再灸。因大蒜液对皮肤有刺激性,灸后容易起疱,若不使起疱,可将蒜片向上提起,或缓慢移动蒜片。此法多用于治疗瘰疬、肺结核、腹中积块及未溃疮疡等。此外,尚有一种自大椎穴起至腰俞穴铺敷蒜泥,上置艾炷施灸的铺灸法,因形似长蛇,故名长蛇灸。民间用于治疗虚劳、顽痹等病证。

c.隔盐灸:因本法只用于脐部,又称神阙灸。用纯净干燥的食盐填敷于脐部,使其与脐平,上置艾炷施灸,患者稍感灼痛,即更换艾炷。也可于盐上放置姜片后再施灸。此法有回阳、救逆、固脱之功,但需连续施灸,不拘壮数,以待脉起、肢温、证候改善。临床上常用于治疗急性寒性腹痛、吐泻、痢疾、小便不利、中风脱证等。

d.隔附子饼灸:以附子片或附子药饼作间隔物。药饼的制法是将附子研成细末,以黄酒调和,制成直径约3cm、厚约0.8cm的附子饼,中间以针穿刺数孔,上置艾炷,放在应灸腧穴或患处,点燃施灸。由于附子辛温大热,有温肾补阳的作用,故多用于治疗命门火衰而致的阳痿、早泄、遗精、宫寒不孕和疮疡久溃不敛的病证。

(2)艾条灸:又称艾卷灸,即用桑皮纸包裹艾绒卷成圆筒形的艾卷,也称艾条,将其一端点燃,对准穴位或患处施灸的一种方法。有关艾卷灸的最早记载,见于明代朱权的《寿域神方》一书,其中有"用纸窭卷艾,以纸隔之点穴,于隔纸上用力实按之,待腹内觉热,汗出即瘥"的记载。后来发展为在艾绒内加进药物,再用纸卷成条状艾卷施灸,名为"雷火针"和"太乙针"。在此基础上又演变为现代的单纯艾条灸和药物艾条灸。

按操作方法艾条灸可分为悬灸、实按灸两种,现介绍如下。

①悬灸:按其操作方法不同又可分为温和灸、雀啄灸、回旋灸等。

a.温和灸:将艾条的一端点燃,对准应灸的腧穴或患处,在距离皮肤2～3cm处进行熏烤(图7-8),以患者局部有温热感而无灼痛为宜,一般每穴灸10～15分钟,至皮肤红晕为度。如果遇到局部知觉减退患者或小儿等,医者可将食、中两指置于施灸部位两侧,这样可以通过医者的手指来测知患者局部受热程度,以便随时调节施灸时间和距离,防止烫伤。

b雀啄灸:施灸时,艾条点燃的一端与施灸部位皮肤之间的距离并不固定,而是像鸟雀啄食一样,一上一下施灸,以给施灸局部一个变量的刺激(图7-9)。

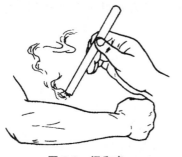
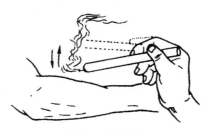

图 7-8 温和灸　　　　　　　　　　图 7-9 雀啄灸

　　c.回旋灸：施灸时，艾条点燃的一端与施灸部位的皮肤之间虽保持一定的距离，但不固定，而是向左右方向移动或反复旋转地施灸(图 7-10)。

　　以上方法一般病证均可采用，但温和灸、回旋灸多用于治疗慢性病，雀啄灸多用于治疗急性病。

　　②实按灸：施灸时，先在施灸腧穴部位或患处垫上布或纸数层，然后将药物艾条的一端点燃，趁热按在施术部位上，使热力透达深部，若艾火熄灭，再点再按(图 7-11)；或者以布 6～7 层包裹艾火熨于穴位，若火熄灭，再点再熨。最常用的为太乙针灸和雷火针灸，适用于风寒湿痹、痿证和虚寒证。

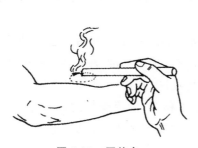
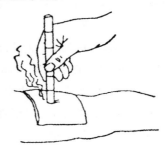

图 7-10 回旋灸　　　　　　　　　　图 7-11 实按灸

　　a.太乙针灸的制作：艾绒 100g，硫黄 6g，麝香、乳香、没药、松香、桂枝、杜仲、枳壳、皂角、细辛、川芎、独活、穿山甲、雄黄、白芷、全蝎各 1g，上药研成细末，和匀。先取艾绒 24g，均匀铺在 30cm×30cm 桑皮纸上，次取药末 6g，均匀掺在艾绒里，然后卷紧如爆竹状，外用鸡蛋清涂抹，再糊上桑皮纸 1 层，两头留空 3cm，捻紧即成。

　　b.雷火针灸的制作：艾绒 100g，沉香、木香、乳香、茵陈、羌活、干姜、穿山甲各 9g，麝香少许，共为细末。其制作方法与太乙针灸相同。

　　(3)温针灸：是针刺与艾灸相结合的一种方法，适用于既需要针刺留针，又需施灸的疾病。在针刺得气后，将针留在适当的深度，在针柄上穿置一段长约 2cm 的艾条施灸，或在针尾上搓捏少许艾绒点燃施灸，直待燃尽，除去灰烬，每穴每次可施灸 1～3 壮，施灸完毕再将针取出(图 7-12)。此法是一种简便易行的针灸并用的方法,其艾绒燃烧的热力可通过针身传入体内,使其发挥针和灸的作用,达到治疗目的。应用此法应注意防止艾火脱落烧伤皮肤。

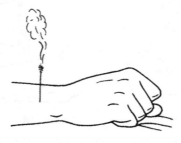

图 7-12 温针灸

(4)温灸器:温灸器是一种专门用于施灸的器具,用温灸器施灸的方法称温灸器灸。临床常用的温灸器有温灸盒、温灸架和温灸筒等。

①温灸盒灸:将适量的艾绒置于灸盒的金属网上,点燃后将灸盒放于施灸部位灸治。适用于腹、腰等面积较大部位的治疗。

②温灸筒灸:将适量的艾绒置于温灸筒内,点燃后盖上灸筒盖,执筒柄于患处施灸。

(5)其他灸法:又称非艾灸法,是指以艾绒以外的物品作为施灸材料的灸治方法。常用的有以下几种:

①灯火灸:又称灯草灸、灯草焠、打灯火、油捻灸,是民间沿用已久的简便灸法。即取 10～15cm 长的灯心草或纸绳,蘸麻油或其他植物油,浸渍 3～4cm 长,燃火前用软棉纸吸去浮油,以防点火后油滴下烫伤皮肤,点燃后将其对准穴位,迅速接触皮肤,随即听到"叭"的声音后,快速将灯心草移开,如无爆焠之声可重复一次。灸后皮肤有一点发黄,偶尔也会起小疱。此法主要用于小儿疟腮、喉蛾、吐泻、麻疹、惊风等病证。

②天灸:又称药物灸、发疱灸。它是将一些具有刺激性的药物涂敷于穴位或患处,促使局部皮肤起疱的方法。所用药物多是单味中药,也有用复方者。临床上常用的有白芥子灸、细辛灸、天南星灸、蒜泥灸等。

a.白芥子灸:将适量白芥子研成细末,用水调和成糊状,敷贴于腧穴或患处。敷贴 1～3 小时,以局部皮肤灼热疼痛为度。一般可用于治疗咳喘、关节痹痛、口眼㖞斜等病证。

b.细辛灸:取适量细辛研成细末,加醋少许调和成糊状.敷于穴位上。敷贴 1～3 小时,以局部皮肤灼热疼痛为度。如敷涌泉或神阙穴治疗小儿口腔炎等。

c.天南星灸:取适量天南星研成细末,用生姜汁调和成糊状,敷于穴位上,以麝香膏固定。敷贴 1～3 小时,以局部皮肤灼热疼痛为度。如敷颊车、颧髎穴治疗面神经麻痹等。

d.蒜泥灸:将大蒜捣烂如泥,取 3～5g 贴敷于穴位上。每次敷贴 1～3 小时,以局部皮肤灼热疼痛为度。如敷涌泉穴治疗咯血、衄血,敷合谷穴治疗扁桃体炎,敷鱼际穴治疗喉痹等。

(三)施灸的注意事项

1.施灸的先后顺序

古人对于施灸的先后顺序有明确的论述,如《备急千金要方·灸例第六》说:"凡灸,当先阳后阴……先上后下。"《明堂灸经》也说:"先灸上,后灸下;先灸少,后灸多。"这是说应先灸阳经,后灸阴经;先灸上部,再灸下部;就壮数而言,先灸少而后灸多;就大小而言,先灸艾炷小者而后灸大者。但临床上需结合病情,灵活应用,不能拘泥不变。如脱肛的灸治,则应先灸长强以收肛,后灸百会以举陷,便是先灸下而后灸上。此外,施灸应注意在通风的环境中进行。

2.施灸的禁忌

(1)面部穴位、乳头、大血管等处均不宜使用直接灸,以免烫伤形成瘢痕。关节活动部位亦不适宜用化脓灸,以免化脓溃破,不易愈合,甚至影响功能活动。

(2)一般空腹、过饱、极度疲劳和对灸法恐惧者,应慎施灸。对于体弱患者,灸治时艾炷不宜过大,刺激量不可过强,以防晕灸。一旦发生晕灸,应立即停止施灸,并及时处理,其方法同晕针。

(3)身体过于虚弱,或有糖尿病、皮肤病的患者不宜使用瘢痕灸。

(4)孕妇的腹部和腰骶部不宜施灸。

(5)施灸过程中要防止燃烧的艾绒脱落烧伤皮肤和衣物。

3.灸后的处理

施灸过量,时间过长,局部出现水疱,只要不擦破,可任其自然吸收;如水疱较大,可用消毒毫针刺破水疱,放出水液,再涂以龙胆紫;瘢痕灸者,在灸疮化脓期间,疮面切勿用手搔抓,应保护痂皮,并保持清洁,防止感染。

三、其他针法

通过现代针灸实践发现,在人体的某些部位(如头皮、耳郭)分布有与人体相对应的穴位系统,在临床上可选取相应的穴位或反应点,如头针穴、耳穴,进行针刺治疗,从而获得治疗效果。在针刺方法中,除毫针刺法外,还有三棱针、皮肤针、皮内针等刺法。除了上述治疗方法外,还有特殊治疗,如电针、穴位注射、穴位埋线、穴位贴敷等。

（一）头针法

头针法又称头皮针法，是在头部特定的穴线（经络腧穴）进行针刺或其他刺激，以防治疾病的方法。

目前流行的头针主要有两种，一种是焦顺发在20世纪60~70年代创立的，根据大脑皮质功能在头皮的投影所设立头针刺激区；另一种是20世纪80年代以后，由中国针灸学会拟定的中西合璧、结合透穴的《头皮针穴名标准化国际方案》，简称国标头针。

1.头穴线的定位与主治

目前主要采用国际通用的头皮针标准治疗线为刺激部位。

（1）额中线

部位：在头前部，从督脉神庭穴向下引一直线，长1寸。

主治：神志病，如神经衰弱、癫、狂、痫；鼻病。

（2）额旁1线（胸腔区）

部位：额中线外侧，从膀胱经眉冲穴向下引一直线，长1寸。

主治：胸部疾病，如冠心病、支气管炎、哮喘；失眠；鼻病；上焦病。

（3）额旁2线（胃区）

部位：额旁1线外侧，从胆经头临泣向下引一直线，长1寸。

主治：腹部疾病，如胃炎、胃溃疡、肝胆病；眼病；中焦病。

（4）额旁3线（生殖区）

部位：额旁2线外侧，从胃经头维穴内侧0.75寸处向下引一直线，长1寸。

主治：生殖系统疾病，如功能性子宫出血、阴挺、阳痿、遗精；眼病；下焦病。

（5）顶中线

部位：头顶部，从督脉前顶穴至百会穴，属督脉。

主治：腰腿足疾，如疼痛、麻木、瘫痪，以及皮层性多尿、小儿夜尿、脱肛、高血压、头顶痛等。

（6）顶颞前斜线（运动区）

部位：从前神聪穴至悬厘穴的连线。贯穿督脉、膀胱经、胆经。

主治：主治对侧运动功能障碍，如瘫痪等。全线分5等分，上1/5治疗对侧下肢、躯干瘫痪；中2/5治疗对侧上肢瘫痪；下2/5治疗对侧面瘫、运动性失语、流涎。

（7）顶颞后斜线（感觉区）

部位：从百会穴至曲鬓穴的连线。贯穿督脉、膀胱经、胆经。

主治：主治对侧感觉功能障碍，如疼痛、麻木、瘙痒等。全线分5等分，上1/5治疗对侧下肢、躯干感觉异常；中2/5治疗对侧上肢感觉异常；下2/5治疗对侧头面部感觉异常。

（8）顶旁 1 线

部位：顶中线旁开 1.5 寸，膀胱经通天穴至络却穴的连线（长 1.5 寸），属膀胱经。

主治：腰腿足疾，如腰与下肢的疼痛、麻木、瘫痪。

（9）顶旁 2 线

部位：顶中线旁开 2.25 寸，胆经正营穴至承灵穴的连线（长 1.5 寸），属胆经。

主治：肩臂手疾，如上肢疼痛、麻木、瘫痪。

（10）颞前线

部位：头颞部，胆经颔厌穴至悬厘穴的连线，属胆经。

主治：偏头痛，运动性失语，周围性面瘫，口腔病。

（11）颞后线

部位：头颞部，胆经率谷穴至曲鬓穴的连线，属胆经。

主治：偏头痛，眩晕，耳聋耳鸣。

（12）枕上正中线

部位：后头部，督脉强间穴至脑户穴的连线（长 1.5 寸），属督脉。

主治：眼病，腰脊痛。

（13）枕上旁线（视区）

部位：枕上正中线旁开 0.5 寸，与之平行的 2 条线（长 1.5 寸），属膀胱经。

主治：皮层性视力障碍、近视、白内障等。

（14）枕下旁线（平衡区）

部位：后头部，膀胱经玉枕穴至天柱穴的连线，属膀胱经。

主治：小脑疾病引起的平衡障碍、后头痛等。

2.头皮针操作技术

一般选择 28～30 号、1～2 寸毫针，在进针前，首先要暴露头皮，分开局部头发以免刺入毛囊而产生疼痛。在患者体位合适的前提下，取穴定位并局部消毒。

（1）进针：常规消毒后，针尖与头皮呈 15°～30°迅速刺入皮下，当针尖达到帽状腱膜下层，指下阻力减小时，沿穴线平刺 0.5～1.5 寸，再进行行针。

（2）行针：一般只捻转不提插，捻转角度 180°～360°，频率 200 次/分左右，持续捻转 2～3 分钟后，留针 20～30 分钟，隔 5 分钟行针 1 次。瘫痪患者可在留针期间主动或被动活动患肢。可用电针代替手捻，频率在 200～300 次/分，刺激强度根据患者的反应来决定，一般患者可选择连续波。

（3）针感：针下可有胀重、胀痛、麻胀、热、凉等感觉。少数敏感者可在患病部位出现抽动感、凉热感。

（4）出针：押手固定穴区周围头皮，刺手持针柄轻轻捻动针身后慢慢退至皮下，拔针后用消毒干棉球按压针孔片刻。

（5）疗程：每天或隔天1次，10次为1个疗程，休息3天后进行下1个疗程。

3.适用范围

头针主要用于脑源性疾病，其适应范围包括以下四个方面。

（1）中枢神经系统疾病：中风偏瘫，失语，小儿脑瘫，小儿智力发育不全，脑外伤后遗症，脑炎后遗症，皮层性视力障碍，皮层性多尿，震颤麻痹，小脑平衡障碍，舞蹈病等。

（2）精神疾病：如精神分裂症、癔症、抑郁症等。

（3）疼痛与感觉异常：头痛，三叉神经痛，腰腿痛，胃痛，肢端麻木，皮肤感觉异常等。

（4）皮层内脏功能失调所致的疾病：高血压病，冠心病，溃疡病，阳痿，月经不调，子宫脱垂等。

4.注意事项

（1）囟门未完全闭合的婴幼儿、孕妇，不宜用头针治疗。

（2）高热、心力衰竭、病危者禁用头针，血压不稳定者，必须等血压稳定后方可进行头针治疗。

（3）头皮有感染、溃疡、创伤、瘢痕等部位不宜针刺，可在其对侧取相应头针线进行针刺。

（4）头针刺入要注意避开毛囊。行针捻转时应注意观察患者表情，防止晕针。

（5）有脑出血病史者，头皮针必须谨慎从事。治疗前要认真进行各项检查，治疗时要避免过强的手法刺激，尽量少留针或不留针，加强严密监护。

（6）出针时，要用无菌棉球按压针孔，因头皮血管丰富，注意防止出血。

5.处方举例

（1）中风偏瘫：顶颞前斜线、顶中线、顶旁1线、顶旁2线，留针时嘱患者主动或被动运动。

（2）腰腿痛：顶中线、顶颞后斜线、顶旁1线。

（3）偏头痛：顶颞后斜线、颞前线、颞后线。

（4）皮层性视力障碍：枕上正中线、枕上旁线、额旁2线。

（二）耳针法

耳针法，是指用毫针或其他方法刺激耳穴，以防治疾病的方法。耳穴是耳郭表面与人体脏腑经络、组织器官、四肢躯干相互沟通的部位，是人体各部在耳郭的缩影，是阳性反应点与治疗刺激点。当人体内脏或体表发生病变时，往往在耳郭的相应部位有压痛、形态色泽改变或电阻改变,这些异常反应点可以作为诊断的依据,防治疾病的刺激部位。耳穴不仅能防治疾病,而且还具有诊断作用。如通过按压、观察、电阻测定等方法,寻找阳性反应点,以辅助诊断。耳针法有自己的刺激区,集中在耳郭上,具有诊断、预防、治疗、保健四位一体的优点。

1.耳穴的部位和主治

(1)耳郭表面解剖

①耳郭正面结构

耳垂:耳郭最下部的无软骨的皮垂。

耳轮:耳郭边缘向前卷曲的部分。

耳轮脚:耳轮前上端深入耳腔内的横行突起。

耳轮结节:耳轮外上方稍肥厚的小结节。

耳轮尾:耳郭末端,与耳垂相交处。

对耳轮:耳郭边缘内侧与耳轮相对的,上有分叉的平行隆起部分。

对耳轮上下脚:分别指对耳轮上端分叉的上支和下支。

三角窝:对耳轮上下脚构成的三角形凹陷。

耳舟:耳轮与对耳轮之间的凹沟。

耳屏:耳郭外面前缘的瓣状突起。

对耳屏:耳垂上部,与耳屏相对的隆起部。

屏上切迹:耳屏上缘与耳轮脚之间的凹陷。

屏间切迹:耳屏与对耳屏之间的凹陷。

轮屏切迹:对耳轮与对耳屏之间的凹陷。

耳甲:由对耳屏和弧形的对耳轮体部及对耳轮下脚下缘围成的凹窝。其中,耳轮脚以上部分的耳甲称耳甲艇,以下部分称耳甲腔。

外耳道口:耳甲腔内,被耳屏遮盖的孔。

②耳郭背面

耳轮背面:因耳轮向前卷曲,此面多向前方,又称耳轮外侧面。

耳舟后隆起:耳舟背面。

对耳轮后沟:同对耳轮相对应的背面凹沟处。

三角窝后隆起:三角窝的背面隆起处。

(2)耳穴的分布:耳穴的分布,特别是在耳郭前面,有一定的规律性,就像一个倒置在子宫内的胎儿,头朝下,臀与四肢朝上,胸腹躯干居中。与头面相应的穴位在耳垂及对耳屏,与上肢相应的穴位在耳舟,与下肢相应的穴位在对耳轮上、下脚,与躯干相应的穴位在对耳轮体,与腹腔相应的穴位在耳甲艇,与胸腔相应的穴位在耳甲腔,与消化道相应的穴位在耳轮脚周围环形排列,与耳鼻咽喉相应的穴位在耳屏周围。

（3）耳穴的部位和主治：国家标准"耳穴的名称与部位"共91穴，这里仅介绍临床中用的最多的耳穴（约41个）。

①耳中：在耳轮脚处。主治呃逆，荨麻疹，皮肤瘙痒，咯血。

②外生殖器：在对耳轮下脚前方的耳轮处。主治睾丸炎，附睾炎，阴道炎，外阴瘙痒。

③耳尖：在耳郭向前对折的上部尖端处。主治发热，高血压，急性结膜炎，麦粒肿，疼痛，风疹，失眠。

④结节：在耳轮结节处。主治头晕，头痛，高血压。

⑤风溪：在耳轮结节前方，指区与腕区之间。主治荨麻疹，皮肤瘙痒，过敏性鼻炎，哮喘。

⑥肩：耳舟上，将耳舟分五等分，自上而下在第4等分处。主治肩关节周围炎，肩部疼痛。

⑦膝：在对耳轮上脚中1/3处。主治膝关节肿痛。

⑧坐骨神经：在对耳轮下脚的前2/3处。主治坐骨神经痛，下肢瘫痪。

⑨交感：在对耳轮下脚末端与耳轮内缘相交处。主治胃肠痉挛，心绞痛，胆绞痛，肾绞痛，自主神经功能紊乱，心悸、多汗、失眠等。

⑩颈椎：在对耳轮体部将轮屏切迹至对耳轮上、下脚分叉处分为5等分，下1/5为本穴。主治落枕，颈椎病。

⑪胸椎：按上述分法，中2/5为本穴。主治胸胁疼痛，经前乳房胀痛，产后乳少，乳痈。

⑫神门：在三角窝后1/3的上部。主治失眠，多梦，各种疼痛，咳嗽，哮喘，眩晕，高血压，过敏性疾病，戒断综合征。

⑬内生殖器：在三角窝前1/3的下部。主治痛经，月经不调，白带过多，功能性子宫出血，遗精，阳痿，早泄。

⑭外耳：在屏上切迹前方近耳轮部。主治外耳道炎，中耳炎，耳鸣。

⑮屏尖：在耳屏游离缘上部尖端。主治发热，牙痛，腮腺炎，咽炎，扁桃体炎，结膜炎。

⑯外鼻：在耳屏外侧面中部。主治鼻疖，鼻部痤疮，鼻炎。

⑰肾上腺：在耳屏游离缘下部尖端。主治低血压，风湿性关节炎，腮腺炎，间日疟，链霉素中毒性眩晕，哮喘，休克，鼻炎，急性结膜炎，咽炎，过敏性皮肤病等。

⑱咽喉：在耳屏内侧面上1/2处。主治声音嘶哑，咽炎，扁桃体炎。

⑲内鼻：在耳屏内侧面下1/2处。主治鼻炎，副鼻窦炎，鼻衄。

⑳对屏尖：在对耳屏游离缘的尖端。主治哮喘，腮腺炎，皮肤瘙痒，睾丸炎，附

睾炎。

㉑缘中:在对耳屏游离缘上,对屏尖与轮屏切迹之中点处。主治遗尿,内耳眩晕症,功能性子宫出血。

㉒颞:在对耳屏外侧面的中部。主治偏头痛。

㉓皮质下:在对耳屏内侧面。主治疼痛,间日疟,神经衰弱,假性近视,胃溃疡,腹泻,高血压病,冠心病,心律失常。

㉔脾:耳甲腔的后上部。主治腹胀,腹泻,便秘,食欲缺乏,功能性子宫出血,白带过多,内耳眩晕,水肿,痿证,内脏下垂,失眠。

㉕心:在耳甲腔正中凹陷处。主治心动过速,心律失常,心绞痛,无脉证,自汗盗汗,癔症,口舌生疮,心悸怔忡,失眠,健忘。

㉖肺:在心、气管区周围处。主治咳喘,胸闷,声音嘶哑,痤疮,皮肤瘙痒,荨麻疹,扁平疣,便秘,戒断综合征,自汗盗汗,鼻炎。

㉗内分泌:在屏间切迹内,耳甲腔的前下部。主治痛经,月经不调,更年期综合征,痤疮,间日疟,糖尿病。

㉘口:在耳轮脚下方前1/3处。主治面瘫,口腔炎,胆囊炎,胆石症,戒断综合征,牙周炎,舌炎。

㉙胃:耳轮脚消失处。主治胃炎,胃溃疡,失眠,牙痛,消化不良,恶心呕吐。

㉚十二指肠:在耳轮脚上方后1/3处。主治十二指肠球部溃疡,胆囊炎,胆石症,幽门痉挛,腹胀,腹泻,腹痛。

㉛大肠:在耳轮脚上方前1/3处。主治腹泻,便秘,痢疾,咳嗽,痤疮。

㉜肾:在对耳轮下脚下方后部。主治腰痛,耳鸣,神经衰弱,水肿,哮喘,遗尿症,月经不调,遗精,阳痿,早泄,眼病,五更泄泻。

㉝胰胆:在耳甲艇的后上部。主治胆囊炎,胆石症,胆道蛔虫症,偏头痛,带状疱疹,中耳炎,耳鸣,听力减退,胰腺炎,口苦,胁痛。

㉞肝:在耳甲艇的后下部。主治胁痛,眩晕,经前期紧张症,月经不调,更年期综合征,高血压病,假性近视,单纯性青光眼,目赤肿痛。

㉟牙:在耳垂正面前上部。主治牙痛,牙周炎,低血压。

㊱眼:在耳垂正面中央部。主治假性近视,目赤肿痛,迎风流泪。

㊲面颊:在耳垂正面,眼区与内耳区之间。主治周围性面瘫,三叉神经痛,痤疮,扁平疣。

㊳内耳:在耳垂正面后中部。主治内耳眩晕症,耳鸣,听力减退。

㊴扁桃体:在耳垂正面下部。主治扁桃体炎,咽炎。

㊵耳背沟:在对耳轮沟和对耳轮上、下脚沟处。主治高血压病,皮肤瘙痒。

㊶耳迷根:在耳轮脚后沟的耳根处。主治胆囊炎,胆石症,胆道蛔虫症,鼻炎,

心动过速,腹痛,腹泻。

(4)耳穴的探查:由于耳穴是人体脏腑、器官、躯体在耳部的缩影,当人体某部位发生病变时耳部相应区域就会发生异常变化,如出现压痛、变形、变色、电阻改变等,采用相应的耳穴检测方法,便可得出初步诊断,作为临床参考。如肝炎早期可见肝穴区红润,后期可见肝区片状隆起。常用的耳穴检测方法如下。

①望诊法(观察法):在自然光线下,肉眼或借助放大镜观察耳部形态、色泽的改变的方法。观察耳郭的形态:是否有脱屑、水疱、丘疹、结节、条索状、隆起、凹陷等;色泽是否充血、红润、苍白、青紫、灰黑等。观察时要排除色素痣、冻疮及随生理变化出现的假阳性反应,如肺区出现丘疹、条索状物,提示有肺病,可进一步做 X 线片检查,以确诊是支气管炎、肺炎,还是肺结核。

②压痛法(按压法):用探棒在病变相应耳穴向心性均匀按压的方法。通常可用探棒或三棱针柄由周围向中心均匀按压,寻找痛点。当患者压痛时,可出现眨眼、皱眉、躲闪、拒按等反应。如胃痛患者,可在胃穴区找到明显的压痛点。

③电测定法:用耳穴电子测定仪测定患者耳郭良导点的方法。当人体患病时,相应穴区会出现电阻降低,导电量增加,形成良导点。在某穴区发现良导点,提示该穴区相应的脏器有疾病,可作为诊断参考。并可结合临床症状,作进一步检查以确诊。如在肝穴区发现良导点,可进一步检查肝功能、乙肝三对等确立诊断。

2.耳针操作技术

(1)毫针法:即采用短毫针刺激耳穴的方法。多选用 0.5～1 寸长,28～30 号粗的短毫针。首先对耳穴进行消毒,一般先用 2% 碘酒涂抹,再用 75% 的乙醇棉球脱碘。进针时,左手拇、示指固定耳郭,中指托着刺激点耳背,右手持针,捻入或插入,速刺进针。进针角度因部位而异。耳甲艇、耳甲腔、三角窝直刺;耳垂、耳舟平刺,其他部位可呈 40°～60° 斜刺。进针深度视耳郭厚薄与耳穴位置而定,一般刺入 2～3 分,以毫针稳定不晃为度。不可穿透背面皮肤。针刺手法以小幅度捻转为主,针感可为胀痛感、灼热感、凉爽感,局部可出现潮红。留针时间一般为 20～30 分钟,出针时左手托耳背,右手拔针,并用消毒棉球压迫止血。出针后再用碘酒涂擦 1 次。

(2)埋针法:将皮内针埋入耳穴内的方法。具有持久而微弱的刺激,适用于各种疼痛、慢性病、不能每天接受治疗者,或用于巩固疗效。局部消毒后,左手固定耳郭,绷紧埋针处皮肤,右手持镊子夹住消毒的皮内针柄,将针轻轻刺入耳穴,深度约为针体的 2/3,用手按压平整。耳垂部也可用麦粒型皮内针横刺透穴。每次埋针 3～5 穴,每日自行按压 3 次,留针 3～5 天。一般仅埋患侧耳穴,必要时可埋双侧耳穴。

(3)压丸法:用质硬光滑的小粒药物种子或药丸贴压耳穴的方法。压丸的材料多用王不留行,也可用油菜籽、莱菔子、绿豆、六神丸、人丹等,也可选用磁珠。选定穴位后,局部消毒,将粘在小方块胶布上的耳豆贴敷在耳穴上,并按压使之发热、胀痛。每次贴5穴左右,贴一侧耳穴,3天后取下贴对侧耳穴,病情重者可两侧同贴。嘱患者每天按压4～6次,每次每穴按压约30秒钟。

3.适用范围

耳针广泛用于内、外、妇、儿、五官科疾病的治疗,涉及病症达200多种,其中以疼痛的效果最好,同时,对于变态反应性疾病、各种炎症、功能性疾病也有较好的疗效。

(1)各种疼痛:外伤性疼痛、术后疼痛、神经性疼痛(偏头痛、坐骨神经痛、肋间神经痛等)、内脏疼痛(胃痛、胆绞痛等),以及炎症、肿瘤性疼痛均有一定的疗效。

(2)炎症:①五官科炎症:结膜炎、咽喉炎、扁桃腺炎等。②其他炎症:气管炎、肠炎、盆腔炎、面神经炎、末梢神经炎、风湿性关节炎等。

(3)过敏性变态反应性疾病:过敏性鼻炎,支气管哮喘,荨麻疹,输液反应等。

(4)内分泌代谢性疾病:甲状腺功能亢进症、肥胖症、尿崩症等。

(5)传染病:菌痢,疟疾,流感等。

(6)功能紊乱性疾病:心律失常,高血压,神经衰弱,肠道功能紊乱,月经不调,多汗症,癔症等。

(7)各种慢性病:腰腿痛,肩周炎,颈椎病,腰椎骨质增生,近视等。

(8)其他:耳针麻醉;妇产科催产催乳;预防感冒、晕车、晕船;防治输液、输血反应;戒烟戒毒、美容等。

4.注意事项

运用耳针法时,只要严格遵循操作规程,多不出现意外。最常见的事故是因消毒不严所引起的耳郭感染。由于耳郭肌肉较少,容易感染,若出现红肿、疼痛,应涂2%碘酒,或消炎软膏,服消炎药,防止化脓性耳软骨膜炎的发生。为了预防这类事故的发生,首先对针具严格消毒,皮内针最好使用一次性针;其次,耳穴穴区的消毒坚持先用碘酒再用乙醇的二步消毒法;最后,压丸时,不要用刮动压丸的手法,因为这也可以损伤表皮而发炎。

另外,耳郭上有湿疹、冻疮、破损、感染、溃疡部位禁针;孕妇禁用耳针;年老体弱,或有严重器质性病变者慎用耳针。耳针较痛,注意防止晕针。有运动障碍的患者,可在留针时,嘱患者活动肢体。

5.处方举例

(1)心律失常:心、神门、交感、皮质下、内分泌。

(2)失眠:神门、心、皮质下、肝、肾、交感、脾。

(3)荨麻疹:肺、肾上腺、风溪、耳中、神门、肝、脾。

(4)坐骨神经痛:坐骨神经、神门、臀、胰胆、膀胱。

(三)三棱针法

三棱针法是用三棱针刺破血络或腧穴,放出适量血液,或挤出少量液体,或挑断皮下纤维组织,以治疗疾病的方法。《灵枢·官针》篇称之为"络刺""赞刺""豹纹刺"等,现代称之为"放血疗法"。放血疗法在古代应用十分普遍,《灵枢·九针十二原》提出的"菀陈则除之,去血脉也",即是指通过刺络放血法祛除菀陈。三棱针古称"锋针",是一种"泻热出血"的常用工具。现三棱针多由不锈钢材料制成,针长约6cm,针柄稍粗呈圆柱体,针身呈三棱状,尖端三面有刃,针尖锋利。

1.操作步骤

三棱针的针刺方法一般分为点刺法、散刺法、刺络法、挑刺法四种。

(1)点刺法:是点刺腧穴放出少量血液或挤出少量液体的方法。此法多用于四肢末端及肌肉浅薄处的部位。如十宣、十二井穴和耳尖及头面部的攒竹、上星、太阳、印堂等穴。

操作时,先在点刺穴位的上下用手指向点刺处推按,使血液积聚于点刺部位,继而用2%碘酒棉球消毒,再用75%乙醇棉球脱碘,左手拇、示、中三指固定点刺部位,右手持针,用拇、示二指捏住针柄,中指指腹紧靠针身下端,针尖露出3～5mm,对准已消毒的部位点刺,轻轻挤压针孔周围,使出血少许,然后用消毒干棉球按压针孔。

(2)散刺法:又叫豹纹刺,是在病变局部及其周围进行连续点刺以治疗疾病的方法。此法多用于局部瘀血、血肿或水肿、顽癣等。

操作时,根据病变部位大小不同,可点刺10～20针,由病变外缘呈环形向中心点刺,点刺后配合挤压或拔罐等方法,以促使瘀血或水肿的排除,达到祛瘀生新、通经活络的目的。

(3)刺络法:是刺入浅表血络或静脉放出适量血液的方法,因出血量较多,也称结扎放血法。此法多用于曲泽、委中等肘膝关节附近有较明显浅表血络或静脉的腧穴,常用于治疗急性吐泻、中暑、发热等。

操作时,先用松紧带或橡皮带,结扎在针刺部位上端(近心端),然后常规消毒。针刺时,左手拇指压在被针刺部位下端,右手持三棱针对准针刺部位的静脉,斜向上刺入脉中2～3mm,立即出针,使其流出一定量的血液,待出血停止后,再用消毒干棉球按压针孔。当出血时,也可轻轻按压静脉上端,以助瘀血排出、毒邪得泻。

(4)挑刺法:是用三棱针挑断穴位皮下纤维样组织以治疗疾病的方法。此法常用于比较平坦的利于挑提牵拉的部位,比如背俞穴。该法多用于治疗肩周炎、胃痛、颈椎病、失眠、支气管哮喘、血管神经性头痛等较顽固的反复发作性疾病。

操作时,用左手按压施术部位两侧,或捏起皮肤,使皮肤固定,右手持针迅速刺入皮肤1~2mm,随即将针身倾斜挑破表皮,再刺入5mm左右,将针身倾斜并使针尖轻轻挑起,挑断皮下白色纤维样组织,尽量将施术部位的纤维样组织挑尽,然后出针,覆盖敷料。由于挑提牵拉伴有疼痛,可根据情况配合局部表浅麻醉。

2.适应范围

三棱针放血疗法具有通经活络、开窍泻热、调和气血、消肿止痛等作用,临床上适应范围广泛,多用于实证、热证、瘀血、疼痛等,如高热、中暑、中风闭证、咽喉肿痛、目赤肿痛、顽癣、痈疖初起、扭挫伤、疳证、痔疾、顽痹、头痛、丹毒、指(趾)麻木等(表7-4)。虚证慎用。

表7-4 常见病症的三棱针针刺部位与方法

常见病证	针刺部位	方法
高血压	耳尖	点刺
发热	耳尖	点刺
中暑	曲泽、委中	泻血
昏迷、昏厥	十宣、十二井	点刺
高热抽搐	十宣、十二井	点刺
头痛	太阳、印堂	点刺
目赤肿痛	太阳、耳尖	点刺
口喎	耳背静脉	泻血
咽喉肿痛	少商	点刺
中风失语	金津、玉液	点刺
瘿气	颈项部阿是穴	挑刺
瘰疬	颈项部	挑刺
肩周炎	肩部阿是穴	挑刺
关节肿痛	关节周围	散刺
急性腰扭伤	委中、腰部阿是穴	泻血
前列腺炎	八髎、腰骶部	挑刺
男性不育症	八髎、腰骶部	挑刺
痔疾	八髎、腰骶部	挑刺
顽癣	病位周围	散刺
疳积	四缝	点刺

3.注意事项

(1)严格消毒,防止感染。

(2)点刺时手法宜轻、稳、准、快,不可用力过猛,防止刺入过深,创伤过大,损害其他组织。一般出血不宜过多,切勿伤及动脉。

(3)三棱针刺激较强,治疗过程中须注意患者体位要舒适,谨防晕针。

(4)体质虚弱者、孕妇、产后及有自发性出血倾向者,不宜使用本法。

(5)每日或隔日治疗1次,1~3次为1个疗程,出血量多者,每周1~2次。一般每次出血量以数滴至3~5mL为宜。

(四)皮肤针法

皮肤针法是运用皮肤针叩刺入体一定部位或穴位,激发经络功能,调整脏腑气血,以达到防病治病目的的方法。皮肤针法是由古代的"半刺""扬刺""毛刺"等刺法发展而来。皮肤针呈小锤形,针头由多支短针组成,每支针的针尖不宜太锐,针柄一般长15~19cm,根据针头短针数目的不同,可分别称为梅花针(5支针)、七星针(7支针)、罗汉针(18支针)等。

1.操作方法

(1)操作特点:皮肤针主要是应用腕部的力量进行叩刺。操作时,将针具和叩刺部位用75%乙醇消毒,以右手拇指、中指、环指握住针柄,示指伸直按住针柄中段,运用腕力弹刺,使针尖叩刺皮肤,立即弹起,如此反复进行叩击。注意:叩击时针尖与皮肤必须垂直,弹刺要准确,强度要均匀,可根据病情选择不同的刺激部位或刺激强度。

(2)叩刺部位:皮肤针的叩刺部位,一般可分循经叩刺、穴位叩刺、局部叩刺三种。

①循经叩刺:是指沿着经脉进行叩刺的一种方法,常用于项背腰骶部的督脉和足太阳膀胱经。

②穴位叩刺:是指在穴位上进行叩刺的一种方法,主要是根据穴位的主治作用,选择适当的穴位或阳性反应点予以叩刺治疗,临床常用于各种特定穴、夹脊穴、阿是穴等。

③局部叩刺:是指在患部进行叩刺的一种方法,如扭伤后局部的瘀肿疼痛、顽癣等,可在局部进行围刺或散刺。

(3)刺激强度与疗程:皮肤针的刺激强度,是根据刺激的部位、患者的感觉和病情的不同而决定的,一般分轻、中、重三种。

①轻刺:用力稍小,针尖与皮肤接触时间短暂,皮肤仅现潮红、充血,无明显的疼痛感。适用于头面部、老弱、妇幼患者,以及病属虚证、久病者。

②重刺：用力较大，针尖与皮肤接触时间略长，以皮肤有明显潮红、微出血，患者可感受较强的疼痛为度。适用于压痛点、背部、臀部、年轻体壮患者，以及病属实证、新病者。

③中刺：介于轻刺与重刺之间，以局部有较明显潮红，但不出血为度，适用于一般部位，以及一般患者。

叩刺治疗，一般每日或隔日 1 次，10 次为 1 个疗程，疗程间可间隔 3～5 日。

2.适应范围

临床各种病证均可应用，以功能性失调疗效更佳，对器质性病变也有效。如近视、视神经萎缩，急性扁桃体炎、感冒、咳嗽，慢性肠胃病、便秘、头痛、失眠，腰痛，皮神经炎、斑秃，痛经，儿童弱智等。

3.注意事项

(1)针具要经常检查，注意针尖有无毛钩，针面是否平齐。针具可用 75% 的乙醇浸泡或擦拭消毒，最好专人专用。

(2)叩刺时动作要轻捷，垂直无偏斜，以免造成患者疼痛。

(3)局部如有溃疡或创伤者不宜使用本法，急性传染性疾病和急腹症也不宜使用本法。

(4)叩刺局部和穴位，若手法重而出血者，应进行清洁和消毒，注意防止感染。

(5)皮肤针治疗时，针具要保持完好，如针尖有钩毛、生锈，要及时处理。针具经常浸泡在 75% 的乙醇或其他消毒液内。有条件的，应使用一次性灭菌针具。叩刺的部位也应严格消毒。

（五）皮内针法

皮内针法是将特制的小型针具刺入并固定于腧穴部的皮内或皮下，通过柔和而较长久的刺激，以调整经络脏腑功能，达到防治疾病目的的方法，又称"埋针法"。它是古代针刺留针方法的发展，《素问·离合真邪论篇》有"静以久留"的刺法。

皮内针的针具有两种。一种称颗粒型，或称麦粒型，一般长 1cm，针柄形似麦粒；一种称掀钉型，或称图钉型，长 0.2～0.3cm，针柄呈环形。前一种针身与针柄成一直线，而后一种针身与针柄呈垂直状。

1.操作步骤

操作时，先将皮内针、镊子和埋针部皮肤进行严格的消毒。

(1)颗粒式皮内针：用镊子夹住针柄，对准腧穴，沿皮下横向刺入，针身可刺入 0.5～0.8cm，针柄留于皮外，然后用胶布顺着针身进入的方向粘贴固定。

(2)掀钉式皮内针：用镊子挟住针圈，对准腧穴，直刺掀入，然后用胶布固定。也可将针圈贴在小块胶布上，手执胶布直压掀入所刺穴位。

皮内针可根据病情决定其留针时间的长短,一般为 3~5 日,最长可达 1 周。若天气炎热,留针时间不宜过长,以 1~2 日为好,以防感染。在留针期间,可每隔 4 小时用手按压埋针处1~2 分钟,以加强刺激,提高疗效。

2.适应范围

皮内针法临床多用于某些需要久留针的疼痛性、反复发作性或久治不愈的慢性病证,如神经性头痛、面神经麻痹、胆绞痛、腰痛、痹证、神经衰弱、高血压、哮喘、小儿遗尿、痛经、产后宫缩疼痛等。

3.注意事项

(1)皮内针留针部位以不妨碍正常活动处腧穴为主,多选背俞穴、四肢穴和耳穴等。关节附近不可埋针,因活动时会疼痛。胸腹部因呼吸时会活动,亦不宜埋针。

(2)埋针后,如患者感觉疼痛或妨碍肢体活动时,应将针取出,改选穴位重埋。

(3)埋针期间,针处不可着水,热天出汗较多,埋针时间勿过长,避免感染。

(4)埋针针具可用 75％的乙醇浸泡消毒,最好专人专用。

(5)患者可以用干净的手间断按压针柄,以加强刺激量,提高治疗效果。

(6)若埋针处已发生感染,应给予常规外科包扎处理。如有发热等全身反应时,适当给予抗生素或者清热解毒中药治疗。

(六)电针法

电针法是指将毫针刺入腧穴得气后,再通以接近人体生物电的脉冲电流,利用针和电的两种刺激,激发调整经络之气,以防治疾病的方法。

1.电针操作

电针仪的种类繁多,虽然每种电针仪具有不同的特点,但操作的原则与程序基本相似。

(1)先按毫针操作程序,将毫针刺入穴位寻到得气感应。

(2)将电针仪(输出已经调至"0"位)输出导线的一对电极分别接在一对毫针针柄上,如遇只需单穴电针时,可将一个电极接在该穴的毫针上,另一个电极接在用水浸湿的纱布上,作无关电极。一般将同一对输出电极连接在身体的同侧,在胸、背部的穴位上使用电针时,不可将 2 个电极跨接在身体两侧,避免电流回路经过心脏。

(3)打开电源,选好波形,逐渐加大电流强度,以患者耐受为度。

(4)通电时间一般在 20 分钟左右。用于镇痛则一般 15~45 分钟。

(5)结束电针治疗时,应先将输出退回"0"位,然后关闭电源开关,取下导线,最后按一般毫针起针方法将针取出。

一般 5～7 次为 1 个疗程,每天 1 次或隔天 1 次;慢性病的疗程可稍长,一般 10 次为 1 个疗程;急性病、新发病疗程可缩短,每天可电针 2 次。2 个疗程之间可休息 3～5 天。

2.临床应用

电针所输出的脉冲电流可调整人体生理功能,有止痛、镇静、促进气血循环、调整肌张力等作用,治疗范围广泛,临床常用于各种痛证、痹证、痿证和内脏器官的功能性失调等,并可用于针刺麻醉。

(1)处方选穴:电针法的处方配穴与针刺法相同。可按传统针灸理论,循经选穴或者辨证选穴。在选穴时,要注意电流回路要求,尽量邻近配对选穴。一般选择其中的主穴,配用相应的辅助穴位,多选同侧肢体的 1 对到 3 对穴位为宜。

(2)脉冲电流的选择:电针仪输出的是脉冲电,所谓脉冲电是指在极短时间内出现的电压或电流的突然变化。临床上常用的电针输出波形为连续波、疏密波和断续波。

①连续波:由单个脉冲采用不用方式组合形成。频率有每分钟几十次至每秒钟几百次不等。频率快的为密波,一般在每秒 50～100 次,能降低神经应激功能,常用于止痛、镇静、缓解肌肉和血管痉挛、针刺麻醉等;频率为每秒 2～5 次的连续波为疏波,其刺激作用较强,能引起肌肉充分收缩,提高肌肉韧带的张力,常用于治疗痿证和各种肌肉、关节、韧带、肌腱的损伤等。

②疏密波:是疏波、密波自动交替出现的一种波形,能克服单一波形易产生适应的缺点。疏密波电针能增加代谢,促进气血循环,改善组织营养,消除炎症水肿,常用于扭挫伤、关节周围炎、坐骨神经痛、面瘫、肌无力、局部冻伤等。

③断续波:是有节律地时断、时续的一种波形,该波形不易使机体产生适应,其动力作用颇强,能提高肌肉组织的兴奋性,对横纹肌有良好的刺激收缩作用,常用于治疗痿证、瘫痪等。

(3)电流的刺激强度:通常以患者能够承受为宜,应使患者局部肌肉做节律性收缩,或伴有酸、胀、麻、热等感觉。有些患者会出现"电针耐受"现象,即电针的感应与疗效逐渐降低,可通过适当加大输出电流量,或采用间歇通电法加以防范。

3.适应范围

凡用毫针治疗有效的病证均可适当选择电针治疗。其中对颈肩腰腿痛、神经麻痹、脑血管意外后遗症、小儿麻痹、胃肠疾病、心绞痛、高血压等疗效较好。在针刺麻醉中,电针也常被应用。

4.注意事项

(1)电针刺激量较大,需要防止晕针,体质虚弱、精神紧张者,注意电流不能过大。电针感应强,通电后会产生肌肉收缩,需事先告诉患者,使其思想上有准备,配合治疗。

（2）电针仪使用前必须检查其性能是否良好，输出值是否正常。调节电针电流时，应逐渐从小到大，不可突然增强，以防止引起肌肉强烈收缩，造成弯针、折针或晕针等，年老体弱、精神紧张者，尤应注意。如电流输出时断时续，需注意导线接触是否良好，应检查修理后再用。干电池使用一段时间后如输出电流微弱，需更换新电池。治疗后，需将输出调节按钮全部归零，随后关闭电源。

（3）对患有严重心脏病患者，治疗时应注意，避免电流经过心脏回路。不宜在延髓、心前区附近的穴位使用电针，以免诱发癫痫、心跳和呼吸骤停。在接近延髓、心脏附近的穴位使用电针时，电流宜小，切勿通电太强，以免发生意外。孕妇慎用电针。

（4）针柄如经过温针火烧之后，因表面氧化导电性下降及质地变脆，容易引发事故，不宜使用。

（5）患者年老、体弱、醉酒、饥饿、过饱、过劳时不宜使用电针。

（七）穴位注射法

穴位注射法又称水针，是将适量中西药物的注射液注入穴位，以防治疾病的方法。穴位注射法是在针刺疗法和现代医学封闭疗法的基础上发展起来的方法，它具有针刺与药物对穴位的双重刺激作用，具有操作简便、用药量小、适应证广、作用迅速等特点。

1.操作方法

（1）针具：使用消毒或一次性的注射器与针头。可根据使用药物和剂量大小及针刺的深浅，选用不同规格的注射器和针头，一般可使用 1mL、2mL、5mL 注射器，若肌肉肥厚部位可使用 10mL、20mL 注射器。针头可选用 5～7 号普通注射针头、牙科用 5 号长针头，以及肌肉封闭用的长针头等。

（2）操作特点：选择适宜的消毒注射器和针头，抽取适量的药液，在穴位局部消毒后，右手持注射器对准穴位或阳性反应点，快速刺入皮下，然后将针缓慢推进，达一定深度后，进行和缓的提插，当获得得气感应时，回抽无血后，再将药液注入。凡急性病、体强者可用快推的较强刺激；慢性病、体弱者可用缓推的较弱刺激；一般疾病患者用中等速度推药液。如推注药液较多，可采用由深至浅，边推药液边退针，或分几个方向注射药液。

（3）注射剂量：穴位注射的用药剂量差异较大，决定于注射部位、药物的性质和浓度。一般耳穴每穴注射 0.1mL，面部每穴注射 0.3～0.5mL，四肢部每穴注射 1～2mL，胸背每穴注射 0.5～1mL，腰臀部每穴注射 2～5mL 或 5%～10% 葡萄糖每次可注射 10～20mL，而刺激性较大的药物（如乙醇）和特异性药物（如抗生素、激素、阿托品等)一般用量较小,每次用量为常规量的 1/10～1/3。中药注射液的穴位注射常规剂量为 1～4mL。

(4)选穴与疗程:选穴原则同毫针刺法。选穴宜少而精,以 1～3 个腧穴为宜。为获得更佳疗效,最好选用背腰部、胸腹部或四肢部出现的条索、结节、压痛,以及皮肤的凹陷、隆起、色泽变异等阳性反应的穴位或部位进行注射。每日或隔日注射 1 次,反应强烈的可以间隔 2～3 日注射 1 次,所选腧穴可交替使用。6～10 次为 1 个疗程,疗程间休息 3～5 日。

(5)常用药物:凡可用于肌内注射的药液均可供穴位注射用。常用的穴位注射药液有以下三类。

①中草药制剂:如丹参注射液、川芎嗪注射液、鱼腥草注射液、银黄注射液、柴胡注射液、威灵仙注射液、徐长卿注射液、清开灵注射液等。

②维生素类制剂:如维生素 B_1、维生素 B_6、维生素 B_{12} 注射液,维生素 C 注射液,维丁胶性钙注射液。

③其他常用药物:5％～10％葡萄糖、生理盐水、三磷腺苷、神经生长因子、胎盘组织液、硫酸阿托品、山莨菪碱、青霉素、泼尼松龙、盐酸普鲁卡因、利多卡因、氯丙嗪等。

2.适应范围

穴位注射法的适用范围非常广泛,凡是针灸的适应证大部分可以用本法治疗。在临床上可应用于肩周炎、关节炎等运动系统疾病,面神经麻痹、坐骨神经痛等神经系统疾病,胃下垂、腹泻等消化系统疾病,支气管炎、上呼吸道感染等呼吸道疾病。

3.注意事项

(1)严格无菌操作,防止感染。

(2)穴位注射后局部通常有较明显的酸胀感,随后局部或更大范围有轻度不适感,一般 1 天后消失。

(3)注意注射用药的有效期、有无沉淀变质等情况,凡能引起过敏反应的药物,如青霉素、链霉素、普鲁卡因等,必须先做皮试。

(4)一般药液不宜注入关节腔、脊髓腔和血管内。还应注意避开神经干,以免损伤神经。

(5)孕妇的下腹部、腰骶部和三阴交、合谷等不宜用穴位注射法,以免引起流产。

(6)儿童、老人、体弱、敏感者药液剂量应酌减。

(八)穴位贴敷法

穴位贴敷法是指在穴位上贴敷药物,通过药物和穴位的共同作用治疗疾病的方法。若采用刺激性的药物(如毛茛、斑蝥、白芥子、甘遂等)捣烂或研粉贴敷穴位,引起局部发疱如"灸疮",则称为"天灸""自灸",现代又称"发疱疗法"。若将药物贴敷于神阙穴,通过脐部吸收或刺激脐部以治疗疾病时,又称"脐疗法"。若将药物贴敷于涌泉穴,通过足部吸收或刺激足部以治疗疾病时,又称"涌泉疗法""足心疗法"。

由于穴位贴敷法既有药物对穴位的刺激作用,又有皮肤组织对药物有效成分的吸收而发挥出的药物效应,具有二者的双重治疗作用。另外药物通过皮肤吸收,不经过消化道,可以避免肝脏及消化酶对药物成分的分解、破坏,使药物保持更多的有效成分,更好地发挥其治疗作用。某些剧毒药物,若口服对消化道刺激太大,或对肝、肾的不良反应较大,如巴豆、斑蝥、川乌、草乌、甘遂、马钱子等。如果采用穴位贴敷,则可避免这些不良反应。穴位贴敷法安全、简便易行,对老人、小孩、畏惧药物、药入即吐者尤为适宜。

穴位贴敷法与现代医学的"透皮给药系统"有很多相似之处,随着现代医学对"透皮给药系统"的深入研究,中药与经络腧穴相结合的透皮治疗将有广阔的发展前景。

1.操作方法

(1)药物的选择:凡是临床上有效的汤剂、丸剂,均可熬膏或研粉用于穴位敷贴。正如吴师机在《理瀹骈文》中所说:"外治之理即内治之理,外治之药亦即内治之药,所异者,法耳。"与内服药物相比,敷贴药物又有以下特点。

①多用通经走窜、开窍活络之品:如麝香、冰片、丁香、肉桂、花椒、白芥子、生姜、葱白、大蒜、细辛、白芷、皂角、穿山甲、乳香、没药、王不留行、牛膝等。

这些药物,不仅本身能治疗相应的病变,而且通经活络、走而不守,能促进其他药物向体内的渗透,以发挥最佳效应。

②多选气味俱厚、甚至力猛有毒之品:如生南星、半夏、川乌、草乌、巴豆、斑蝥、甘遂、马前子等。

这些药物口服有毒,对肝、肾等脏器有损害,但气味俱厚、药性猛烈、穿透力强,透皮给药,能通过经络腧穴,直达病所,起到速捷的效果。

③补法可选血肉有情之品:如羊肉、鳖甲、龟甲、动物内脏等,在膏剂中用得较多。

④选择适当的溶剂调和贴敷药:a.酒调:行气通络,消肿止痛,可促进血液循环、促使药物的渗透、吸收,对缓性药还可激活其性,提高疗效;b.醋调:解毒化瘀,敛疮,对峻猛药,可缓其性;c.油调:润肤生肌,小麻油还能清热解毒;d.水调:专取药物性能,只调溶而不增加作用;e.姜汁调:温经活络,行气活血,能促进药物的渗透与吸收。

常用的溶调剂还有蒜汁、蜂蜜、蛋清、凡士林等。还可针对病情应用药物的浸剂作溶调剂。

（2）药物的制作

①丸剂：将药物研末，用水、蜜、药汁均匀拌和，制成圆形药丸。

②散剂：将药物研末，填放脐部进行治疗。

③糊剂：将药物研末，用姜汁或其他溶调剂调成糊状。

④膏剂：将药物制成膏药或软膏。

⑤饼剂：将药物研末，加适量的水调匀，制成药饼；也可将新鲜中草药的根茎叶等捣碎制成药饼。

（3）穴位的选择：穴位贴敷的选穴与针灸选穴总体上是一致的，是以脏腑经络学说为基础，通过辨证选取敷贴的穴位。所选穴位力求少而精，以局部穴位为主，并应结合以下特点。

①选病变局部的穴位贴：病变局部穴位距病所最近，有利于药力直接渗透到病所。如咳嗽，选肺俞、风门。

②选阿是穴贴药：若病变局部没有穴位，可以"以痛为腧"，选阿是穴贴敷药物，促使药力直达病所。

③选经验穴贴药：如吴茱萸贴涌泉穴治小儿流涎、高血压，蒜泥或蒜片贴涌泉治鼻衄，吴茱萸、细辛、大黄贴涌泉治疗咽喉肿痛，威灵仙贴身柱治疗百日咳，五倍子、何首乌研末醋调贴敷中极穴治遗尿，蓖麻子贴百会穴治脱肛、子宫脱垂。

④选常用穴贴药：神阙与涌泉为常用贴敷穴位，有脐疗法、足心疗法之称。

（4）敷贴方法

①体位、定穴与消毒：根据所选穴位，采用适当体位。用拇、食甲掐"十"字定准穴位。用温水将局部洗干净，或用75％乙醇棉球擦干净，也可用助渗剂穴位涂擦，或助渗剂与药物调和后再用。

②贴敷、固定与换药：将药物研末，用适当溶剂调成糊状，或研粉后熬成膏剂；也可直接选用鲜品捣烂备用（如毛茛、墨旱莲）。先将贴敷药固定在穴位上，再用油纸或塑料薄膜覆盖，然后用胶布或绷带固定。

换药前先用消毒干棉球浸水轻轻揩去皮肤上的药物，擦干后按上述方法贴敷药物并固定好。一般隔1～3天换药1次。刺激性较强的药物，应根据患者的反应和发疱程度确定贴敷时间，几分钟至几小时不等，如新鲜毛茛贴敷1～2小时便充血、起疱，则可除去。如需再贴药，应等局部皮肤基本恢复正常后再敷贴，或另取穴位贴敷。寒证患者，还可在药上热敷或艾灸。

2.适应范围

本法适应范围很广，无论是外感病还是内脏病，无论是急性病还是慢性病，均可运用,常用于感冒、急慢性支气管炎、支气管哮喘、面神经炎、神经衰弱、腹泻、子宫脱垂、脱肛、小儿遗尿、流涎、咽喉炎、鼻衄等病证。治疗的病证以内、妇、儿、五官科杂病为多,并且具有预防保健作用。

3.注意事项

(1)凡用溶剂调敷药物时,应随调制随贴敷,以防蒸发变干。

(2)若用膏药贴敷,应掌握好温化膏药的温度,以防烫伤或贴不住。

(3)对胶布过敏者,改用绷带或肤疾宁贴膏固定。

(4)对刺激性强、毒性大的药物,如斑蝥、马前子、巴豆,敷贴药量与穴位宜少,面积宜小,时间宜短,防止药物中毒。

(5)对久病体弱消瘦、有严重心、肝、肾脏病者,药量宜小,时间宜短,并注意观察有无不良反应。

(6)对孕妇、幼儿,避免使用刺激性强、毒性大的药物。

(7)对残留在皮肤上的药膏,不可用汽油或肥皂等有刺激性物品擦洗。

4.处方举例

(1)支气管哮喘:炙白芥子21g,延胡索21g,甘遂12g,细辛12g,研末,为1人3次用量。在三伏天的初伏、中伏、末伏各贴1次,每次贴1/3。使用时加姜汁调成糊状,贴肺俞、心俞、膈俞3穴左右共6个穴点,油纸覆盖,胶布固定,4～6小时后取下。

(2)尿潴留:甘遂适量研末,温开水调成糊膏状,也可加入面粉适量调成糊状,贴敷中极穴,油纸覆盖,胶布固定。

(九)穴位埋线法

穴位埋线法是将羊肠线埋入穴位内,利用羊肠线对穴位的持续刺激作用以治疗疾病的方法。

穴位埋线后,羊肠线在体内软化、分解、液化和吸收时,对穴位产生的生理、物理及化学刺激作用较长,从而对穴位产生一种缓慢、柔和、持久、良性的长效针感效应,从而达到平衡阴阳、调和气血、调整脏腑的目的。

本疗法古书中并无记载,为现代人在长期临床实践中按照经络原理发展起来的一种现代针灸方法。羊肠线刺激经络穴位后,能提高机体免疫力,增强抗病能力,并能改善血液循环。

1.操作方法

(1)器材与穴位

①器材:a.一般器材:2%碘酒、75%乙醇、00号铬制羊肠线、剪刀、镊子或血管钳、注射器、一次性手套、消毒敷料、胶布、创可贴等。b.埋线针具:一次性埋线针;

12 号腰椎穿刺针:将针芯前端磨平,便于推羊肠线;特制埋线针:针尖呈三角形,底部有一缺口,针柄粗而扁平,便于持针,不锈钢制作,长 12～15cm;8 号或 9 号普通注射针头:2 寸的毫针(0.40mm),剪去针尖。针具在使用前均应高压消毒,一次性埋线针除外。

②穴位:选用肌肉较丰富的穴位,取穴宜少而精,每次取 1～3 穴。如胃溃疡选取胃俞、脾俞、中脘、梁门、足三里、肝俞,慢性肠炎选取关元、天枢、归来、大肠俞、上巨虚。

(2)具体操作方法:局部常规消毒后,术者戴消毒橡皮手套。剪一段 00 号,1～2cm 的羊肠线放在一次性埋线针针管前端,接针芯,左手拇示指绷紧或捏起进针部位皮肤,右手持针刺入所需深度。当出现针感时,边推针芯,边退针管,将羊肠线埋在穴位肌层,贴上创可贴或无菌纱布。也可用腰穿针、注射针头埋线,方法同上。用特制的埋线针埋线时,穴位标记,局部皮肤常规消毒后做浸润麻醉,剪 2～3cm 羊肠线套在针尖缺口上,两端用血管钳夹住,右手持针柄,左手持钳,针尖缺口向下,以 30°左右的角度刺入,当缺口进入皮内后,左手将血管钳松开;右手继续进针,待线头埋入皮下后再进针 0.5cm,将针顺原方向退出,用消毒干棉球压迫针孔片刻,贴创可贴。每周 1 次。

2.适应范围

穴位埋线法主要用于慢性顽固性疾病,如胃痛、腹泻、哮喘、癫痫、肩周炎、偏瘫、痿证、腰腿痛等。

3.注意事项

(1)无菌操作,预防感染。埋线器械必须高压消毒,除注射针头埋线法外,都应戴消毒橡皮手套施术,三角针埋线法还必须铺无菌孔巾。

(2)羊肠线最好埋入肌肉层,线头不可暴露于皮肤之外。

(3)掌握好埋线深度,不可伤及内脏、大血管、神经干。

(4)局部皮肤有感染、溃疡者不宜埋线,结核病、心脏病、妊娠期不宜埋线。

(5)羊肠线用剩后可浸泡在 75％乙醇中,临用前再用生理盐水浸泡。

(6)同一穴位多次埋线,应偏离上次埋线部位。

(7)注意术后反应,有异常反应时,应及时处理。异常反应主要有以下几种情况。

①感染:治疗后 3～4 天局部红肿、疼痛加剧,伴全身畏寒发热,白细胞明显升高者,应予抗感染处理,局部热敷,应用抗生素。

②过敏:对异性蛋白反应强烈,出现局部红肿、瘙痒、发热、脂肪液化,甚至羊肠线溢出者,应给予抗过敏处理。

③神经损伤：如坐骨神经损伤、腓神经损伤，可出现足下垂、足大趾不能背屈，甚至下肢不能活动。

发生以上现象，应及时抽出羊肠线，并给予适当处理。

第二节　成人推拿法

一、摆动类手法

（一）一指禅推法

以拇指端或螺纹面着力，通过腕部的往返摆动，使所产生的功力通过拇指持续不断地作用于施术部位或穴位上，称为一指禅推法。禅，佛学术语，原名禅那，静虑意，此指内功、内劲。一指禅推法为一指禅推拿流派的代表手法，其特点是手法操作缠绵，讲究内功、内劲，故初学时易形似，难以神似，须刻苦、经久习练才能掌握。

1.动作要领

拇指自然伸直，余指的掌指关节和指间关节自然屈曲，以拇指端或螺纹面着力于体表施术部位或穴位上。沉肩、垂肘、悬腕，前臂主动运动，带动腕关节有节律地摆动，使所产生的力通过指端或螺纹面轻重交替，持续不断地作用于施术部位或穴位上（图 7-13）。手法频率每分钟 120～160 次。

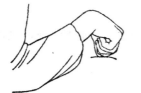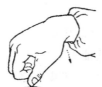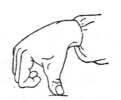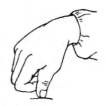

图 7-13　一指禅推法

一指禅推法，亦可以拇指偏峰或拇指指间关节背侧部着力操作，名为一指禅偏峰推法和一指禅屈指推法，为一指禅推法的变化运用。一指禅偏峰推法，是以拇指偏峰部着力，拇指伸直并内收，余指掌指部伸直，腕关节微屈，前臂主动运动，带动腕关节做轻度摆动或旋动，使其力作用于拇指偏峰部。一指禅屈指推法，又称跪推法，将拇指屈曲，指端顶于示指桡侧缘，或以螺纹面压在示指的第二节指背上，余指握拳，以拇指指间关节桡侧或背侧着力于施术部位或穴位上，其运动过程同一指禅推法。

2.适用范围

多用于头痛、失眠、面瘫、近视、颈椎病、冠心病、胃脘痛、月经不调、关节炎等病证。

　　一指禅推法接触面小,刺激偏弱或中等,非以力取胜,而是讲究内功、内劲,故初习者难以应用。即使是长期从事推拿医疗工作的医师如对其认识不足,临床应用较少或不结合练功,亦难以运用自如。一指禅推法如以指端操作,其接触面最小,易于施力,刺激相对较强,而如以螺纹面操作,则接触面相对较大,刺激亦相对较平和,两者多用于躯干部及四肢部的经络腧穴。由一指禅推法演变而来的一指禅偏峰推法和跪推法,前者接触面小而窄,以其"少商劲"的轻快柔和,多用于颜面部,而后者接触面亦小,刺激却刚劲有力,一般多用于颈项及四肢关节部。

　　3.注意事项

　　(1)宜姿势端正,心和神宁。姿势端正,有助于一指禅推法的正确把握;心和神宁,则有利于手法操作的功贯拇指。

　　(2)操作时要沉肩、垂肘、悬腕、掌虚指实、紧推慢移。沉肩,指肩关节放松,肩胛骨自然下沉,以腋下空松,能容纳一拳为宜;垂肘,指肘部下垂,一般体位下肘部宜低于腕部;悬腕,指腕关节悬屈,弓背向上,有如悬吊一般,在腕关节放松的基础上,应尽可能屈曲 90°;掌虚指实,指手法操作时,除拇指外其余手指及手掌部均要做到放松,虚不受力,而拇指则要蓄满功力,以自然压力进行操作;紧推慢移,指手法操作时腕部的摆动频率较快,每分钟 120～160 次,但拇指端或螺纹面在施术部位上的移动却较慢。

　　(3)宜掌握好拇指指间关节屈伸与不屈伸两种术式的运用。若术者拇指指间关节较僵硬,活动范围较小或治疗时需要较柔和的刺激,宜选用屈伸拇指指间关节的术式操作;若术者拇指指间关节较灵活,活动范围较大或治疗时需要较强的刺激,宜选用不屈伸拇指指间关节的术式操作。

　　(4)操作时注意力不可分散,不要耸肩用力,肘部不可外翘,拇指端或螺纹面与施术部位不要形成摩擦移动或滑动。

(二)㨰法

　　以手背部在体表进行连续的滚动,称为㨰法。㨰法为㨰法推拿流派的代表手法,以其滚动之力作用于体表,刺激平和,安全舒适,易于被人接受,具有良好的调整作用。

　　1.动作要领

　　拇指自然伸直,余指屈曲,以小指、无名指的掌指关节屈曲为最大,约达 90°。余指屈曲的角度则依次减小,如此则使手背沿掌横弓排列呈弧面,以绷紧手背,使之易于施力。以第五掌指关节背侧为吸点吸附于体表施术部位上,以肘关节为支点,前臂主动做推旋运动,带动腕关节做较大幅度的屈伸和一定的旋转活动,使手背偏尺侧部在施术部位上进行连续不断地滚动(图 7-14)。手法频率每分钟 120～160 次。

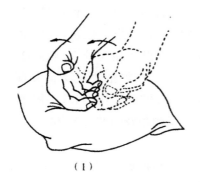 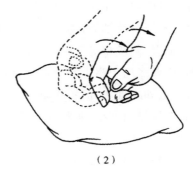

（1） （2）

图 7-14 滚法

滚法亦常用掌指关节背侧部和拳顶部为滚动着力面进行操作,名为掌指关节滚法和拳滚法,为滚法的变化运用。掌指关节滚法,其动作要领与滚法基本相同,唯其滚动着力面由手背尺侧部变为小指、无名指、中指及示指的掌指关节背侧,操作时腕关节宜屈向尺侧,其屈伸活动亦较滚法明显减小。拳滚法,其手法准备形态与运动过程较滚法明显不同,其滚动着力面为示指、中指、无名指和小指的第一节指背、掌指关节背侧及近侧指间关节背侧部,前臂主动施力,在无前臂旋肌参与运动的情况下,单纯进行推拉摆动,带动腕关节做无尺、桡侧偏移及旋转的屈伸活动,使之形成滚动。为进一步加强刺激,亦可仅以示指、中指、无名指及小指的近侧指间关节背侧部为滚动着力面,此时腕关节的屈伸幅度明显减小(图 7-15)。

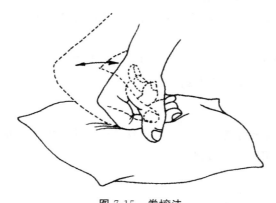

图 7-15 拳滚法

2.适用范围

用于颈椎病、肩关节周围炎、腰椎间盘突出症、各种运动损伤、运动后疲劳、偏瘫、截瘫、高血压、糖尿病、痛经、月经不调等多种病证,也是常用的保健推拿手法之一。

　　滚法接触面广,刺激平和舒适,非补非泻,重在调整,故既可用于实证,又能用于虚证。所取治疗部位无论肌肉丰厚或薄弱均可,多用于项、背、腰臀及四肢部。而由滚法演变而来的掌指关节滚法和拳滚法,其接触面积较小,刺激较强,一般多用于背部、腰臀部及下肢后侧的肌肉丰厚处。

　　3.注意事项

　　(1)肩关节宜放松下垂,屈肘成140°,上臂中段距胸壁约一拳远,松腕,食、中、无名和小指的掌指关节屈曲幅度逐渐增加,其中无名指与小指应达到90°。

　　(2)操作过程中,腕关节屈伸幅度应达到120°,即前滚至极限时屈腕约80°,回滚至极限时伸腕约40°,使手背部1/2面积(尺侧)依次接触治疗部位。

　　(3)滚法对体表应产生轻重交替的滚动刺激,前滚和回滚时着力轻重之比为3∶1,即"滚三回一"。

　　(4)操作时不宜拖动、碾动、跳动和摆动。拖动是由于吸点不牢而形成拖擦;碾动是由于吸点位置错后,将滚动的中心点移到了小鱼际处,且手法操作频率过慢而形成碾压;跳动是由于前滚时推旋力过大,回滚时回旋力过小而形成跳弹;摆动则是腕关节屈伸幅度过小所致。

　　(5)滚法在移动操作时,移动的速度不宜过快。即在滚动的频率不变的情况下,于所施部位上缓慢移动。

(三)揉法

　　以指、掌或肢体其他部分在体表施术部位上作轻柔灵活地上下、左右或环旋揉动,称为揉法。揉法是常用手法之一,根据肢体操作部分的不同而分为掌揉法、指揉法等。其中掌揉法又分为大鱼际揉法、掌根揉法等,指揉法分为拇指揉法、中指揉法等多种揉法。

　　1.动作要领

　　(1)大鱼际揉法:以手掌大鱼际部着力于施术部位上。沉肩,屈肘成120°～140°,肘部外翘,腕关节放松,呈微屈或水平状,以肘关节为支点,前臂做主动运动,带动腕关节进行左右摆动,使大鱼际在治疗部位上进行轻柔灵活的揉动,手法频率为每分钟120～160次(图7-16)。

　　(2)掌根揉法:肘关节微屈,腕关节放松并略背伸,手指自然弯曲,以掌根部附着于施术部位上。以肘关节为支点,前臂做主动运动,带动腕掌做小幅度的回旋运动,使掌根部在施术部位上进行柔和的连续不断地旋转揉动,手法频率每分钟120～160次(图7-17)。

　　掌揉法中,除以上两种揉法外,还可以手掌的全掌及小鱼际部为着力面进行操作,前者称全掌揉法,后者为小鱼际揉法。全掌揉法的动作要领与掌根揉法基本相同,而小鱼际揉法则差异较大。小鱼际揉法的发力部位仍在前臂,以小鱼际部着力,唯其腕部不可放松,要伸直挺劲,其运动形式可以是环转,亦可以是上下或左右方向揉动。

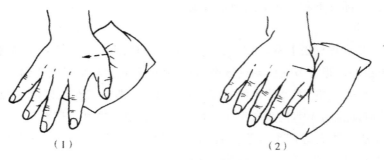

（1）　　　　　　　　　　　　　（2）

图 7-16　大鱼际揉法

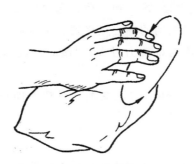

图 7-17　掌根揉法

（3）拇指揉法:以拇指螺纹面置于施术部位上,余四指置于其相对或合适的位置以助力,腕关节微屈或伸直。以腕关节为支点,拇指主动做环转运动,余指配合拇指做助力运动,使拇指螺纹面在施术部位上做连续不断地旋转揉动,手法频率每分钟 120～160 次(图 7-18)。

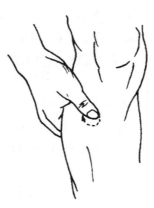

图 7-18　拇指揉法

(4)中指揉法:中指指间关节伸直,掌指关节微屈,以中指螺纹面着力于施术部位或穴位上。以肘关节为支点,前臂做主动运动,通过腕关节使中指螺纹面在施术部位上做轻柔灵活的小幅度的环旋或上下、左右揉动,手法频率每分钟 120~160 次。为加强揉动的力量,可以示指螺纹面搭于中指远侧指间关节背侧进行操作(图 7-19)。

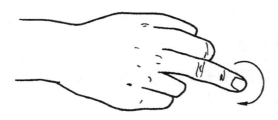

图 7-19 中指揉法

指揉法还可以示指或示指、中指、无名指并拢进行操作,前者称示指揉法,后者为三指揉法,其动作要领均同中指揉法。

揉法中,除指揉法和掌揉法外,还可以用拳、前臂、肘和足部进行操作,名为拳揉法、臂揉法、肘揉法和足揉法。拳揉法是以拳顶或拳的食、中、无名和小指的近侧指间关节背侧部为着力面,以肘关节为支点,前臂为动力源,余同掌根揉法。臂揉法是以前臂中段的内侧部或尺侧部为着力面,以肩关节为支点,上臂为动力源进行操作。肘揉法是以肘部的尺骨上段背侧或肘尖的尺骨鹰嘴部为着力面,余同臂揉法。足揉法是以足掌前部或足跟部为着力面,以膝关节和髋关节为支点,以下肢的股部及小腿为动力源进行操作。

2.适用范围

用于胃脘痛、便秘、泻泄、癃闭、头痛、软组织扭挫伤、颈椎病、骨折术后康复、小儿斜颈、小儿遗尿、近视等多种病证。

揉法接触面可大可小,刺激平和舒适,具有较好的化瘀作用。指揉法接触面小,力弱,适于头面部腧穴;大鱼际揉法属揉法中特例,因其腕部的旋动、摆动,而使大鱼际部产生揉压动作,适用于腹部、面部、颈项部及四肢部;掌根揉法面积较大,力沉稳适中,多用于背、腰、臀、躯干部;至于拳揉法,力较刚猛,多用于背部;前臂揉法,其力可刚可柔,多用于背腰、四肢及胸腹部;肘揉法力最重,多用于背、腰、臀及股后部;足揉法属"脚法"中的一种,经久练才能掌握,其力可刚可柔,多用于背腰及四肢部。

3.注意事项

(1)所施压力要适中,以受术者感到舒适为度。揉动时要带动皮下组织一起运动,动作要灵活而有节律性。

（2）要掌握好揉动频率。揉法的揉动频率一般情况下是每分钟 120～160 次，但亦有特例情况，比如指揉法在面部操作时可以先缓慢地揉动 3 次，然后按一下，形成"揉三按一"的连续操作。

（3）大鱼际揉法前臂有推旋动作，腕部宜放松，而指揉法腕关节要保持一定的紧张度，掌根揉法腕关节略有背伸，松紧适度。

（4）不可在体表形成摩擦运动。

二、摩擦类手法

摩擦类手法是指手法在平面上移动过程中产生滑动摩擦的一类手法，主要包括摩法、擦法、抹法、推法、搓法。

（一）摩法

用掌（五指指面、大小鱼际、掌根）或四指（食、中、无名、小指）指面在机体表皮做环旋运动而产生摩擦的一类手法，称为摩法。

1.适用范围

摩法柔和刺激量小，是在古代生活保健中最常应用的推拿手法之一，具有散结消肿、和胃理气、化滞消食的作用，主要用于颜面部、胸胁、脘腹部，如胃脘痛、泄泻、便秘、消化不良、胸胁屏伤等病证。

2.注意事项

（1）肩关节自然下沉，肘关节微屈 40°～60°，腕关节自然放松微屈。

（2）腕部自然主动回旋，且在操作过程中掌或四指始终不能离开受术面。

（3）频率一般为 120 次/分。一般顺时针方向回旋为补用于虚证，逆时针方向回旋为泻用于实证。

（二）擦法

以大鱼际、小鱼际、全掌着力，通过肩关节运动带动前臂运动在受术部位做往返直线摩擦运动，使之产生热量的一种手法，称之为擦法。

1.适用范围

擦法为可产生温热效应的手法，有祛风散寒、温经通络、温中止痛、祛瘀散结的作用，可用于全身各部位。单位时间所产生热量以小鱼际擦法为最多，大鱼际擦法次之，掌根擦法最少，所以小鱼际擦法多用于腰骶部，大鱼际擦法多用于四肢部，掌根擦法多用于胸腹部、腰骶部。擦法主要用于外感风寒、寒湿痹阻、脾肾阳虚所致腰痛、月经不调、肢体麻木及伤筋日久等病证。

2.注意事项

（1）用力要稳实、均匀且不可中断。

（2）操作时要呼吸自然，不可屏住呼吸。

（3）操作路线要尽量拉长，且与操作者前臂正中线成一直线。往返直线可直行、横行、斜行，但不可同时交叉出现。

（4）擦时与皮肤直接接触，常要借助红花油等介质。

（5）擦时速度要由慢渐快，不宜长时间操作，以免擦破皮肤，以局部深层透热即可。

（三）推法

以肢体（指、掌、拳、肘等）着力于一定部位进行单方向直线推动的一种手法，称为推法。

1.适用范围

可用于全身各部，具有疏理经脉、行气活血促进血液循环等作用。指推法作用面小，常用于头面、胸腹、四肢及特定穴；掌推法较柔和作用面大，主要用于肩背及腰骶部；拳推法以拳面近指间关节为着力部力量较大，主要用于头颈、肩背腰骶及四肢部；肘推法多用于肌肉丰厚部位如背、腰、臀及大腿后部。推法多用于外感发热、外感头痛、失眠、腰背痛、筋伤、脘腹痛、痛经、肢体关节软组织损伤等病证的治疗与保健。

2.注意事项

（1）推动时肢体要紧贴于受术部位，不可左右滑动。

（2）推动时不可忽快忽慢，不可停顿。一般速度较慢，为 30～50 次/分。

（3）操作时常要使用凡士林、滑石粉等介质。

（四）抹法

抹法是以指腹、手掌掌面、大鱼际等作用于受术部位做弧形运动以产生摩擦刺激的一种手法。抹法是一种较随意的手法。

1.适用范围

抹法是一种轻柔手法，具有醒神开窍、安神明目、通络止痛等作用，用于头面部、胸胁部，多用于头痛、面瘫、失眠、胸闷等病证。

2.注意事项

（1）力量要适中、均匀，只在皮肤层操作。

（2）可单手或双手操作，在同一部位操作时方向可由外至内，也可由内至外。

（3）抹的路线要尽量拉长。

（五）搓法

搓法是指术者用双手手掌等夹住受术者肢体由近心端至远心端进行快速搓动的一种手法。

1.适用范围

搓法由擦、揉、摩等多种动作形态组成,具有滑利关节、疏通经络等作用,多用于四肢部、腰背部,特别是上肢部,常用于肢体酸痛、关节屈伸不利、肌肉萎缩等病证的治疗与保健。

2.注意事项

(1)两手做反方向运动,用力要均匀适中。搓动频率要快,手法在肢体上移动要慢。

(2)受术者肢体宜放松,自然下垂。

三、振动类手法

(一)抖法

以双手或单手握住受术者肢体远端,做小幅度的连续抖动,称为抖法。抖法常与牵引法结合应用而成牵抖复合手法。

1.动作要领

以双手握住受术者上肢或下肢的远端,即上肢的腕部或下肢的足踝部,将被抖动的肢体抬高一定的角度(上肢坐位情况下向前外抬高约 60°,下肢在仰卧位情况下抬离床面约 30°)。两前臂同时施力,做连续的上下抖动,使抖动所产生的抖动波似波浪般地由肢体的远端传递到近端,从而使被抖动的肢体、关节产生舒服感(图 7-20)。

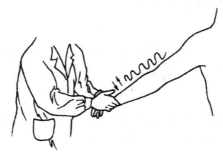

图 7-20 抖法

2.适用范围

用于肩周炎、颈椎病、髋部伤筋及疲劳性四肢酸痛等病证。

3.注意事项

(1)被抖动的肢体要自然伸直,并应使其肌肉处于最佳松弛状态。

(2)抖动的幅度要小,频率要快。一般上肢抖动幅度应控制在 2～3cm,频率为每分钟 250 次左右;下肢的抖动幅度可稍大,频率宜稍慢,每分钟 100 次左右。

（3）抖动时所产生的抖动波应由肢体远端传向近端。如传递不到位，是施力有误。

（4）操作时不可屏气。有习惯性肩、肘、腕关节脱位者禁用。

（二）振法

以掌或指在体表施以振动的方法，称为振法，也称振颤法。分为掌振法与指振法两种。

1.动作要领

以掌面或食、中指螺纹面着力于施术部位或穴位上，注意力集中于掌部或指部。掌、指及前臂部静止性用力，产生较快速的振动波，使受术部位或穴位有被振动感，或有时有温热感（图 7-21）。

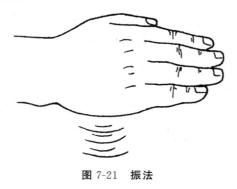

图 7-21　振法

2.适用范围

用于胃下垂、胃脘痛、头痛、失眠、咳嗽、气喘、形寒肢冷、腰痛、痛经、月经不调等病证。

3.注意事项

（1）掌指部与前臂部须静止性用力。以指掌部自然压力为度，不施加额外压力。所谓静止性用力，是将手部与前臂肌肉绷紧，但不做主动运动。但有的振法操作，在手部和前臂肌肉绷紧的基础上，手臂做主动运动，可以使作用时间持久。

（2）注意力要高度集中在掌指部。古有"意到气到""意气相随""以意领气"之说。

（3）应有较高的振动频率。以掌指部做振动源，由于手臂部的静止性用力，容易使其产生不自主的、极细微的振动运动，这种振动频率较高，波幅较小。如做主动运动操作，则振动频率就会相对较低、波幅较大，但操作时间可以延长。

（4）操作后术者易感到身体倦怠，疲乏无力，要注意掌握好操作时间，不可过久运用，平时应坚持练功或运动，以增强身心素质。

（三）颤法

以指或掌在施术部位做颤动的方法,称为颤法。颤法同振法易于混淆,有的甚至混称力"振颤法",应加以区别。颤法可分为指颤法和掌颤法两种。

1.动作要领

以示指、中指二指或示指、中指、无名指三指螺纹面或掌面置于施术部位,手部和臂部肌肉绷紧,主动施力,使手臂部产生有规律的颤动,使受术部位连同操作者手臂一起颤动。

2.适用范围

主要用于腹胀、消化不良等病证。

3.注意事项

(1)前臂和手部要主动颤动。振法是手臂部的肌肉静止性用力,而不做其他的主动运动。而颤法除手臂部的肌肉需要绷紧外,要进行主动的运动,这种运动形成了外在可见的颤动波。

(2)要有一定的颤动频率。颤法的运动频率一般认为在每分钟 200～300 次。

(3)要有一定的压力。操作时对施术部位要施加合适的压力,既不可过重,又不能过轻,以适合手臂的颤动传递为宜。

(4)颤法对操作者体能的消耗较振法少,但亦应注意自体保护,不可过久施为。

四、挤压类手法

用指、掌或肢体其他部位挤压患者体表或穴位,使之产生挤压感觉的一类手法,称为挤压类手法。本类手法包括按法、点法、捏法、拿法、踩跷法等。

（一）按法

以指或掌按压体表一定部位或穴位,逐渐用力,按而留之,称按法。

1.动作要领

(1)指按法:以拇指螺纹面着力于受术部位,余四指张开,置于相应部位以支撑助力,腕关节屈曲约40°～60°。拇指主动用力,垂直向下按压。当按压力达到所需的力度后,要稍停片刻,即所谓的"按而留之",然后松劲撤力,再重复按压,使按压动作既平稳又有节奏性。

(2)掌按法:以单手或双手掌面置于施术部位。以肩关节为支点,利用身体上半部的重量,通过上臂、前臂至手掌部,垂直向下按压,用力原则同指按法。

2.适用范围

指按法适用于全身各部,尤以经络、穴位常用;掌按法适用于背、腰、下肢后侧及胸、腹部。本法具有活血止痛、疏通经络、调节脏腑、开通闭塞、解痉散结、矫正畸形等作用。临床常用于头痛、腰背痛、下肢痛等各种痛证及软组织损伤等病证的治疗。

3.注意事项

(1)按压部位要准确,着力部紧贴体表。指按法接触面积小,刺激较强,常在按后施以揉法,有"按一揉三"之说。

(2)不可突施暴力。不论指按法还是掌按法,其用力原则均是由轻而重,再由重而轻,按压到一定深度后,需在受术部位停留一定时间,结束时指、掌、肘应慢慢放松。

(二)点法

用指端或屈曲的指间关节部着力于施术部位,持续地进行点压,称为点法。

1.动作要领

(1)拇指端点法:手握空拳,拇指伸直并紧靠于示指中节,以拇指端着力于施术部位或穴位上。前臂与拇指主动静止发力,进行持续点压。

(2)屈示指点法:屈示指,其他手指相握,以示指第一指间关节突起部着力于施术部位或穴位上,拇指尺侧缘紧压示指指甲部以助力。前臂与示指主动静止发力,进行持续点压。

2.适用范围

本法从按法演变而来,它较之按法作用面小、刺激量大、感应强,适用于全身各部位及穴位,具有解痉止痛、开通闭塞、舒筋活络、补泻经气、调整脏腑功能等作用。临床主要应用于各种痛证的治疗。

3.注意事项

(1)点法操作时,用力方向宜与受力面垂直,点取部位、穴位要准确,用力平稳,由轻到重,以"得气"或患者能耐受为度,不可久点。点后宜加揉,以免造成局部软组织损伤。

(2)点法操作时,术者要呼吸自然,不可屏气发力。

(3)对年老体弱、久病虚衰的患者要慎用点法,心功能较弱者忌用。

(三)捏法

用拇指和其余手指在施术部位做对称性的挤压,称为捏法。

1.动作要领

用拇指和食、中指指面或用拇指和其余四指指面夹住肢体或肌肤,相对用力挤压,随即放松,再用力挤压、放松,重复以上挤压、放松动作,并循序移动。

2.适用范围

本法主要适用于头、颈项、四肢部,具有舒筋通络、行气活血等作用,临床常用于疲劳性四肢酸痛、颈椎病等病证的治疗。

3.注意事项

(1)捏法操作时拇指与其余手指用力要对称,且要均匀而柔和,动作要连贯而有节奏性。

(2)尽量以拇指指腹接触被治疗部位,以增强柔和感。

(3)挤捏时沿肌纤维方向移动,一般由近端到远端。

(四)拿法

用拇指和其余手指相对用力,有节律性地提捏或揉捏肌肤,称为拿法。

1.动作要领

以拇指与其余手指的指面相对用力,在腕关节与掌指关节的协调活动下,捏住施术部位肌肤并逐渐收紧挤压、提起,以拇指和其余手指的对合力进行轻重交替、连续不断、有节奏的提捏,并施以揉动。以拇指与食、中指指面为着力部的称三指拿法,以拇指与食、中、无名指指面为着力部的称四指拿法,以拇指与其余四指为着力部的称五指拿法。

2.适用范围

本法主要用于颈、肩、四肢及头部,具有舒筋通络、行气活血等作用,临床常用于颈椎病、四肢酸痛等病证的治疗。拿肩井也常作为推拿的结束手法。

3.注意事项

(1)捏拿软组织宜多,捏提中宜含有揉动之力。拿法实为复合手法,含有捏、提、揉三种手法。

(2)腕关节要放松,动作柔和而灵活,连绵不断,富有节奏性。用力要由轻渐重,不可突然用力。

(五)踩跷法

用足前掌踩踏施术部位,称踩跷法。

1.动作要领

患者俯卧位,胸部及大腿部各垫软枕3~4只,使其腹悬空,离床面10cm左右。术者双手攀住预先固定好的扶手,以调节踩跷的力量。然后双足前掌顺脊柱踩踏于受术者腰骶部,可做适当弹压动作,从而对治疗部位产生较重的压力刺激,常用的有腰部弹压踩跷法及外八字踩跷法。

2.适用范围

本法压力大,刺激强,主要适用于肩胛、背、腰骶及下肢后侧肌肉丰厚处,具有舒筋通络、行气活血、解痉止痛、理筋整复、松解粘连等作用,临床常用于腰肌劳损、强直性脊柱炎、腰椎间盘突出症等病证的治疗。

3.注意事项

(1)弹压时,动作应连贯均匀,幅度由小到大,力量由轻到重,且足尖不得离开腰部形成弹跳。

(2)踩跷力量要控制好,凡体弱,有心、肝、肾疾患,骨质疏松及其他骨病者禁用。

(3)患者应张口随踩跷压力呼吸,以免引起迸伤。

五、叩击类手法

叩击类手法是指用手指、手掌、拳背或特制的器械有节奏地叩击拍打体表。叩击类手法种类较多,主要的代表手法有拍法、击法和叩法。本类手法操作简单,技巧性强,要做到拍击有力,收放自如,刚柔相济。

(一)拍法

以五指并拢,掌指关节微屈,手心凹陷呈虚掌拍打体表,上下挥臂,动作连贯,称为拍法(图7-22)。拍法可单手操作,亦可双手同时操作。

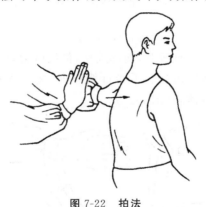

图 7-22　拍法

1.动作要领

五指并拢,掌指关节微屈,使掌心空虚。腕关节放松,前臂主动运动,上下挥臂,平稳而有节奏地用虚掌拍击受术部位。用双掌拍打时,宜双掌交替操作。拍击时动作要平稳,要使整个掌、指周边同时接触体表,声音清脆而无疼痛。腕部要放松,直接接触皮肤拍打时,以皮肤轻度充血发红为度。

2.适用范围

拍法常用于肩背部、腰骶部和下肢后侧,具有舒筋通络、行气活血的作用,用于腰背筋膜劳损、腰椎间盘突出症及坐骨神经痛等病证。

3.注意事项

(1)拍击时力量不可有所偏移,否则易拍击皮肤而疼痛。

（2）要掌握好适应证,对结核、肿瘤、冠心病等患者禁用拍法。

（二）击法

以拳背、掌根、掌侧小鱼际、指尖或用桑枝棒叩击体表的手法,称为击法。

1.动作要领

（1）拳击法:手握空拳,腕部放松,借助腕力,用拳背叩击体表(图7-23)。击打的力量要适中,应因人、因病而异。

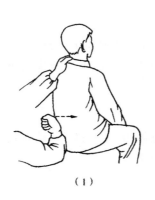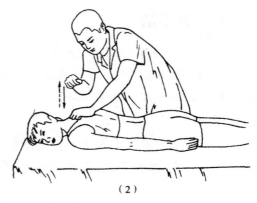

（1）　　　　　　　（2）

图 7-23　拳击法

（2）掌击法:手指自然伸直散开,腕部放松,借助腕力,用整掌部拍击体表。

（3）侧击法:又称小鱼际击法。手指自然伸直,腕关节放松,腕部侧向用力,用单手或双手小鱼际部击打体表(图7-24)。

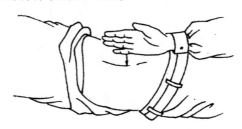

图 7-24　侧击法

（4）指尖击法:将四指或五指端放平齐,轻轻打击体表(指甲要剪平),如雨点下落(图7-25)。

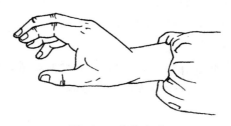

图 7-25　指尖击法

（5）棒击法：手握桑枝棒一端，前臂主动运动，用棒体沿肌肉纹理方向，有节律性击打受术部位。

2.适用范围

拳击法常用于腰背部，掌击法常用于头顶、腰臀及四肢部，侧击法常用于腰背及四肢，指尖击法常用于头面部、胸腹部，棒击法常用于腰背及下肢后部，具有舒筋活络、行气和血、提神解疲的作用，主治风湿、局部感觉迟钝、肌肉痉挛或头痛等病证。

3.注意事项

（1）应避免暴力、蛮力击打，以受术者适应为度，年老体弱慎用，儿童禁用。

（2）击法用劲要快速而短暂，垂直叩击体表，在叩击体表时不能有拖抽动作，速度要均匀而有节奏。

（3）快速击打时，不可使用蛮力，着力要小，轻重适度，动作要协调。

（三）叩法

以手指的小指侧，或五指指端，或空拳的拳心及空拳小鱼际侧叩击体表一定部位，称为叩法。叩法刺激程度较击法为轻，有"轻击为叩"之说，实则叩法属击法范畴。

1.动作要领

手指自然分开，腕关节放松略背伸，前臂部主动运动，用小指侧有节律性地叩击受术部位；或五指端自然散开水平，腕关节放松，借助前臂主动运动，五指端有节奏叩击受术部位；或空拳拳心，叩击受术部位；或空拳小鱼际侧叩击受术部位。叩击时节奏感要强，施力要适中。一般两手要同时操作，左右交替，如击鼓状发出"嗒嗒"之声。

2.适用范围

叩法常用于肩背、腰及四肢部，具有行气活血、舒筋通脉、松肌活血、消除疲劳的作用，用于治疗颈椎病、局部酸痛、倦怠疲劳等病证。

3.注意事项

（1）不要施重力，力度比拍法和击法都轻，一般叩法施用后受术者有轻松舒适的感觉。

（2）不要追求响声、使用蛮力，叩法力度应柔和，有节奏感。

六、运动关节类手法

活动关节类手法是指使受术关节在正常功能活动范围内被动进行旋转、屈伸、外展内收等运动的一类手法，主要包括摇法、拔伸法和扳法。

（一）摇法

以一手扶被摇关节近端的肢体,另一手握住关节远端的肢体,使关节在功能活动范围内做被动缓和环转的一种手法,称为摇法。受术部位主要有颈项、肩、肘、腰、髋、膝、踝。

1.动作要领

（1）颈项部摇法:患者取坐位,颈部放松,医者站于患者侧方或背后,以一手扶其头顶,另一手扶托下颌,双手以相反的方向施力缓慢地使头部做左右上下旋转动作。

（2）肩部摇法:患者取坐位,肩关节放松,医者位于患者侧方,一手扶住患者肩关节上部,另一手握住腕部或托住肘关节,做顺时针或逆时针方向环旋摇动。常用的有握腕摇肩法（小幅度摇法）,托肘摇肩法（中等幅度摇法）,太极推手状摇肩法（大幅度摇肩法）三种方法。

2.适用范围

常用于四肢关节,颈项及腰部,具有活血通络、松解粘连、滑利关节的作用。是治疗肩周炎、颈椎病、腰椎间盘突出症、四肢关节扭挫伤等关节屈伸不利,活动功能障碍病证的有效手法。

3.注意事项

（1）摇动的幅度必须在生理功能许可的范围内,幅度由小到大。

（2）速度由慢到快,力量由轻到重,做到因势利导,受术者感觉舒适,切忌暴力。

（3）可顺时针方向摇动,也可逆时针方向摇动;通常是顺、逆时针方向摇动次数对等。

（4）有习惯性关节脱位、骨折部位、椎动脉供血不足患者禁用摇法。

（二）拔伸法

用两手分别握住肢体的远近端,做相反方向用力牵拉;或利用肢体自身的重量做反向牵拉力,两手握住肢体远端,向上或向前牵拉的一种手法。拔伸部位通常有颈项部、腰椎部、肩关节和手指。

1.适用范围

拔伸法是牵引法的前身,具有舒筋活血、松解粘连、滑利关节的作用,常用于四肢关节、颈项及腰部,是治疗颈椎病、肩周炎、四肢关节扭挫伤等各种关节强硬、屈伸不利、运动功能障碍病证的有效治疗手法。

2.注意事项

（1）拔伸时要顺其自然,因势利导,两手配合默契。其用力大小与拔伸强度要恰如其分、适可而止,切忌粗暴。

（2）拔伸力量和方向以患者的关节生理活动范围、体质的强弱、年龄的大小或是耐受程度而定。

（三）扳法

医者用双手同时用力做相反方向或同一方向用力使关节做被动旋转、屈伸、外展内收等运动的一种手法，称为扳法。包括颈项部扳法、胸背部扳法、腰部扳法和四肢关节扳法。

1.动作要领

（1）颈项部扳法：患者坐位或卧位，头部略前倾，医者立于其身后，一手按扶于头顶后部，一手托住对侧下颏部，当旋转至稍有阻力感时，双手同时协调用力做方向相反的小幅度快速扳动，后迅速松手，施术时可有"喀嗒"弹响声。

（2）腰部扳法

①腰部斜扳法：受术者取侧卧位，紧贴于床面下肢自然伸直，远离床面下肢屈膝曲髋，近床面上肢举手置于胸前，远离床面上肢置于身后。术者站在受术者对面，一手置于患侧肩前，另一上肢的前臂尺侧置于患者臀后。医生两手协调用力使患者腰部旋转数次，且旋转幅度逐渐增大，旋转至最大幅度，即感觉有一定阻力时，瞬间用力，加大旋转的角度，听到"喀嗒"弹响即可。

②腰部后伸扳法：患者取俯卧位，医生立于患者一侧，一手握住踝关节或置于膝关节稍上方，另一手按压患者腰骶部。患者下肢抬起至最大限度时，两手相对瞬间用力，加大后伸。

③腰椎旋转复位扳法：患者端坐位，术站在其旁，以一腿放置其两腿之间，拦住其腿部，下蹲为马步，一手推其肩胛骨，另一手从腋后穿过抱住肩前，双手对称用力做腰部的旋转至最大限度时，瞬间用力，加大旋转的角度，听到"喀嗒"弹响即表明复位。

2.适用范围

扳法是正骨手法的基础手法之一，具有舒筋通络、理筋整复、滑利关节、松解粘连等作用。常应用于颈椎、胸椎、腰椎、骶髂关节，治疗关节错位、关节功能障碍、颈椎病、腰椎间盘突出、骶髂关节错位、胸腰椎小关节紊乱等疾病。

七、复合类手法

复合类手法是指由两种或两种以上手法有机地结合到一起，进而构成一种新的手法。其特点是手法构成成分比较复杂，有的是相结合到一起的两种手法成分均等；有的是以一种手法成分为主，另一种手法成分为辅；有的甚至是三种或多种手法的复合。

临床常用的复合类手法主要有按揉法、点揉法、搓揉法、揉捏法、推摩法、扫散法等。

（一）按揉法

按揉法是由按法与揉法复合而成，包括指按揉法和掌按揉法两种，临床应用频度较高。

1.动作要领

（1）指按揉法：分为单拇指按揉法、双拇指按揉法和其他指按揉法。

①单拇指按揉法：以拇指螺纹面置于受术部位，其余四指置于其对侧或相应的位置上以助力。拇指主动施力，进行节律性按揉施力。

②双拇指按揉法：以双手拇指螺纹面并列或重叠置于受术部位，余指置于对侧或相应的位置以助单拇指按揉发力。双拇指和腕关节做主动用力，进行节律性按压揉动。

③其他指按揉法：以示指或中指或两指或三指螺纹面置于受术部位，以指和腕关节主动施力，进行节律性按揉施力。

（2）掌按揉法：掌按揉法可分为单掌按揉法和双掌按揉法两种。

①单掌按揉法：以整掌或掌根部置于受术部位，余指自然伸直，以手掌和前臂做主动用力，进行节律性按压揉动。

②双掌按揉法：双掌重叠，置于受术部位，以整掌或掌根部着力，以手掌和前臂做主动用力，以肩关节为支点，身体上半部做小幅度节律性旋转运动。

2.适用范围

指按揉法适于全身各部位经络腧穴，尤以颈项部、头面部、背部、腰部、臀部、上肢部、下肢部为宜。单掌按揉法适于背部、下肢后侧和肩部，双掌按揉法适于背部、腰部、臀部、下肢后侧。临床常用于颈椎病、肩周炎、头痛、腰背筋膜劳损、腰肌劳损、腰椎间盘突出症等。

3.注意事项

（1）指按揉法腕宜悬，指螺纹面和腕关节发力做出一个小的旋动。

（2）掌按揉法以掌和前臂为着力部位，以肘关节和肩关节为支点，压力不可过大，过大则手法易僵，应以柔和为主。

（3）按中含揉、揉中寓按，按揉法宜按揉并重，注意按揉法的节奏性，既不要过快，又不可过慢，将按法和揉法有机结合。

（二）点揉法

点揉法是由点法与揉法复合而成，包括拇指点揉法和指关节点揉法两种。

1.动作要领

（1）拇指点揉法：以拇指端或双拇指端置于受术部位，余四指置于其对侧或相应的位置上以助力。拇指和腕关节主动施力,进行节律性按压揉动。

(2)指关节点揉法:以指关节置于受术部位,以指关节和腕关节主动施力,进行节律性按压揉动。

2.适用范围

拇指点揉或指关节点揉适于全身各部位腧穴,尤以颈项部、头面部、背部、腰部、臀部、上肢部、下肢部为宜。临床常用于胃脘痛、急慢性肠炎、痛经、颈椎病、头痛、腰背筋膜劳损、腰肌劳损、骨关节炎等病证。

3.注意事项

(1)指点揉法要求指甲要剪平,腕关节要放松,指端和腕关节发力做出旋动。

(2)指点揉法压力不可过大,过大则手法易僵,应以柔和为主。

(3)点中含揉,揉中寓点,点揉并重,注意点揉法的节奏性,既不要过快,又不可过慢,将点法和揉法有机结合。

(三)搓揉法

搓揉法是由手掌搓法与揉法复合而成。

1.动作要领

双手夹持受术者上肢,以手掌和前臂主动施力,进行往返搓动,搓动时手掌要揉动,将搓法与揉法有机结合。

2.适用范围

搓揉法适用于上肢和下肢,临床常用于肩周炎、上肢卒中后遗症、网球肘、膝骨关节炎、下肢卒中后遗症、下肢风湿关节炎等疾病。

3.注意事项

(1)搓揉法要求腕关节要放松,搓中有揉,搓动快,揉动慢,移动缓。

(2)搓揉法压力不可过大,过大则揉动僵硬,应以柔和为主。

(四)揉捏法

揉捏法由揉法和捏法复合组成,可单手操作,亦可双手操作。

1.动作要领

拇指自然外展,其余四指并拢,以拇指与其余四指指腹部或螺纹面对捏于受术部位,以指、掌和前臂部做主动运动,带动腕关节旋转运动,使拇指与其余四指对合施力,捏而揉之,揉而捏之,捏中含揉,揉中含捏,从而产生节律性的揉捏动作。在揉捏动作中,揉以拇指为主,余四指为辅,而捏则以拇指为辅,余四指为主。

2.适用范围

揉捏法适用于四肢部、颈项部、肩背部、胸部、腰部,主要用于治疗颈椎病、落枕、胸闷、胸痛、腰椎病、四肢偏瘫、四肢疲劳无力等病证。

3.注意事项

(1)要以拇指与其余四指指腹或螺纹面为着力面,不可用指端着力。

(2)指、掌、腕部为揉捏法的主要发力部位,前臂宜轻度发力。

(3)用力要适中,避免过度轻柔或使用重力。

(五)推摩法

推摩法是由一指禅偏峰推法与指摩法复合而成的手法,即在拇指做一指禅偏峰推法的同时其余四指做指摩法。

1.动作要领

将拇指桡侧偏峰着力于体表穴位或经络线路上,其余四指自然并拢,掌指部自然伸直,将示指、中指、无名指、小指的四指指面着力于相应的受术部位上。腕关节放松,前臂主动运动带动腕关节做左右摆动,以带动拇指做一指禅偏峰推法,同时其余四指指面在受术部位上做来回地摩动。

2.适用范围

推摩法适用于胸腹部、胁肋部和项背部,可用于咳嗽、脘腹胀满、消化不良、月经不调等病证。

3.注意事项

(1)拇指要以桡侧偏峰着力,余四指指面要贴于受术部位皮肤,不可悬空。

(2)在前臂进行主动运动带动腕部运动时,腕部的活动一定要包含旋动和摆动两种运动形式。

(3)推摩的速度不宜过快,用力不宜过大,以自然下压力为度。

(4)推摩法较难于操作,要注意动作的连贯性、协调性,宜经久练习,方可熟练运用。

(六)扫散法

扫散法是由拇指偏峰及其余四指指端在颞、枕部进行轻快的推动和擦动,实际上是一种拇指的推法和其余四指的擦法相结合的复合手法。

1.动作要领

手掌空握拳状,拇指螺纹面贴于示指桡侧,其余指自然并拢,以拇指桡侧面与其余四指指腹部或螺纹面作用于受术部位。以腕关节和前臂部做主动运动,带动腕关节来回运动,使拇指桡侧与其余四指指腹同时着力于受术部位,进行有节律性的扫散运动。

2.适用范围

扫散法主要应用于头部两侧少阳经,主要治疗头昏、头晕、头痛。

3.注意事项

(1)拇指桡侧与其余四指指面要贴于受术部位皮肤,来回扫动。

(2)扫散的速度不宜过快,轻而不滞,移动要慢。

(3)指甲要剪平磨光,不能划伤皮肤。

第三节　小儿推拿法

小儿推拿手法与成人推拿手法有所不同。由于小儿脏腑娇嫩,形气未充,肌肤柔弱,其手法特别强调轻快柔和,平稳着实,适达病所而止,不可竭力攻伐。因此要很好地进行手法的练习。手法的练习方法较多,但小儿推拿手法练习以进行人体操作为主,部分手法可参考成人推拿手法的练习方法。

有不少小儿推拿手法和成人推拿手法相似,但有的手法虽然在名称上与成人手法一样,在具体操作要求上却完全不同,如推法、捏法等。有些手法只用于小儿,而不用于成人,如运法等。

小儿推拿手法通常与具体穴位结合在一起,例如补脾经、补肺经、清脾经、清肺经、揉一窝风、掐人中等。掐、捏等刺激较强的手法,一般应放在最后操作,以免因刺激过强,使患儿哭闹,影响之后的操作治疗。同时在手法操作时,常使用一些介质,如滑石粉、薄荷汁、冬青膏等。介质不仅有润滑作用,可防止擦破皮肤,还有助于提高疗效。

一、推法

推法包括直推法、分推法、旋推法和合推法4种。

(一)动作要领

1.直推法

以拇指桡侧缘或指面,或食、中两指螺纹面在穴位上做单方向直线推动,称直推法。操作时宜做直线推动,不宜歪斜,同时配用适量介质;推动时要有节律,频率为200～300次/分;用力均匀,始终如一。

2.旋推法

以拇指指面在穴位上做顺时针或逆时针方向旋转推动,称旋推法。旋推法操作速度较运法快,用力较指揉法轻。主要用于手指螺纹面等部位的穴位,如旋推肺经、旋推一窝风等。频率为200～300次/分。

3.分推法

以两手拇指桡侧缘或指面,或食、中两指指面自穴位中间向两旁做分向推动,或做"∧"形推动,称分推法(图 7-26)。分推法操作时,两手用力一般要均匀一致,勿忽大忽小,应从穴位中间做分向或"∧"形操作;频率为 200～300 次/分。

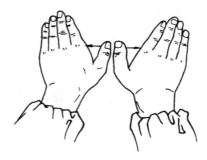

图 7-26 分推法

4.合推法

以两手拇指螺纹面自穴位两旁向穴中合拢推动,称合推法(图 7-27)。操作时两腕关节与两拇指指间关节要放松,两肘关节放松,两前臂主动内收,做由外向内的直线推动,频率约为 200 次/分。

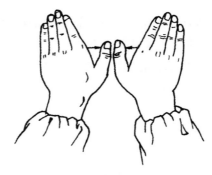

图 7-27 合推法

(二)适用范围

1.直推法主要用于线状穴、面状穴等小儿推拿特定穴的操作,如推三关、推六腑、推大肠、推脾经、推肺经、推脊等,有和脏腑、理脾胃、清热解表等作用。在某些穴位上推动的方向与补泻有关,应根据不同部位和穴位而定。

2.旋推法多用于手指螺纹面等部位的穴位,如旋推肺经等,有调理脏腑之作用。

3.分推法多用于线状穴及面状穴的操作,如分推大横纹、分推腹阴阳、分推膻中、分推坎宫、分推肩胛骨等,具有调阴阳、和脾胃、宣肺止咳、解表祛邪等作用。

4.合推法多用于线状穴,如合推大横纹等,有行痰散结之作用。

（三）注意事项

1.运用直推法时,无论做上下或左右推动,必似线行,不得斜曲。

2.操作时,应在患儿穴位的皮肤处配用适量的介质,手法自始至终要轻快柔和,勿用力过大而推破皮肤,以免加重病情或引起局部感染。

3.如操作局部有皮肤病或皮肤损伤或骨折脱位时,局部不宜施术。

二、揉法

以中指或拇指指端,或大鱼际,或掌根吸定于一定部位或穴位上,做顺时针或逆时针方向旋转揉动,称为揉法。亦可分别称之为指揉法、大鱼际揉法、掌根揉法。

（一）动作要领

操作时压力轻柔而均匀,手指不要离开接触的皮肤,以肘部为支点带动指掌运动,使该处的皮下组织随手指的揉动而滑动,频率大约为 200 次/分。

（二）适用范围

本法具有活血消肿止痛、祛风散热、调和气血、理气消积等作用。指揉法常用于点状穴,根据病情需要,可二指并揉或三指同揉,如揉二扇门以发汗解表,揉天枢以调理大肠。大鱼际揉法和掌根揉法适用于面状穴或体表阿是穴等。

（三）注意事项

1.操作时压力要轻柔灵活,宜由轻渐重,勿用蛮力。

2.本法不同于摩法和运法,不要在皮肤上摩擦,着力面用力较前两者宜大些。

三、按法

以拇指或中指或掌根在一定的穴位或部位上,逐渐向下用力按压,称按法。可分为指按法与掌按法。

（一）动作要领

1.指按时,手握空拳,拇指或中指指端自然伸直,以指端着力于穴位上逐渐用力按压。

2.掌按时,腕关节略背曲,蓄力于掌,以掌根着力于穴位或部位上逐渐用力按压。

（二）适用范围

本法具有通经活络、祛寒止痛等作用,适用于小儿各种痛证及寒证。指按法多用于点状穴,掌按法多用于面状穴。为了提高按法的治疗效果,临床上常与揉法并用,组成按揉法,在治疗急性痛证时,可于相应的脏腑背俞穴持续用按法按压 1～2

分钟以上。

（三）注意事项

本法用力必须缓和渐进，由轻渐重，切忌粗暴，按压部位或穴位不宜过久，以免损伤小儿肢体或加重病情。

四、摩法

以食、中、无名指三指指面或手掌面附着于一定部位或穴位上，以腕关节连同前臂做顺时针或逆时针方向环形移动摩擦，称摩法。可分为指摩法和掌摩法（图7-28）。

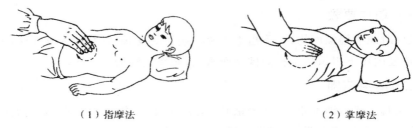

（1）指摩法　　　　　　　　　　　（2）掌摩法

图 7-28　摩法

（一）动作要领

肩臂放松，肘关节微屈，以肘部为支点，指掌着力部分随腕关节环绕做环转摩擦运动。指、掌做环转抚摩时，不宜带动皮下组织。操作时速度应均匀协调，每分钟120～160次。

（二）适用范围

本法具有理气活血、消肿退热、消积导滞、温中健脾等作用。适用于头面部、胸腹部及胁肋部面状穴，如摩中脘、摩腹以治疗肠胃疾患，其摩腹的方向与补泻有关，一般而言，顺时针方向摩腹为泻法，逆时针方向摩腹为补法。对于急性扭挫伤，可用摩法消肿。

（三）注意事项

摩法在施术时宜轻而不浮，用力不宜过大，它与旋推法和运法动作相似，但较旋推法为轻，较运法为重，且接触面积较大，不要带动皮下组织。

五、掐法

用拇指指甲重刺穴位称为掐法（图7-29）。

（一）动作要领

施术时手握空拳，拇指伸直，拇指腹紧贴于示指桡侧。以拇指指甲对准穴位，垂直逐渐用力掐之,达深透为止,掐后轻揉局部,以缓解不适之感。每穴以掐 3～5 次为宜,若急救时则至掐醒为止。

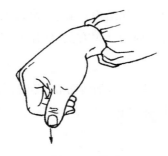

图 7-29　掐法

(二)适用范围

本法具有定惊醒神、通关开窍之作用。适用于头面部、手足部点状穴位,以救治小儿急性惊证,如掐人中、掐老龙等。掐法是强刺激手法,可以指代针,操作时一般不用润滑剂,除治疗急惊风外,还常用于治疗慢脾风,如掐揉五指节等。临床上掐法常与揉法配合应用,组成掐揉法,如掐揉二扇门、掐揉二马等。

(三)注意事项

1.施术本法用于急救时不要掐破皮肤,不要使用暴力,醒后即止。

2.用于治疗慢脾风时,用力要轻柔灵活。

六、运法

以拇指或中指指端在一定穴位上由此往彼做弧形或环形推动,称运法(图 7-30)。

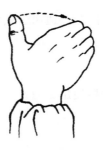

图 7-30　运法

(一)动作要领

运法宜轻不宜重,宜缓不宜急,应在体表旋绕摩擦推动,不要带动深层肌肉组织。频率一般以每分钟 80～120 次为宜。

（二）适用范围

本法具有理气和血、舒筋活络、调理脏腑功能的作用,是小儿推拿手法中最轻的一种。常用于面状穴、线状穴,如运内八卦、运水入土、运土入水、运板门、运内劳宫等。在某些穴位上运法的方向与补泻有关,使用时应根据不同部位与穴位而定。

（三）注意事项

1.本法施术时,需配用适量介质,如滑石粉、冬青膏、薄荷汁等。

2.施术力要轻柔,切勿擦破皮肤。

七、捣法

用示指或中指指端,或食、中指屈曲的指间关节,有节奏地叩击穴位的方法,称捣法(图7-31)。

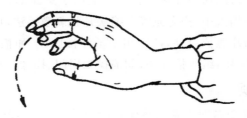

图 7-31　捣法

（一）动作要领

操作时指间关节要自然放松,以腕关节屈伸为主动,捣击时位置要准确,用力要有弹性,捣击后腕与指端立即抬起,每穴捣击5～20次。

（二）适用范围

本法具有镇惊、安神、宁志等作用,适用于点状穴,如捣小天心等,常与清肝经、掐揉五指节、开天门等配合使用。

（三）注意事项

捣击时用力定位宜准确,不要使用蛮力。

八、刮法

以拇指桡侧缘或示指、中指螺纹面,或示指第二指节背侧尺侧缘着力,或手握汤匙、铜钱等器具,用其光滑的边缘着力,蘸清水、麻油、药水等液体润滑剂后,直接在患儿一定部位或穴位的皮肤上,适当用力做由上向下或由内向外的直线、单方向的快速刮动(图7-32)。

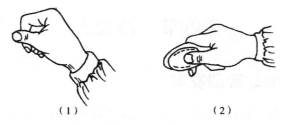

（1）　　　　　　（2）

图 7-32　刮法

（一）动作要领

1.着力部分要紧贴皮肤,压力要轻重适宜,宜使用介质。

2.操作时,要以肘关节为支点,腕关节的活动要放松灵活,节奏要轻快,用力要均匀。

3.以皮肤出现紫红色斑点为度。

（二）适用范围

本法适用于眉心、颈项、胸背、肘膝凹侧等部位。

（三）注意事项

1.不可刮破皮肤,如使用器具必须注意是否整洁、光滑、圆钝。

2.不可过度用力,要以患儿能忍受为度。

3.皮肤损害处或有出血性疾病、急性传染性疾病等,不宜使用本法。

九、摇法

术者一手托握住患儿需摇动关节的肢体近端,另一手握住患儿需摇动关节的肢体远端,做缓和的、顺时针或逆时针方向的环形旋转运动,称摇法。

（一）动作要领

术者两手要协调配合,动作宜缓不宜急,宜轻不宜重,用力要稳。

（二）适用范围

本法适用于颈椎、肩、肘、腕、掌指关节及膝、踝关节等。

（三）注意事项

不宜使用暴力,摇动的速度不可过快,幅度要由小渐大,在关节的生理范围内进行,不宜突然用力,以免加重病情。

第四节　拔罐法

一、拔罐法的起源和发展

拔罐法是以罐为工具,利用燃火、抽气、挤压等方法排除罐内空气,造成负压,使罐体吸附于腧穴或应拔部位,产生刺激,使局部皮肤充血、瘀血,以达到防病治病目的的方法。

拔罐疗法,古称角法。在马王堆汉墓出土的帛书《五十二病方》中已有记载。晋代医家葛洪的《肘后备急方》中有用制成罐状的兽角拔脓血治疗疮疡脓肿的记载。唐代王焘《外台秘要》则进一步阐述了"角法"的操作方法:"刺破患处,用竹管吸拔出血。"清代赵学敏《本草纲目拾遗》中对拔罐疗法的出处、操作方法、适应病证等方面做了详细的介绍。此后,拔罐疗法逐步发展,罐具从兽角、竹筒发展为陶罐、玻璃罐,乃至抽气罐、挤压罐,操作方法也从单纯留罐发展为推罐、闪罐等多种形式,适应范围从简单的吸拔脓血发展为治疗风寒痹痛、虚劳喘急等外感内伤的数百种疾患。拔罐疗法具有温经散寒、祛风除湿、舒筋活络、行气活血、清热泻火等功效。

二、罐的种类

罐的种类很多,目前常用的罐有以下 4 种:

(一)竹罐

用直径 3～5cm 坚固无损的青竹,制成 6～8cm 或 8～10cm 长的竹管,一端留节做底,另一端去节做罐口,用刀刮去青皮和内膜,用砂纸磨光,制成两端稍小,中间稍大的腰鼓状圆筒。竹罐的优点是取材容易,经济易制,轻巧而不易摔损,适于蒸煮;缺点是容易燥裂、漏气,吸附力不大。

(二)陶罐

用陶土烧制而成,罐口光整,口底稍小,腔大如鼓,状如缸状。优点是吸附力大,易于高温消毒;缺点是质地较重,易于损毁且罐体不透明,不能及时观察被拔部位充血、瘀血情况。

(三)玻璃罐

玻璃罐是在陶罐的基础上,改用耐热质硬的透明玻璃烧制成的罐具。其形如球状,罐口平滑,腔大底圆,分大、中、小三种型号。优点是质地透明,可以随时观察被拔部位皮肤充血、瘀血程度,且吸附力大,适用于全身各个部位,易于清洗消毒,是目前临床上最常用的罐具之一;缺点是容易摔碎、损坏。

(四)抽气罐

抽气罐是用各种材料制成的,罐体加置活塞抽气装置的一种新型罐具。抽气罐罐体多由透明塑料和环保橡胶所制,规格尺寸多样,可适当选择。新型抽气罐的优点是操作安全,使用简便,不易破碎,易于保存,可用于身体多部位拔罐,且吸附力可以根据需要适当调节。

三、拔罐法的操作和应用

(一)拔罐法的操作

1.火罐法

利用燃烧时的热量使罐内的气体膨胀而排除空气,拔吸后罐内空气的迅速收缩使罐内气压低于外面大气压,借此将罐吸于施术部位的皮肤上。火罐法其吸拔力的大小与罐具的大小和深度、罐内燃火的温度和方式、扣罐的时机与速度及空气在扣罐时再进入罐内的多少等因素有关。如罐具深而大,在火力旺时扣罐,罐内热度高、扣罐动作快,下扣时空气再进入罐内少,则罐的吸拔力大;反之则小。可根据临床治疗需要灵活掌握,常用的有以下几种方法。

(1)闪火法:用镊子或止血钳等夹住95%乙醇棉球,点燃后在火罐内壁中段绕1～2圈,或稍作短暂停留后,迅速退出并及时将罐扣在施术部位上。此法比较安全,不受体位限制,是常用的拔罐方法,须注意操作时不要烧罐口,以免烫伤皮肤。

(2)投火法:将纸折成宽筒条状,点燃后投入罐内,迅速将罐扣在施术部位。此法适用侧面拔,需注意将纸条投入罐内时,未燃的一端应向下。若燃烧后罐内剩余纸筒条的长度大于罐口直径稍多时,此法即便是用于仰卧位拔罐,也不致灼伤皮肤。

(3)贴棉法:用直径约为2cm的棉花片,厚薄适中,浸少量95%的乙醇,贴在罐内壁的中段以火柴点燃,扣在施术部位上,即可吸住。此法多用于侧面拔,需防乙醇过多,滴下烫伤皮肤。

2.水罐法

一般选用竹罐倒置在锅内加水煮沸,使用时用卵圆钳倒挟竹罐的底端,甩去罐内沸水,并用湿毛巾紧扣罐口,趁热扣在施术部位上,即能吸住。此法适用于任何部位拔罐,其吸拔力小、操作需快捷。

3.抽气法

先将备好的抽气罐紧扣在需拔罐的部位上,用抽气筒将罐内的空气抽出,使之产生所需负压,即能吸住,此法适用于任何部位拔罐。

（二）拔罐法的应用

根据病变部位和病情性质,可分别采用以下几种拔罐方法。

1.留罐法

又称坐罐法,是拔罐法中最常用的一种方法。拔罐后将罐留置一定时间,一般10～15分钟。罐大吸拔力强的应适当减少留罐时间,夏季留罐时间也不宜过长,以免起疱损伤皮肤。可根据病变范围分别采用单罐法或多罐法。如胃痛,可在中脘采用单罐法;腰肌劳损,可在肾俞、大肠俞、腰眼和疼痛明显的部位采用多罐法。

2.闪罐法

适应于肌肉比较松弛,吸拔不紧或留罐有困难处,局部皮肤麻木或功能减退的虚证患者也适用此法。其操作方法是:将罐拔上后立即取下,如此反复吸拔多次,至皮肤潮红为度。需注意经多次闪罐后,罐体会发烫,应及时换罐。此外,乙醇棉球因燃烧时间过长,火力不够,需及时更换。闪罐大多采用火罐法,且所用的罐不宜过大。

3.推罐法

它又名走罐法、飞罐法,一般用于面积较大,肌肉丰厚的部位,如腰背部、大腿等处。须选口径较大的罐,罐口要求平滑较厚实,最好选用玻璃罐,先在罐口涂一些润滑油脂或在走罐所经皮肤上涂以润滑油脂,将罐吸拔好后,以手握住罐底,稍倾斜,即推动方向的后边着力,前边略提起,慢慢向前来回推拉移动数次,至皮肤潮红为度。此法类似刮痧疗法,有火罐和刮痧的双重作用,常用于治疗腰背痛、外感、慢性疲劳综合征,还可以用于防病保健。

4.刺血(刺络)拔罐法

先用三棱针或粗毫针、皮肤针等,按病变部位的大小和出血量要求或按刺血法要求,刺破小血管,然后拔以火罐,以此可加强刺血法的疗效。此法应用较广泛,多用于各种急慢性软组织损伤、神经性皮炎、痤疮、皮肤瘙痒症、丹毒、哮喘、坐骨神经痛等。

5.留针拔罐法

此法是将针刺和拔罐相结合应用的一种方法。操作时先针刺得气后留针,再以针为中心,将罐拔上,留置10～15分钟,然后起罐、起针。

6.药罐法

(1)煮药罐:将配制好的药物装入布袋内,扎紧口袋,放入清水煮至适当浓度,再把竹罐放入药液内煮15分钟。使用时,按水罐法吸拔在治疗部位,多用于风湿痹痛等病证。常用药物处方为羌活、独活、麻黄、桂枝、细辛、防风、艾叶、川椒、生乌头、曼陀罗花、乳香、没药等。

（2）贮药罐：在抽气罐内事先盛贮适量药液，常用的有辣椒水、生姜汁，或根据病情配制的药液，然后按抽气罐操作方法，抽去空气，使罐吸附在相应的皮肤上。常用于风湿痹痛、面神经麻痹、哮喘、咳嗽、消化不良、牛皮癣等。

（三）起罐法

起罐亦称脱罐。用一手拿住火罐，另一手将火罐口边缘的皮肤轻轻按下，或将火罐特制的进气阀拉起，待空气缓缓进入罐内后，罐即落下。切不可硬拔，以免损伤皮肤。若起罐太快，易造成空气快速进入罐内，则负压骤减，易使患者产生疼痛。起罐后，如皮肤上有组织液或者血液，用消毒棉签擦拭即可。

四、拔罐的适应证与禁忌证

（一）适应证

拔罐法的适应证较广，可用于以下疾病的辅助治疗。

1.急慢性软组织损伤等原因引起的颈肩腰腿痛，以及关节扭伤引起的关节肿痛等运动系统疾病。

2.感冒、发热、咳嗽、急慢性支气管炎、支气管哮喘等呼吸系统疾病。

3.卒中后遗症、高血压、头痛、面神经麻痹等心脑血管及神经系统疾病。

4.腹痛、腹泻及胃痛等消化系统疾病。

5.疮毒、疖肿等的吸拔脓血。

6.痛经、闭经、盆腔炎、急性乳腺炎及乳腺增生等妇科疾病。

7.痤疮、荨麻疹等皮肤病。

8.用于亚健康状态，可以缓解疲劳、增强人体抗病能力。

（二）禁忌证

1.部位禁忌

皮肤炎症、溃疡处，大血管分布部位，孕妇腹部、腰骶部位，不宜拔罐。

2.人群禁忌

皮肤过敏者，有出血倾向者，不宜拔罐。抽搐、痉挛者不宜拔罐，高热不退者慎用拔罐。

3.时间禁忌

饱腹、空腹时，女性月经期，均不宜拔罐。

4.病情禁忌

身体极度虚弱者、严重心脏病者不宜拔罐。

五、拔罐法注意事项

1.拔罐时要选择适当体位，其部位的肌肉要丰厚，留罐过程中不能改变体位。

2.拔罐时要根据所拔部位的面积大小来选择适当大小的罐。操作时动作必须迅速,才能使罐拔牢。

3.心尖区、体表大动脉搏动部及静脉曲张部,妊娠妇女的腹部、腰骶部,乳房部及前后阴部,眼、耳、口、鼻等五官部,骨骼凸凹不平或毛发较多的部位,以及皮肉皱纹、松弛、瘢痕等处,均不宜拔罐。

4.各种拔罐法的注意事项:使用闪火法时,棉花蘸酒精不要太多,以防止酒精滴下烫伤皮肤;使用投火法时,火焰要旺,动作要快,避免火源掉下及火罐烧得过烫而烫伤皮肤;使用贴棉法时,需防止燃着的纸片脱落烫伤皮肤;使用架火法时,扣罐要准,不能把燃着的火架撞翻而烧伤皮肤;使用刺络拔罐时,出血量要适量,每次总量(成人)不超过 10～20mL 为宜;使用针罐时,需避免将针撞压入深部或折断,造成损伤,胸背部腧穴均宜慎用;使用多罐时,火罐排列的距离一般不宜太近,否则因皮肤被火罐牵拉会产生疼痛;应用走罐时,不能在骨突出处推拉,以免损伤皮肤,或火罐漏气脱落;用煮水罐时,应甩去罐中的热水,以免烫伤患者的皮肤。

5.若因烫伤或留罐时间过长,造成皮肤起水疱时,小疱无须处理,仅敷以消毒纱布,防止擦破感染即可。若水疱较大时,用消毒针将疱内液体放出,涂以龙胆紫药水,上用消毒纱布贴盖,并用胶布固定,以防感染。

(王常鸿)

第八章

常见病症针灸治疗

第一节　支气管扩张

支气管扩张，简称"支扩"，是临床较为常见的难治性慢性支气管化脓性疾病，大多继发于呼吸道感染和支气管阻塞。由于支气管壁被损坏而导致支气管不可逆的扩张与变形，故支扩也可以说是一个解剖学诊断。其临床主要表现为慢性咳嗽、大量脓痰和反复咯血。以儿童和青年多见。本病过去颇为多见，在呼吸系统疾病发病率仅次于肺结核，自从抗生素应用以来，其发病率或严重程度都已有所减少或减轻。支扩作为百日咳和流行性感冒的并发症，由于免疫方法的推进（如进行疫苗注射等）而有所减少。

该病在中医学大致属"内伤咳嗽""痰饮""肺痈""咯血"等病证范畴，是脏腑功能失调，内邪干肺，属邪实与正虚并见，病理因素为痰与火。肺脏自病或他脏有病及肺，均可引起本病发生。

支扩病因可分为外因和内因两个方面。外因是指外感风、湿、热、火之邪，内因多指肺体亏虚、饮食不当及七情内伤。临床上内因与外因又互为因果可致恶性循环。正气虚弱容易感受外邪；内有痰热，感受风寒又易热化，使痰热更盛。感受外邪之后，在邪正相争中正气消耗，使正气更虚，故使支气管扩张之病缠绵难愈。

一、灸疗取穴

取穴：肺俞、脾俞、肾俞、膏肓俞、关元、足三里。

二、灸疗方法

（一）温和灸

每次选 3～5 穴，每穴施灸 5～7 分钟，每日 1 次或每 1～2 日 1 次，10 次为 1 个疗程。主治寒证、虚寒证。

(二)无瘢痕灸

用大艾炷施灸,每穴 3～5 壮。每日 1 次或每 1～2 日 1 次,10 次为 1 个疗程。主治寒证、虚寒证。

(三)药物灸

1.取新鲜大蒜 1 个,捣烂如泥,加硫黄末、肉桂末、冰片适量,共研为细末混匀,于临睡前敷贴于双侧涌泉穴,每 2 日 1 次。

2.取鲜大蒜 1 个,捣烂如泥后敷贴于双侧涌泉穴,每日换药 1 次。主治支气管扩张引起的咯血。

3.施灸穴位分两组,第 1 组取肺俞、天突、足三里、百劳,第 2 组取定喘、心俞、华盖、膏肓俞、丰隆。采用“消喘膏”(白芥子、延胡素各 21g,细辛 15g,甘遂 12g,共研为细末,用姜汁调成糊状)于每年夏季“三伏天”按时贴在上述一组穴位,两组穴位交替使用。贴药时间视患者耐受性而为 4～8 小时,以皮肤感觉轻微灼热或刺痛感时取下。每次敷灸间隔时间 10 日左右,每年夏季贴 3 次,连续贴用 3 年。

第二节　支气管哮喘

支气管哮喘,简称“哮喘”,为肺系常见疾病之一。哮与喘其含义有所不同,哮是指喉中痰鸣有声,呼吸急促困难;喘则以呼吸困难,甚至张口抬肩,鼻翼扇动,无法平卧为特征性表现。由于哮必兼喘,且灸疗治疗时,两者的治疗部位基本相同,故一并讨论。哮证的发生,源于宿痰内伏于肺,复加外感、饮食、情志、劳倦等因素,以致痰阻气道,肺气上逆而致成。喘证的成因有外感、内伤两端,六淫外袭、饮食情志所伤以及劳欲久伤等皆可导致喘证。哮与喘皆好发于冬、春二季。

一、灸疗取穴

(一)主穴

1.发作期
大椎、定喘、风门、肺俞、膏肓、身柱。

2.缓解期
大椎、肺俞、脾俞、肾俞、中脘、命门、气海、足三里。

(二)配穴

胸闷加天突、膻中,痰多加丰隆、脾俞。

二、灸疗方法

（一）温和灸

1.每穴施灸 5~10 分钟,每日或隔日 1 次,7~10 次为 1 个疗程。

2.主穴取大椎、关元、足三里、肺俞、列缺。配穴:脾虚型者加脾俞,肾虚型者加肾俞。持艾条距皮肤 2~3cm 处做温和悬灸,以皮肤出现红晕,同时患者感到热力徐徐深入体内而不感到灼痛为度,每穴施灸 10 分钟。每周 3 次,6 周为 1 个疗程。

3.取大椎、肺俞、膏肓、定喘,每穴悬灸 20 分钟,每日 1~2 次。具有益肺、祛寒、定喘的功效。

（二）无瘢痕灸

取艾炷如花生米大,每穴施灸 8~10 壮,每日或隔日 1 次,7~10 次为 1 个疗程。

（三）瘢痕灸

1.取艾炷如麦粒大,每穴施灸 5~7 壮,每隔 7~10 日 1 次,6~10 次为 1 个疗程。适用于缓解期。

2.纯艾瘢痕灸:于夏季(7~9 月)施灸,主用于哮喘缓解期。①肺虚型者,灸大椎穴 3~9 壮,肺俞或风门穴 7~9 壮,膻中或天突穴 3~5 壮。②脾虚型者,灸大椎穴 3~9 壮,肺俞或膏肓俞穴 3~9 壮,中脘穴 3~9 壮。③肾虚型者,灸大椎穴 3~9 壮,肺俞或膏肓俞穴 3~9 壮,气海或关元穴 3~9 壮,肾俞穴 3~9 壮。每次取 1~5 穴施灸,每穴灸 3~9 壮,每年灸 1 次,连灸 3 年。若用于哮喘发作期,则可不拘施灸季节,每次选 2~3 穴,每次每穴灸 6 壮左右,或根据病情灵活掌握运用。

施灸时必须注意:①灸疮化脓期间不宜参加重体力劳动,若局部污染发炎,可用消炎膏药或"玉红膏"涂敷;②对老年、婴幼儿或虚损之体,不耐上述灸法者,可选用上穴施以非瘢痕灸或线香灸法。

3.药艾瘢痕灸:取陈艾绒 500g,麻黄、桂枝、肉桂、独活、羌活、乳香、没药、细辛、干姜、丁香、木香、苍术、防风、半夏曲各 15g,硫黄 30g,苏子、牙皂、乌药、陈皮、甘草、川乌、石菖蒲、炮穿山甲(代)各 9g,麝香 1g,上药制成直径 0.6~0.8cm,高 1.0~1.2cm 的圆锥形艾炷,穴位皮肤常规消毒后,每穴注入 1%盐酸普鲁卡因注射液 0.5~1.0mL 做局部麻醉(过敏试验阴性者),再用大蒜汁涂布其上,然后按纯艾瘢痕灸法操作,施灸穴位与主治同上法。灸治时间以每年农历小暑至白露间最为适宜,其他时间亦可使用。

（四）化脓灸

1.取膏肓、气海,在夏季"三伏天"时施以化脓灸,每年 1 次,连续 3 年为 1 个疗程。

2.每年灸 1 次或 2 年灸 3 次,一般共灸 3 次。灸治时间以农历小暑到白露期间最为适宜。穴位化脓时间以 1 个月为宜。对于 15 岁以下者,灸大椎、肺俞穴各 9 壮,一般只灸 1 次。成人第 1 次灸天突穴 5 壮,灵台、肺俞穴各 9 壮;第 2 次灸风门、大椎穴各 9 壮;第 3 次灸大杼穴 9 壮,膻中穴 7 壮。

3.艾炷可适当加少许麝香,施灸时间在每年 6～8 月,取双侧肺俞、膏肓或定喘、膻中、足三里。治疗前,用 1%利多卡因注射液做穴区皮肤局部麻醉,以减轻施灸时的疼痛。灸疗时,先用大蒜汁涂于所选穴位皮肤上,再将艾炷置于其上点燃,待所需壮数燃尽,用淡水膏或无菌敷料敷灸,每日更换 1 次,直至灸疮愈合。一般灸 3 壮。其艾炷大小,在躯干部如莲子大,在四肢部如枣粒大。

4.取麻黄、桂枝、麝香等药物,按一定比例研成极细末与陈年艾绒和匀后装瓶备用。施灸穴位分 3 组,第 1 组取肺俞、大杼、定喘、风门,第 2 组取至阳、膏肓、脾俞、肾俞,第 3 组取气海、天突、膻中、丰隆。上述 3 组穴位轮换交替使用,每隔 10日取 1 组穴位,30 日为 1 个疗程。操作前先将每穴用 2%盐酸普鲁卡因注射液做局部皮下麻醉(过敏试验阴性者),将艾绒捏成圆锥状,每燃烧 1 炷即为 1 壮,每穴施灸 5～9 壮,灸后贴自制化脓灸药膏。

5.取足太阳膀胱经之腧穴风门、肺俞、膏肓,任脉经的天突、璇玑、膻中,督脉经的大椎、陶道、身柱、灵台。根据病情,本着少而精的原则每次选用 2～3 穴。一般患者每天只灸 1 穴,自愿者可每天灸完 2～3 穴。治疗时嘱患者取坐位,先在穴位上进行皮肤常规消毒,而后涂少许大蒜汁以增加黏附和刺激作用,放置好艾炷用线香点燃,待燃近皮肤时患者可有灼痛样感觉,须在穴位周围用手拍打,以减轻痛感。实践证明患者都能耐受,因此免除用麻醉药物的不良反应。灸完 1 壮后用纱布轻轻抹净穴位上余烬焦底,再按前法续灸。一般灸 7～9 壮即可。待灸满壮数后,在灸穴上敷灸自制的"淡膏药",可每天换贴 1 次,数天后灸穴逐渐出现无菌性化脓性反应,随着脓液的增多可勤换"淡膏药"。约经 30 日左右灸疮结痂脱落,局部可留下瘢痕,不需再贴"淡膏药"。在灸疮化脓期间,应保持局部清洁,以防止污染,以免并发其他炎症。患者应增加营养以促使灸疮的正常透发,以有利于提高疗效。

(五)穴位敷贴

1.取麝香 1.0～1.5g,大蒜 30～60g。先将麝香研细末,均匀撒在第 7 颈椎棘突至第 12 胸椎棘突,宽 0.8～1.0 寸。再将大蒜捣成泥状,覆盖于麝香末上。灸治1～2 小时,将麝香与蒜泥取下。局部皮肤可见充血,或有烧灼疼痛感。如有水疱,可清洁局部皮肤,待干后,涂以硼酸软膏,外覆纱布,胶布固定。10～15 日灸治1 次,连灸 2 次。大部分患者只需灸 1 次即效,连灸 3 年以巩固疗效。

2.取麻黄、法半夏、白果各 10g,白芥子、公丁香、肉桂各 5g。上药共研细末,装瓶密闭备用。取天突、膻中、定喘穴,先用 75％乙醇棉球擦净穴位处皮肤,用镊子夹取药末团(约蚕豆大小)分别敷灸于穴位上,再滴麻油 2～3 滴于药末团上,使药末湿润,然后用 4cm×4cm 大小的胶布固定,待 24 小时后去除胶布与药末。于夏季"三伏天"时,初伏、中伏、末伏各 1 次,每年灸 3 次,连续灸 3 年为 1 个疗程。

3.取双侧肺俞、心俞、大椎,哮喘患者加敷天突、膻中。药用"白芥膏"(白芥子 30g,麝香 2g,延胡索 30g,细辛 15g,甘遂 15g,杏仁 15g,百部 15g,上药共研为细末,与生姜汁调成稠膏状)。敷灸前先用生姜片擦拭穴位,然后将"白芥膏"敷灸于上述穴位。一次敷灸 24 小时,若自觉敷灸处有发痒、灼热感时可予以取下。儿童用药量减半,敷灸时间 8 小时。于夏季每伏的第 1 天敷灸 1 次,连续在三伏内敷灸 3 次。

4.取肺俞(双)、心俞(双)、膈俞(双)共 6 穴。将白芥子 30％,延胡索 30％,细辛 20％,甘遂 20％,按上述比例称取药物共研为细末,用鲜生姜捣烂取汁,另加蜂蜜调成稠膏状,分别制成 1.5cm×1.5cm 大小的药饼,用 3cm×3cm 大小的"麝香风湿膏"胶布将药饼固定于穴位上。于每年夏季初、中、末三伏中的 1 日(两次间相隔 10 日)接受治疗,每次贴药 4～8 小时,儿童减半。共贴 3 次。如患者局部感觉灼热疼痛,可提前将药物除去;如贴后局部有发痒、发热舒适感,可多贴几小时待干燥后再予揭下。

5.取肺俞、心俞、哮喘新穴(位于掌面第 4、5 掌指关节间)。用生白芥子 12％,炒白芥子 18％,细辛 30％,延胡索 15％,甘遂 15％,松香 10％,将以上药物搅匀后,共研为细末,调以老姜母汁搅拌成膏,捏成直径 2.5cm,厚 0.5cm 的圆形药饼,每人每次另加麝香 0.3g(或用麝香壳 1g)于药膏上。使用时,先将鲜姜切片推擦背部穴位皮肤,以发红为度,加强药力渗透,后将药膏贴于既定俞穴上,留药时间少则 2 小时,多可 24 小时。药贴后有灼热感,一般以患者能忍受为度,后将药物取下。每年贴药时间为农历六月间三伏天,于每伏首日 11 时前贴治为佳。

6.先将麻黄、法半夏、白果各 10g,白芥子、公丁香、肉桂各 5g,共研成极细粉末,装入瓶中密封备用。取天突、膻中、定喘。先用 75％乙醇棉球擦净穴位处皮肤,用镊子夹取药末分别敷灸于上述 4 穴(变药末团约蚕豆样大小),滴 2～3 滴麻油于药末团上,使药末湿润,然后用 4cm×4cm 大小的医用胶布固定于穴位上,24 小时后摘除胶布及药末。夏季三伏天时,初伏、中伏、末伏各施灸 1 次,每年 1 次,连续 3 年为 1 个疗程。

(六)隔姜灸

1.取神阙穴,连续灸 3 壮,以局部皮肤潮红为度。每日 1 次,15 次为 1 个疗程。

2.取八华穴(天突、膻中、中府、云门、大椎、定喘、肺俞、肾俞),采用大于艾条的生姜切成 3mm 厚的姜片置于穴位上,再以艾条火直接烧在姜片上,以患者感到皮肤灼热为度,或以忍受热度为度,即把姜片和艾条火置于另一穴位上,每日 1 次。

3.第 1 组取肺俞、灵台、膈俞,第 2 组取肾俞、命门、关元,第 3 组取膻中、天突、神阙。上述 3 组穴位,每日用 1 组,按序轮番使用。每日每穴灸 5 壮,以 9 日(即每组穴位轮灸 3 次)为 1 个疗程。该法疗效尚佳,尤适用于儿童使用。

4.取肾俞、肺俞、脾俞、膏肓俞,以枣核样大小艾炷做隔姜灸,每穴灸 3～5 壮,不起疱,以皮肤潮红为度。每日 1 次,15 次为 1 个疗程(该法在夏季三伏天应用疗效较好,故又称"伏灸")。

(七)隔盐灸

主穴取大椎、肺俞、涌泉。配穴,肾虚配肾俞,痰热配丰隆。主穴每次必取,配穴根据病情选取,采用隔盐灸法。每日 1 次,5～7 次为 1 个疗程。

(八)艾炷灸

1.取巨阙、中脘、下脘、梁门(双)。将艾绒捏成圆锥形艾炷(底径 8mm,高 10mm),分别置于上述 5 穴上,经点燃后施灸,连续灸 10～20 壮。若哮喘发作严重,不能仰卧者,可先在鱼际、足三里、膻中穴针刺。待发作稳定后,再嘱患者取仰卧位施以"五穴灸"。

2.取大椎、风门、肺俞、膻中等穴,艾炷如麦粒大,每次每穴施灸 3～5 壮,10 日 1 次,3 次为 1 个疗程。常在每年夏季三伏天施行。

(九)悬灸或隔姜灸

取大椎、肺俞、肾俞、中府、天突、膻中、关元、足三里等穴,每次选 3～5 穴,各穴轮流交替使用。用艾条悬灸或艾炷隔姜灸法,每日 1 次,7 次为 1 个疗程。具有温补肺、脾、肾三脏,大补宗气、元气的功效。对哮喘缓解期疗效较好。

(十)热敏灸

按照热敏灸技术要点中"十六字技术要诀"对施灸部位与施灸剂量进行定位、定量规范操作。对穴位热敏高发部位大椎、至阳、命门、肺俞、神阙等穴区进行穴位热敏探查,并标记热敏穴位。

1.大椎、至阳、命门穴进行循经往返灸和接力灸,以振奋督脉阳气,患者可感觉热感沿头项背腰部传导,灸至热敏灸感消失为止。

2.肺俞穴进行双点温和灸,查感觉热感透至胸腔或扩散至整个背部并向上传导,灸至热敏灸感消失为止。

3.神阙穴进行单点温和灸,可感觉热感透至腹腔,灸至热敏灸感消失为止。每次取上述 1～2 组穴位,每日 1 次,10 次为 1 个疗程,疗程间相隔 2～5 日,共治疗 2～3 个疗程。

(十一)综合灸

1.第 1 个疗程时儿童取大椎、肺俞,成人取天突、肺俞、灵台;第 2 个疗程均取风门、大椎;第 3 个疗程均取大杼、膻中。脾虚者配脾俞,肾虚者配肾俞。均每日灸 1 穴,连灸 3 日为 1 个疗程。穴位皮肤常规消毒后,涂以乌蟾液,局麻后涂以蒜汁,置艾炷连灸数壮,再次消毒后,贴以"定喘膏"。

2.取膀胱经的风门、肺俞、膏肓,任脉的天突、璇玑、膻中,督脉的大椎、陶道、身柱、灵台等穴。根据病情不同,每次选 2～3 穴。于每年三伏天施以化脓灸,连续 3 年。亦可在每年的三伏天采用隔姜灸治疗,取双侧肺俞、膈俞、心俞,每穴灸 3 壮,每隔 2 日 1 次,共治疗 3 次。灸后用白芥子、延胡索、细辛、甘遂、冰片等配成的小药饼敷灸于灸疗的穴位上,连续 3 年。

3.隔姜灸关元 3～5 壮,艾条悬灸百会、涌泉各 15～20 分钟,每日 1～2 次。具有补肾纳气,温补任、督二脉之效,以回阳固脱救逆。

4.主穴取列缺、丰隆、定喘、肺俞、膏肓、太渊、脾俞、足三里、肾俞、太溪、关元、命门。随症配穴,鼻流清涕者加巨髎,头痛、肩背酸痛者加温溜,畏寒发冷者加支正,出现虚脱倾向者加内关、神门、气海。①温和灸:每次选 3～5 穴,每穴施灸 5～10 分钟,每 1～2 日施治 1 次,5 次为 1 个疗程;②非化脓灸:每次选 2～4 穴,每穴施灸 3～5 壮,每隔 2 日施治 1 次,5 次为 1 个疗程;③隔姜灸:每次选 3～5 穴,每穴施灸 5～7 壮,每隔 1～2 日施治 1 次,必要时也可每日 2 次,5～8 次为 1 个疗程。

5.主穴:发作期取大椎、定喘、风门、肺俞、膏肓、身柱,缓解期取大椎、肺俞、脾俞、肾俞、中脘、命门、气海、足三里。随症配穴,胸闷者加天突、膻中,痰多者加丰隆、脾俞。主穴每次任选 3～4 穴,配穴随症选取。①温和灸:每穴施灸 5～10 分钟,每隔 1～2 日施治 1 次,7～10 次为 1 个疗程;②无瘢痕灸:艾炷如花生米大,每穴灸 8～10 壮,每隔 1～2 日施治 1 次,7～10 次为 1 个疗程;③瘢痕灸:艾炷如麦粒大,每穴灸 5～7 壮,每隔 7～10 日施治 1 次,6～10 次为 1 个疗程,适用于缓解期;④药物灸:以麝香 1.0～1.5g,大蒜 30～60g,先将麝香研为细末,均匀地撒在颈 7 至胸 12 棘突,宽 0.8～1.0 寸(2.4～3.0cm),继续将大蒜捣成泥状,覆盖于麝香上。灸 60～120 分钟,再将麝香和蒜泥取下。局部皮肤可见充血或有烧灼疼痛感。如有水疱,可清洁局部皮肤,待干,涂以"硼酸软膏",覆以纱布,胶布固定。每隔 10～15 日施灸 1 次,一般连灸 2 次。大部分只敷 1 次即效。连灸 3 年可巩固疗效。

第三节　慢性阻塞性肺气肿

慢性阻塞性肺气肿常由慢性支气管炎及长期大量吸烟引起,临床表现为呼吸道阻塞,细支气管远端的管腔过度膨胀、充气,从而导致肺组织弹性减退、容积增大,呈桶状胸。

该病是一种潜在致命的肺部疾病,以肺弹性进行性丧失为特点。目前的医学水平尚无彻底治愈的希望,只能防止其继续恶化。其临床表现常有:反复咳嗽、咳痰、喘息、气促、气短、胸闷、乏力,甚至出现唇、甲发绀及肺动脉高压症状。该病的晚期可发展成为心功能不全(心力衰竭)、下肢水肿、肝脾大、腹水等。

该病在中医学属"肺胀""喘息"等病证范畴,因元气不足,肺肾虚损所致。

一、灸疗取穴

详见"灸疗方法"。

二、灸疗方法

(一)艾炷灸

施灸穴位分两组,第 1 组取膻中、定喘,第 2 组取肺俞、丰隆。每年的三伏天,症状缓解时,上述两组穴位轮换交替施行麦粒大艾炷灸,每穴施灸 5～7 壮,每日 1次。亦可采用隔姜灸或其他药饼灸。

(二)激光灸

取膻中。采用低能量 He-Ne 激光仪,行血管内照射治疗,输出功率为 2～3mV。每次照射 1 小时,每日 1 次,10 次为 1 个疗程。

第四节　急性胃肠炎

急性胃肠炎一般起病急骤,发作突然,常有恶心、呕吐、腹泻、腹痛或腹部不适感、肠鸣音亢进、大便稀薄等症状。本病多发于夏秋季节,其主要成因为外感时邪,内伤饮食,内外合邪,壅滞于中焦,从而引起脾胃功能紊乱,脾陷胃逆,升降失常,清浊相干,气机逆乱,故常吐泻交作。因吐泻严重,津液大量丧失,故在短时间内,即可出现面容憔悴、目眶下陷、筋脉挛急、手足厥冷等危重证候。若伴有突然腹中绞痛,欲吐不得吐,欲泻不得泻,烦躁闷乱,面色青惨,四肢厥冷者,中医则称为"干霍乱"。

一、灸疗取穴

（一）主穴

神阙、足三里、中脘、胃俞。

（二）配穴

天枢。

二、灸疗方法

（一）隔盐姜灸

先用 75％乙醇棉球将患者神阙（脐孔）消毒，然后将食盐放入，以填平为度，上置 0.3～0.4cm 厚鲜姜片 1 片（姜片用三棱针扎数个小孔），再将枣核大艾炷置于姜片上点燃施灸，候艾炷徐徐燃至将尽时，另换 1 壮再灸。如感到灼痛时可移至天枢穴施灸。一般灸 3～8 壮（具体视病情而定）。

（二）药物灸

取鲜毛茛 10g，清水洗净阴干，除去叶、柄，取根茎连须，切短，置于钵内，加入蜂蜜 2g，捣烂如泥，备用。灸时取胶布 2 块，中间剪一直径约 6mm 小孔，分别贴于中脘、胃俞，以暴露穴位和保护皮肤，将上药捏成约 6mm 的泥丸置于小孔中间，上面再贴胶布固定即可，敷灸 1～2 小时，待起疱，或局部灼痛呈蚁行感时去掉药丸与胶布。一般弃药后即见水疱。如起疱，不必挑破，行其自行吸收，如水疱较大，可用消毒毫针刺破水疱，放出水液，或用注射器抽出水液，涂以 1％甲紫药水，以防止感染，局部敷以消毒敷料以保护创面。一般 1 次见效。

（三）综合灸

患者仰卧位，暴露脐部，在双膝下放一枕头使膝微屈。取纯白干燥的食盐（以青盐为佳）填平脐孔，再取厚度约 0.2cm 直径约大于脐孔、中间以针刺数孔的姜片置于盐上，最后取一大小适宜的艾炷置于姜片上施灸。若患者脐部突出，可用湿面条围脐如井口，再如法施灸。每次5～7 壮，每日 1 次。再将艾条一端点燃，对准足三里穴，距 0.5～1.0 寸左右施以熏灸，使患者局部有温热感即可，待温热感消失后继续施灸，一般每侧穴灸 10～15 分钟，隔日 1 次，5 日为 1 个疗程，一般需治疗 1～2 个疗程。

第五节　原发性高血压

高血压可分为原发性和继发性两种。继发性高血压是由其他疾病,如肾、内分泌、颅内病变等因素所引起的一种症状,而不是一种独立的疾病。原发性高血压以体循环动脉血压增高为主要临床特征,并伴有血管、心、脑、肾等组织器官病理性改变的全身性疾病。

按照世界卫生组织(WHO)建议使用的血压标准是:凡正常成年人收缩压应≤140mmHg(18.6kPa),舒张压≤90mmHg(12kPa)。如果成年人收缩压≥140mmHg,舒张压≥90mmHg,则定为高血压;如血压值位于两者之间,亦即收缩压在130～139mmHg,舒张压在85～89mmHg,则属临界高血压。血压升高后,经排除继发性高血压,及伴发的头痛、头晕、耳鸣、健忘、失眠、心悸等症状后,即可诊断为原发性高血压。

西医学认为,原发性高血压的发病与中枢神经系统及内分泌、体液调节紊乱等有关。另外,还与年龄、职业、环境、肥胖、高血脂、嗜酒、吸烟等有关。

严重的高血压患者可出现眼底动脉变窄、视网膜出血、左心室肥大或心力衰竭、肾衰竭、脑出血等危重症状。

该病在中医学属"头痛""眩晕"等病证范畴,由内伤虚损、肝肾阴虚、肝阳上亢、肝风内扰、饮食不节、情志失调等所致。

一、灸疗取穴

(一)主穴

涌泉、百会、曲池、足三里、悬钟。

(二)配穴

头痛眩晕加风池;失眠多梦加太冲、安眠;耳鸣眼花加肝俞、肾俞;心慌、心悸配加内关。

二、灸疗方法

(一)温和灸

1.每穴施灸15～20分钟,每日1～2次,15次为1个疗程。

2.施灸穴位分8组,第1组取中脘、足三里(双),第2组取环跳(双)、阳陵泉(双),第3组取风市(双)、申脉(双),第4组取肩髃(双)、曲池(双),第5组取风池(双)、绝骨(双),第6组取身柱、阳交、三阴交(双),第7组取委中(双)、照海(双),

第 8 组取百会、哑门、列缺(双)。上述前 7 组穴位每日灸 1 组,循环灸 5 日后,加灸第 8 组穴位。

(二)隔姜灸

取艾炷如黄豆或枣核大,每穴施灸 5～7 壮,每日或隔日 1 次,10～15 次为 1 个疗程。

(三)无瘢痕灸

取艾炷如麦粒大,每穴施灸 3～5 壮,每日或隔日 1 次,10 次为 1 个疗程。

(四)瘢痕灸

取艾炷如麦粒大,灸至起小水疱为度,次日若灸疮未发,则在原来的穴位上重新施灸,直至发灸疮为止,待灸疱痊愈后再施灸。限灸足三里、悬钟。

(五)艾炷灸

1.取足三里、绝骨,侧两穴交替使用(即左取足三里,右则取绝骨),用米粒样艾炷在上述两穴做直接施灸,待每穴施灸 7 壮后,即用胶布封固,以促进灸疮的形成。待灸疮形成后,每日更换胶布 1 次,灸疮周围用 75% 乙醇棉球消毒,灸疮处用干棉球吸干。每隔 30 日施灸 1 次,8 次为 1 个疗程。第 2 个疗程分季节施灸,即在"二分、二至、四立"(春分、秋分,冬至、夏至,立春、立秋、立夏、立冬)期间施灸。主治原发性高血压。

2.先灸足三里,后灸悬钟(绝骨)。每次取 1 穴(双侧),两穴轮换交替使用,每穴施灸 1～3 壮,1～7 日施灸 2 次,10 次为 1 个疗程,疗程间相隔 1～2 个月。主治原发性高血压。

3.取涌泉、石门、足三里、绝骨、内关、丰隆、气海、肝俞、太溪、三阴交、太冲、阴陵泉。根据临床辨证结果,每次选 3～5 穴,每穴施灸 3～5 壮,每日 1～2 次,10 日为 1 个疗程。主治高血压虚证。

4.取足三里、绝骨等穴,每穴用艾炷施灸 3～5 壮。每日 1 次,7 次为 1 个疗程。

(六)雀啄灸

取百会。采用艾条雀啄灸法,从远处向百会接近,当患者感觉发熨为 1 壮,然后将艾条提起,再从远端向百会接近,同样患者感觉发烫为 1 壮,如此反复 10 次为 10 壮,两壮之间应间隔片刻,以免起疱。主治虚性 2 级、3 级期原发性高血压,肝火上炎型禁用。

(七)药物灸

1.取吴茱萸 15～30g,研细末,用食醋适量调成糊状,于睡前敷灸于两侧涌泉,外用纱布包扎,胶布固定。每日换药 1 次,轻症 1 次即可,重症可连用 3～5 次。

2.取丰隆、足三里、曲池、中脘、关元、肾俞、肝俞、膈俞,每次选2～4穴。再取甘遂、延胡索、细辛、黄芩、吴茱萸、蜈蚣、白芥子各适量(原方未注明剂量),共研细末,贮瓶备用。用时取药末少许,以生姜汁调制成糊状敷灸于所取的穴位上,每次敷灸4～24小时,以局部皮肤有蚁行感或痒感、灼热感为度。部分患者穴位皮肤可起水疱,水疱小者让其自行消散,大者可用消毒纱布固定,以防感染。每日1次,30日为1个疗程。

3.取吴茱萸、川芎各等份,研细末后,敷灸于神阙,外用麝香止痛膏固定,3日换药1次。

4.取桃仁20g,杏仁24g,夏枯草20g,水蛭6g,栀子6g,白胡椒1g,上药共研细末,分成6包,每日用1包,用醋调成糊状,每晚临睡前敷灸于双侧涌泉,次晨取下,此后每晚复行上法操作。

5.取吴茱萸(胆汁制)500g,龙胆草醇提取物6g,硫黄50g,白矾(醋制)100g,朱砂50g,环戊甲噻嗪17.5mg。上药共研细末,装瓶备用。用时,每取药末200mg左右,倒入神阙内,棉球覆盖,胶布固定。每周换药1次,至愈为度。具有降火、化痰、镇静、安神的功用。主治高血压头痛、头晕等症。

6.取桃仁、杏仁各12g,栀子3g,胡椒7粒,糯米14粒,共捣烂,加鸡蛋清1枚调成糊状,分3次备用。于每晚临睡前取药糊敷灸于两侧涌泉,外以纱布包扎固定。晨起除去不用。每夜1次,每次敷灸1足,两足交替敷灸,6次为1个疗程。3日测量血压1次。敷灸处出现青紫色无妨。具有降压止晕的功用。主治高血压。

7.取蓖麻仁50g,吴茱萸、附子各20g。上药共研细末,加生姜150g,共捣如泥状,再加冰片10g和匀,调成膏状,备用。每晚取药膏敷灸于两侧涌泉,外以纱布包扎固定。每日换药1次,7次为1个疗程,连用3～4个疗程。敷药期间,停用其他降压药物。具有引火归原的功用。主治高血压。

8.取肉桂、吴茱萸、磁石各等份,上药共研细末,密封备用。用时,取药末5g,用蜂蜜调匀,敷灸于两侧涌泉。阳亢者加太冲,阴阳不足者加足三里。每次用2穴,交替使用。外以胶布固定。并用艾条悬灸20分钟。于每晚临睡前换药1次。具有引火归原,降压止晕的功用。主治高血压。

9.取白花蛇3条,蜈蚣9条,蝉蜕、地龙各9g,土鳖虫、黄连、白芥子、延胡索各6g,葛根15g,甘遂、细辛、三七各3g,麝香1g,上药共研细末,装瓶备用。用时,取药末35g,以姜酊适量启程成膏状,做成药饼7枚,其中心放少许麝香末,敷灸于双侧心俞、肝俞、肾俞、关元,外以塑料薄膜和纱布覆盖,胶布固定,每次敷灸8～12小时。每日换药1次。具有搜风通络,降血压的功用。主治高血压。

10.取吴茱萸(胆汁拌制)100g,龙胆草60g,土硫黄20g,朱砂15g,明矾30g。上药共研细末,用小蓟根汁适量调和在糊状,备用。用时,取药糊10～15g,分别敷灸于神阙、涌泉(双),外以纱布覆盖,胶布固定。隔日换药 1 次。具有清热安神,导热下行的功用。主治高血压。

11.取吴茱萸 15g,川芎、桃仁各 10g,山栀子 6g,胡椒 3g。上药共研细末,加生姜 150g 共捣烂如泥状,再加冰片 10g 同捣和匀,调成膏状,备用。用时,取药膏10g,敷灸于涌泉(两侧交替进行),外加包扎固定。每日换药 1 次,10 次为 1 个疗程。具有活血化瘀,温肾降逆,导热下行的功用。主治高血压头痛、眩晕。治疗期间,可停用其他降压药物。

(八)综合灸

1.主穴取涌泉。配穴,阳亢者配太冲,阴阳俱虚者配足三里。每次贴 2 穴,各穴轮换交替使用。取肉桂、吴茱萸、磁石各等份,共研为细末,每次用药末 5g,以蜂蜜调制成药饼敷灸,于每晚临睡前换药 1 次,外用胶布固定;再取艾卷薰灸 20 分钟。主治各型原发性高血压。

2.根据原发性高血压中医辨论分型采用综合类方法治疗。①肝阳上亢型,取风池、肝俞、行间、侠溪、太冲,每次选 2~4 穴,施以艾条温和灸或温针灸,每穴10~20 分钟,每日 1 次或 2 日 1 次,5~10 次为 1 个疗程。②肾精不足型,取百会、肾俞、三阴交、太溪、涌泉,每次选 2~3,施以艾炷麦粒灸,每穴 3~5 壮,2 日 1 次,3次为 1 个疗程;或采用艾条温和灸,每穴 10 分钟,每日 1 次或 2 日 1 次,10 次为 1个疗程。③痰浊阻逆型,取内关、丰隆、中脘、阴陵泉,每次选 2~4 穴,施以艾炷隔姜(或山楂片)灸,每穴 5~7 壮,或以艾条温和灸,每穴 10 分钟,每日 1 次或 2 日 1次,5 次为 1 个疗程。④各种类型高血压,取足三里、绝骨,施以艾炷瘢痕灸,用麦粒大艾炷 3~7 壮,以穴位起小疱为度,灸毕贴小块胶布以促发灸疮,待灸疮痊愈后可再做灸治。

3.根据原发性高血压中医辨论分型采用综合类方法治疗。①肝郁化火型,治宜疏肝解郁,平肝降火。施以泻法:艾炷非化脓灸百会穴 4~7 壮,肝俞或胆俞穴4~6 壮,期门 4~6 壮,太冲 4~8 壮,阳陵泉 5~8 壮。施以蒜泥灸法:太冲灸 5~10 分钟,阳陵泉灸 5~10 分钟,外关灸 10 分钟。②痰湿内蕴型,治宜健脾化痰。施以补法:艾炷非化脓灸百会 5~9 壮,大椎 3~5 壮,中脘(或上脘)3~7 壮,足三里(或丰隆)3~9 壮,脾(胃)俞 3~5 壮。施以蒜泥灸法(敷灸法):公孙 5~10 分钟,内关 10 分钟,外关 10 分钟,大椎 5~10 分钟。③气血亏虚型,治宜健脾安神,益气养血。施以补法:艾炷非化脓灸百会 5~9 壮,足三里 3~9 壮,膈俞 3~7 壮,气海 3~5 壮,血海 3~9 壮。施以艾条温灸:足三里 10 分钟,膈俞 5~10 分钟,气海(或关元)5~10 分钟,血海 10 分钟。④肝肾阴虚型,治宜滋肝补肾。肾俞 3~5 壮,肝俞3~5 壮,太溪 1~3 壮。

4.防治高血压,可采用:①艾炷瘢痕灸:取足三里、悬钟,采用中等艾炷,直接放在穴位上施灸,每穴2～3壮,灸后形成灸疮,产生无菌性化脓刺激,1个月左右灸疮结痂脱落后形成瘢痕。不仅有明显的降压作用,而且还可改善血液黏稠度和对大小血管有扩张作用。②艾炷麦粒灸:多用于气血虚弱型,取百会穴,采用"轻灸",即灸壮少的灸法,特别是初灸者,可仅灸3壮,待血压渐降后,再增加壮数以巩固疗效,但切不可加壮过多,如增加壮数而血压上升者,应予减少壮数,每日1次或2日1次。③艾条温和灸:取足三里、曲池,每穴施灸10～15分钟,每日1次,10次为1个疗程。该法适应面广,可用于各种证型。

5.主穴取百会、风池、足三里、涌泉。辨证配穴,肝阳上亢型者配太冲、肝俞;痰浊壅盛型者配中脘、脾俞;阴虚阳亢型者配三阴交、太溪;清阳不升、阴阳两虚型者配肾俞、关元。每次选2～3对穴位,采用艾条雀啄灸、回旋灸,或其他灸具施灸,每次每穴施灸3～5分钟,每日1次,10次为1个疗程。也可单独取百会或涌泉,将点燃的艾条向百会或涌泉接近,当患者感觉发烫时提起,然后再将艾条从远处接近百会或涌泉,如此反复施灸20～30分钟,每日2次,10日为1个疗程。

6.主穴取涌泉、百会、曲池、足三里、悬钟。配穴,头痛、头晕者加风池;失眠多梦者加太冲、安眠;耳鸣眼花者加肝俞、肾俞;心慌者加内关。①温和灸:每穴施灸15～20分钟,每日1～2次,15次为1个疗程。②隔姜灸:取艾炷如黄豆或枣核样大,每穴施灸5～7壮,每日1次或2日1次,10～15次为1个疗程。③无瘢痕灸:取艾炷如麦粒大,每穴施灸3～5壮,每日1次或2日1次,10次为1个疗程。④瘢痕灸:取艾炷如麦粒大,灸至起一小水疱为度,次日若灸疱未发,则在原穴上再灸,至发灸泡为止,待灸疱痊愈后再施灸。适用于灸足三里、悬钟。⑤药物灸:取吴茱萸、食醋各适量,并将吴茱萸研为细末,取15～30g,用食醋适量调成糊状,于睡前敷于两侧涌泉,用纱布包扎,胶布固定。每日换药1次。轻症者敷灸1次即可,重症者可连用3～5次。

(九)综合疗法

艾灸配合耳穴贴压:采用艾条悬灸百会,以感觉烫热为1壮,每次灸10壮,每日1次,并配合采用王不留行贴压耳穴心、神门、肝、肾、内分泌、额、枕等穴,每次取4～5穴,7日调换1次,5周为1个疗程。主治原发性高血压。

(十)灯火灸

治宜平肝潜阳,健脾祛湿。主穴取曲池、太冲、足三里、风池。配穴,肝阳上亢加肝俞,阴虚阳亢加太溪、三阴交,痰湿壅盛加丰隆、阴陵泉,头痛加印堂、太阳,失眠加神门、三阴交,心悸或胸闷加内关。施以阴灯灼灸术,每穴1壮,每日1次,10次为1个疗程。

(王常鸿)

第九章

常见病症推拿治疗

第一节　落枕

凡因劳累、扭错、受寒等原因引起的颈项强痛症状者,均可谓之落枕,往往因睡眠时头部姿势不良而发病,故又称"失枕",是一种临床常见病,好发于青壮年,与职业有一定关系,男多于女,以冬春季多见,常于晨起时发病,发病轻者可 2～3 天自愈,重者疼痛、活动受限情况绵延不愈,严重影响患者的工作、学习和生活。有人认为本病是颈椎病的前驱表现。

一、病因病机

《伤科汇纂》有"因挫伤及失枕而颈强痛者"的记载。本病病位在颈项,以"不通则痛"或"不荣则痛"为主要病机,其常见病机有气滞血瘀、风寒外袭、肝肾亏虚等。分证病机如下:

(一)气滞血瘀证

因不慎扭伤、睡眠姿势不良、垫枕过高、长时间侧头视物(看书、看电视)等,使肌肉、韧带、关节损伤,局部气血运行不畅,气滞不能推动血行,血停成瘀,气血瘀滞颈项经络致经络不通,经络不通则痛而发病。

(二)风寒外袭证

因贪凉露宿、睡卧当风、严寒冻伤、暴雨浇淋、汗出当风等致风寒之邪外袭于颈项肌肤腠理,侵入经络,络脉受阻,寒性凝滞,局部筋脉拘急致颈项强痛而发病。

(三)肝俞亏虚证

平素体质虚弱,肝肾亏虚,筋脉失养而反复发病。《证治准绳》曰:"久坐并失枕致项强不可转移者,皆由肾虚不能升肝,肝虚无以养筋,故机关不利"。

二、辨病

（一）病史

有外伤、睡眠姿势不良或感受风寒等病史。

（二）症状

1.疼痛

颈项和肩胛冈周围、上背部压痛，以一侧疼痛多见，也有正中疼痛者，两侧同时疼痛者较少见。

2.肌张力增高

受累范围肌张力增高，常见于胸锁乳突肌、斜方肌、前斜角肌、菱形肌等。

3.畸形

往往头颈部处于强迫体位，固定于略为偏歪的前屈位的特殊姿势。

4.运动障碍

颈项活动受限，不能作点头、仰头、转头活动或活动范围明显受限，转头时常与上身同时转动，以腰部代偿颈部的旋转活动。

（三）体征

病变累及颈肌时，可出现局部肌肉痉挛、僵硬，触之有肿块和条索状，有明显压痛点，压痛点可出现在肌肉起止点，颈部前屈或向健侧旋转可牵拉受损肌肉加重疼痛；累及副神经时，沿着神经分布区有压痛与放射痛；累及关节突关节时，在棘突旁压痛或触及棘突、横突偏移或旋转错位，或有棘突间隙的改变。

三、类病辨别

（一）颈椎半脱位

本病常见有寰枢关节半脱位，往往有外伤史或肩部负重史，临床表现为颈项疼痛，颈椎屈伸活动尚可，而旋转活动明显受限，可摄颈椎张口位片明确。

（二）颈椎病

本病常反复出现落枕症状，因颈椎失稳、颈椎错缝引起，行颈椎系列片可见颈椎椎间隙狭窄、椎间孔变小、骨质增生。

（三）颈椎结核

本病有结核病史和全身体征，如低热、消瘦、盗汗等，多发于儿童及青壮年，行颈椎系列片、CT 或 MRI 等检查可明确。

（四）肌性斜颈

本病常出现头颈部倾斜,查可见胸锁乳突肌痉挛,睡眠时症状减轻或消失。

四、中医论治

（一）治疗原则

治疗原则为舒筋通络,活血化瘀,滑利关节,整复错缝。气滞血瘀者治以活血化瘀,行气止痛;风寒外袭者治以祛风散寒,通络止痛;肝肾亏虚者治以补益肝肾,强筋健骨。

（二）推拿常规治疗

1.取穴

取风池、风府、肩井、落枕穴、上廉、合谷、外关、后溪等穴。

2.手法

一指禅推法、㨰法、点法、揉法、拿法等。

3.操作

（1）患者坐位或俯卧位,医者以㨰法沿着肩背部、项背部肌肉起止点方向,使紧张的肌肉得到放松。一指禅推法施于颈项部三条线(后正中线、棘突双侧旁开膀胱经线)。双手交替拿捏肩井。

（2）患者坐位或俯卧位,医者点揉肩井、风池、风府、阿是穴等主要穴位,以局部酸胀为度。

（3）患者坐位,医者以点揉手法刺激远端穴位(如落枕穴、上廉、合谷、外关、后溪等),以局部酸胀为度,并嘱患者配合颈部各个方向缓慢转动。

（4）伴有滑膜嵌顿者可以关节调整类手法为主,加仰卧位间歇性颈椎拔伸顶推手法;小关节紊乱加颈椎定位斜扳法或颈椎短杠杆微调手法;注意幅度及力量控制,在患者配合下施术。

（三）推拿分证论治

1.气滞血瘀证

症状:不慎扭伤、睡眠姿势不良、垫枕过高、长时间侧头视物(看书、看电视)后出现颈部刺痛,活动不利,舌质暗或有瘀斑.苔薄白,脉弦紧。

推拿治疗以活血化瘀、行气止痛为法。除常规操作外,加推揉颈肩部肌肉,从颈枕部向肩峰部,顺着肌肉走行;施术时可配合外用药膏。

2.风寒外袭证

症状:颈项疼痛重者,多向一侧反射,时伴肩背僵冷疼痛,或伴恶寒发热、头痛,怕冷。舌淡,苔薄白,脉浮紧。

推拿治疗以祛风散寒、通络止痛为法。除常规操作外,加施拿法于风池、肩井、曲池等腧穴,颈项部施以擦法。

3.肝肾亏虚证

症状:颈肩酸痛反复发作,久治未愈,颈肌麻木不仁,伴腰膝酸软乏力,五心烦热,身体重着疼痛,舌淡苔白,脉细弱。

推拿治疗以补益肝肾、强筋健骨为法。除常规操作外,加一指禅推法推风池、风府、大椎、肩中俞、肩外俞,拿肩井部、合谷穴,按揉肾俞穴,加擦腰部。

(四)特色治疗

1.针灸治疗

取穴:后溪、悬钟、风池、肩井、上廉、外关、阿是穴等,针用泻法。

操作:①前屈后伸功能障碍可针刺后溪穴,同时嘱患者在行针中向前、后活动颈项部。②左右侧屈功能障碍可针刺悬钟穴,同时嘱患者在行针中向左、右活动颈项部。③风池、肩井、上廉、外关、阿是穴直刺,行捻转泻法。

2.中药外治:可予中药热奄包治疗。

五、转归与预后

落枕本身有自愈的趋向,只要及时采取治疗措施,症状是可以很快消失的。本病虽起病较急,但若经过系统治疗,病程也很短,1周以内多能痊愈。及时治疗可缩短病程,不经治疗者也可自愈,但复发机会较多。落枕症状反复发作或长时间不愈应考虑是否存在颈椎病,应找专科医生检查,以便及早发现、治疗。

六、预防与调护

1.适当休息,注意颈部保暖,夏天避免汗出当风,以免风寒入络,导致发病。

2.适当颈部功能锻炼。

3.睡眠时枕头要适宜。对颈椎生理弧度变直、消失者,枕头宜垫在颈项部;弧度过大者,宜垫在头后部;侧卧时枕头宜与肩膀等高,使颈椎保持水平位。

七、疗效判定标准

疗效判定标准按照《中医病证诊断疗效标准》。

(一)治愈

颈项部疼痛、酸胀消失,压痛点消失,颈部功能活动恢复正常。

（二）好转

颈项部疼痛减轻，颈部活动改善。

（三）未愈

症状无改善。

第二节 急性腰肌扭伤

急性腰肌扭伤是指腰部两侧的肌肉、筋膜、韧带、关节囊及滑膜等软组织的急性损伤，从而引起腰部疼痛及活动功能障碍的一种病症。本病俗称"闪腰岔气"，是腰痛疾病中最常见的一种。多发于青壮年体力劳动者，长期从事弯腰工作的人和平时缺乏锻炼、肌肉不发达者，易患此病。

一、病因病机

中医学无急性腰肌扭伤病名，根据其主要临床表现，属中医学"腰痛""痹证""伤筋"等范畴。本病的发生多由于用力不当、姿势不正、跌扑闪挫等造成腰部筋脉受损，致局部经络气血运行不畅，瘀血留着，不通则痛，故发生腰痛、腰部活动受限等症状。

二、辨病

（一）病史

本病常有腰部扭伤史。

（二）症状

1.腰部疼痛

腰部因损伤部位和性质不同，可有刺痛、胀痛或牵扯样痛。疼痛一般较剧烈，部位较局限，且有局部肿胀，常牵掣臀部及大腿部疼痛。

2.活动受限

腰不能挺直，活动困难，严重者不能翻身起床、站立或行走，咳嗽或深呼吸时疼痛加重。

（三）体征

1.视诊

腰椎活动受限，常呈轻度前屈位，腰椎侧弯，肌肉痉挛。

2.触诊

压痛点一般为局部性,患部叩击无放射痛。

三、类病辨别

(一)棘上、棘间韧带断裂

本病有外伤史,脊柱正中部位疼痛、压痛,损伤处可触及凹陷、断端隆起。

(二)棘突骨折、关节突骨折、横突骨折、椎体压缩骨折

本病常有严重的外伤史,疼痛剧烈,活动受限,X线显示骨折发生部位。

(三)腰椎间盘突出症

本病以腰痛伴下肢放射性疼痛为主要表现,腹压增高时症状加重,并出现运动无力、浅感觉减退、腱反射减弱等神经根受压体征。

(四)骨质疏松症

本病多见于老年女性,以腰痛和活动障碍为主要表现,X线可见胸腰段椎体压缩性骨折,骨密度测定显示骨量减少。

四、中医论治

(一)治疗原则

舒筋通络、活血散瘀、消肿止痛。

(二)推拿治疗

1.取穴及部位

取肾俞、命门、腰阳关、大肠俞、环跳、委中穴;推拿部位在腰臀部。

2.手法

攘法、按揉法、点压、擦法等。

3.操作

(1)患者俯卧位,医者站于患侧,以攘法施于患侧腰部,约5分钟。

(2)医者用拇指点压,依次点压肾俞、命门、腰阳关、大肠俞、环跳、委中及阿是穴,每穴半分钟,在点压穴位时加以按揉,以产生酸、麻、胀感觉为度。

(3)直擦腰部两侧膀胱经,横擦腰骶部,以透热为度。

(三)特色治疗

1.针灸治疗

治疗本病可取腰部华佗夹脊穴、气海俞、大肠俞、阿是穴、委中等穴。留针

15～20分钟,用泻法。

2.中药外治

可予中药热奄包治疗。

五、转归与预后

本病预后较好,经3～5次治疗多能治愈。应重视首次发病的治疗,防止转为慢性损伤。

六、预防与调护

1.避免劳累,勿久坐,避免腰部负重及长时间弯腰,勿从事剧烈运动。

2.注意腰部防寒保暖。

3.坚持功能锻炼。可行拱桥式、飞燕式等腰背肌功能锻炼及游泳等。

七、疗效判定标准

疗效判定标准参照《中医病证诊断疗效标准》。

(一)治愈

腰部疼痛消失,脊柱活动正常。

(二)有效

腰部疼痛减轻,脊柱活动基本正常。

(三)未愈

症状无改善。

第三节　腰肌劳损

腰肌劳损又称"功能性腰痛""腰背肌筋膜炎"或"肌纤维组织炎",多由于长期腰部过度疲劳,使得局部缺血,肌肉痉挛,代谢产物积累导致组织变性,或者由于腰部急性损伤又未及时根治,使局部形成无菌性炎症,反复刺激使组织变性刺激神经末梢而产生疼痛的一种病症,是腰痛的常见疾病之一。

一、病因病机

腰肌劳损,属中医学"腰痛""筋痹""痹症"范畴,相关论述散见于《素问·脉要精微论》《素问·刺腰痛》《金匮要略》《丹溪心法·腰痛》及《诸病源候论》等。先天肾气亏损,劳役伤及肝肾为其发病的内因;慢性劳损,感受风、寒、湿邪为其发病的外因。

(一)气滞血瘀

腰部急慢性损伤后,脉络受损,血溢脉外,滞留成瘀,痹阻经脉而致痹。

(二)寒湿痹阻

久居湿地,或汗出当风,或睡卧受冷等,寒湿之邪侵袭,阻滞局部经脉,筋骨失于温煦濡养而发病。

(三)肝肾亏虚

先天不足,或久病体虚,或病久失治,或年老体弱,或房事过劳,致肾精亏损,气血虚弱,经脉失于濡养,筋骨失于温煦,遂而致痹。

二、辨病

(一)病史

本病有腰部过劳或外伤史。

(二)症状

患侧腰部弥漫性酸痛、隐痛,长时间弯腰或久坐后加重,休息后减轻;长时间卧床后晨起疼痛加重,弯腰受限,活动后可减轻。偶有下肢牵涉痛。

(三)体征

本病腰部压痛,压痛点多位于脊柱两侧或韧带或筋膜起止点处,局部骶棘肌紧张,触之僵硬,腰部功能受限不明显。

(四)辅助检查

腰椎正侧位片检查多无阳性表现,部分患者 X 线片有脊柱侧弯,生理曲度变小。

三、类病辨别

(一)腰背部纤维织炎

本病有受凉病史,疼痛范围比慢性腰肌劳损广泛。实验室检查血沉快,抗链球菌溶血素"O"试验(简称抗"O")可阳性。

(二)退行性脊柱炎

本病多见于老年,逐渐起病,进展缓慢;晨起加重,活动后减轻;X 线检查可见腰椎广泛性退变性。

（三）腰椎间盘突出症

本病亦见于青壮年，多有外伤病史；疼痛较重，且向下肢放射.直腿高抬试验阳性；CT、MRI 可确诊。

四、中医论治

（一）推拿治疗

1.治疗原则

舒筋通络，活血止痛。

2.施术部位

患侧腰臀部及下肢。

3.取穴

阿是穴、肾俞、命门、腰阳关、气海俞、大肠俞、关元俞、环跳、居髎、委中、阳陵泉、昆仑。

4.手法

㨰法、按揉法、弹拨法、点法、斜扳法、擦法。

5.操作

（1）患者取俯卧位。施㨰法、揉法于患侧腰臀部及下肢约 5 分钟。

（2）患者取俯卧位。以拇指点压肾俞、腰阳关、气海俞、大肠俞、关元俞、环跳、居髎、委中等穴。

（3）患者俯卧位或坐位，以院内冬青膏为介质，直擦两侧背部膀胱经和华佗夹脊穴。

（4）酌情使用患侧卧位腰椎斜扳法。

（二）推拿分证论治

1.气滞血瘀型

腰部疼痛，痛有定处，痛处硬结、僵硬，弯腰不利，日轻夜重，活动后可减轻。舌质紫暗，或有瘀斑，脉弦紧或涩。以按揉法、弹拨法施于痛性反应点或敏感点，施予健侧位腰椎斜扳法。

2.寒湿痹阻型

腰部酸痛，痛处弥漫，受寒及阴雨疼痛加重。舌质淡，苔白或腻，脉沉紧或濡缓。以院内冬青膏为介质，用擦法施于腰部督脉、膀胱经，以透热为度。

3.肝肾亏虚型

腰部酸痛，长时间弯腰后加重，休息后稍减轻，舌质淡，脉沉细。以院内冬青膏为介质，直擦华佗夹脊、腰部膀胱经，横擦肾俞、腰阳关、命门。

（三）特色治疗

1.针灸治疗

（1）常规针刺：以腰部华佗夹脊穴、足太阳膀胱经为主，选穴取患侧阿是穴、肾俞、腰阳关、气海俞、大肠俞、关元俞、环跳、居髎、委中、阳陵泉、昆仑等，留针15～20分钟。

（2）电针取 L_4～S_1 夹脊穴、下肢腧穴，按针刺常规行针得气后施于补泻手法，选取1～3对腧穴通电，用密波、疏波或疏密波，刺激量由中度到强度。治疗时间一般为10～20分钟。

（3）气滞血瘀型辅以电针治疗或刺络拔罐；寒湿痹阻型加灸；肝肾亏虚型加脾俞、命门、太溪。实证用泻法，虚证用补法，可酌情使用穴位注射治疗。

2.中药外治

可予中药外敷治疗、蜡疗、火罐、艾灸等治疗。

五、转归与预后

本病预后较好，经治疗大多能减轻或消除疼痛，但愈后如反复损伤、劳累、负重、久坐，则较易复发，长期反复，则引起腰椎、骨盆平衡失调，导致其他相关疾病。

六、预防与调护

增强预防意识，倡导正确、合理的生活方式，重视腰背肌保健，腰部采取保暖，注意纠正生活中的不良坐姿，有意识改变错误的睡姿。在康复后期和症状缓解期主要进行腰背肌功能锻炼，预防复发。方法有以下几种。"拱桥式"：仰卧床上，双腿屈曲，以双足、双肘和后头部为支点，五点支撑，用力将臀部抬高，如拱桥状，随着锻炼的进展，可将双臂放于胸前，仅以双足和头后部为支点进行练习，反复锻炼20～40次；"飞燕式"：俯卧床上，双臂放于身体两侧，双腿伸直，然后将头、上肢和下肢用力向上抬起，不要使肘和膝关节屈曲，要始终保持伸直，如飞燕状，反复锻炼20～40次，睡前和晨起各做1次。

七、疗效判定标准

疗效判定标准参照《中医病证诊断疗效标准》。

（一）治愈

腰部酸胀疼痛完全消失，活动如常。

（二）显效

腰部酸胀疼痛明显减轻，活动基本如常。

（三）有效

腰部酸胀疼痛减轻,腰活动功能改善。

（四）无效

症状及体征无改善。

第四节　腰椎间盘突出症

腰椎间盘突出症是由于腰椎间盘退变,髓核从损伤的纤维环处膨出或突出,其突出部分及变性的纤维环压迫、刺激腰脊神经根、马尾神经,引起腰痛、下肢放射痛或有膀胱直肠功能障碍等症状的一种疾患。该病多见于青壮年,约 95％ 发生于 $L_{4\sim5}$、$L_5\sim S_1$ 节段,5％ 发生于 $L_{3\sim4}$ 及以上节段。

椎间盘对脊柱具有连接、稳定、增加活动及缓冲震荡等作用,由软骨板、纤维环及髓核三部分组成。软骨板由透明软骨组成,覆盖于椎体上下骺环中间,平均厚度为 1mm,有许多微孔,是髓核水分和代谢产物的通路。如软骨板有破裂或缺损,髓核可突入椎体,在 X 线片上可显示椎体有压迹,称为 Schmorl 氏结节。纤维环分外、中、内三层,外 1/3 由纤维结缔组织组成,内 2/3 为纤维软骨。纤维环为较坚强的组织,其前侧及两侧较厚,后侧较薄。前部有强大的前纵韧带加强,后部则有后纵韧带保护,由于后纵韧带较窄且薄,在暴力较大时,髓核易向后方特别是向后外方突出。髓核是一种弹性胶状物质,位于腰椎间盘中心的稍后方,髓核中含有黏蛋白的复合体、硫酸软骨素和大量的水,按年龄不同,水分的含量可占髓核总量的 70％～90％。随年龄的增加,椎间盘逐渐退变,含水量随之减少,其弹性和张力减退,降低了抗负荷的能力,易受损伤。

椎间盘纤维环的周边有血管和神经末梢分布,髓核和纤维环的营养靠周围组织渗透供应,椎间盘前部和两侧主要为来自脊神经和交感神经的纤维,后部则来自窦椎神经。

一、病因病机

中医学无腰椎间盘突出症病名,根据其主要症状,属中医学"腰痛""腰腿痛"或"痹证"等范畴。腰痛一证,早在《黄帝内经》中就有论述。如《素问·刺腰痛》中云:"肉里之脉令人腰痛,不可以咳,咳则筋缩急。"《素问·脉要精微论》指出:"腰者,肾之府,转摇不能,肾将惫矣。"历代医家亦有许多精辟的见解,《诸病源候论》提出"肾主腰脚"的观点;朱丹溪认为腰痛主"肾虚、瘀血、湿热、瘀积、闪挫";《景岳全书·腰痛》篇指出:"腰痛之虚证十居八九,但察其既无表邪,又无湿热,而或以年衰,或以劳苦,或以酒色斫伤,或七情忧郁所致者,则悉属真阴虚证。"综合而言,腰痛可分为风、寒、湿、热、闪挫、瘀血、气滞、痰积、肾虚等多种。腰为肾之府,乃肾之精气所溉之域,肾藏精主骨生髓,肾与膀胱相表里,足太阳经经过之,故在经则属太阳,在脏则属肾气,而又为冲、任、督、带之要会,所以腰痛之发病,肾虚为其本,风寒湿热闪挫瘀血为其标也。分证病机如下。

(一)肝肾亏虚

肾虚是该病发生的关键,先天不足,或久病体虚,或年老体弱,或房事过劳,致肾精亏损,而腰为肾之府,乃肾之精气所溉之域,肾虚则腰脊失养,故患腰痛,而精血相互转化,肝肾同源,故常表现为肝肾亏虚之证候。

(二)气滞血瘀

姿势不正,或用力不当,或跌仆闪挫,致经络气血运行阻滞,瘀血留着,不通则痛。

(三)寒湿痹阻

久居湿地,或汗出当风,或睡卧受冷等,受寒湿之邪侵袭,寒湿之邪阻滞局部经脉,腰腿经脉受阻,气血运行不畅,而发腰痛。

(四)湿热痹阻

感受时令湿热之邪,或寒湿郁而化热,湿热阻滞经脉,引发腰痛。

二、辨病

(一)病史

本病患者有重力劳动或搬运等。

(二)症状

1.腰痛伴下肢放射性疼痛:疼痛呈刺痛、烧灼样痛或刀割痛,下肢痛沿神经根分布区放射,一般沿臀部、大腿后侧放射至小腿或足部。腹压增高时(咳嗽、打喷嚏、大便等),活动、劳累后疼痛加重,平卧休息后疼痛减轻,晨起较轻,午后较重。根据受累节段的不同,其症状表现如下:$L_{3\sim4}$及以上疼痛放射至大腿前外侧或小腿前内侧;$L_{4\sim5}$椎间盘突出疼痛多放射至小腿前外侧、足背或足大趾;$L_5\sim S_1$椎间盘突出则放射至小腿后外侧、足跟或足背外侧。

2.腰部活动困难:急性发作时腰部活动明显受限,跛行,严重者不能站立、行走,呈"三屈"体位(腰、髋、膝),生活不能自理。

3.下肢麻木、无力或有发凉等感觉。

4.马尾神经受压症状：中央型或突出巨大者，可出现马尾神经受压症状，如马鞍区麻木、排便功能或性功能障碍。

（三）体征

1.视诊

可出现腰椎生理弧度消失或后突；80％以上的患者均有不同程度的侧凸畸形，突出物位于神经根外侧者脊柱向患侧凸，突出物位于神经根内侧者脊柱向健侧凸；肌张力增高或有痉挛；腰椎活动受限；出现跛行步态。

2.触诊

触诊检查可触及局部肌肉紧张、脊柱侧凸、棘突偏歪，腰椎间盘突出间隙相对应的棘突间及棘旁有压痛，局部有叩击痛，并可引起或加重下肢放射痛，沿坐骨神经循行路线亦可触及压痛。

3.神经功能损害体征

受累一侧或两侧下肢出现运动无力、感觉减退、肌肉萎缩、腱反射减弱等神经功能损害表现。

（1）运动无力：$L_{3\sim4}$突出者，伸膝无力；$L_{4\sim5}$突出者，常有伸拇肌力减弱；$L_5\sim S_1$突出者，足跖屈无力。

（2）感觉减退：早期皮肤感觉过敏，逐渐出现感觉减退或消失。$L_{3\sim4}$突出者，小腿内侧感觉减退；$L_{4\sim5}$突出者，小腿前外侧感觉减退；$L_5\sim S_1$突出者，常有小腿后外侧、足跟及足外侧感觉减退。

（3）肌肉萎缩：$L_{3\sim4}$突出者，出现股四头肌萎缩，$L_{4\sim5}$、$L_5\sim S_1$突出者，出现臀部、小腿部肌肉萎缩。

（4）腱反射减弱：$L_{3\sim4}$突出者，常有膝腱反射减弱或消失；$L_5\sim S_1$突出者，常有跟腱反射减弱或消失。

（5）中央型突出：马鞍区感觉减退，提肛反射和提睾反射等浅反射减弱或消失。

4.特殊检查

（1）直腿抬高试验：仰卧位，单侧下肢伸直抬腿正常可至$80°\sim90°$，除腘窝部紧张外，无其他不适者为阴性。若抬腿高度达不到正常角度或与健侧相比差异较大，且出现沿坐骨神经向足部的放射痛，为阳性。注意双侧对比，排除肌紧张引起的直腿抬高试验阳性。

（2）直腿抬高加强试验：仰卧位，在检查中如有疼痛出现，略降低患肢，至疼痛消失后将患侧踝关节背伸，疼痛重新出现或加重，为阳性。提示腰骶部神经根受压。

（3）健侧直腿抬高试验：检查方法同直腿抬高试验，当健侧下肢抬高时出现患侧下肢疼痛加重,为阳性。一般当突出物位于神经根内侧时或突出物较大或游离性突出或中央型突出时,为阳性。

(4)屈颈试验:患者仰卧位,下肢伸直,医者一手按患者胸部,一手托其枕部使其前屈头颈,如患者有腰骶部或下肢疼痛即为阳性。提示腰脊神经根或马尾神经受压。屈颈试验也可取立位或坐位,其中坐位有两种:①呈直角坐床上,双下肢伸直;②坐床沿或凳上,双下肢伸直,足跟着地。

(5)仰卧挺腹试验:患者仰卧位,双手置身侧,以枕部及两足跟为着力点,将腹部及骨盆用力向上挺起,如感腰部及患肢放射性疼痛为阳性,提示腰脊神经根受压。如果上述姿势未能诱发疼痛,有两种方法可使阳性率增高:①维持上述姿势,深吸气后屏气,约30秒,患肢有放射痛为阳性;②在上述姿势下用力咳嗽,有患肢放射性疼痛者为阳性。

(6)股神经牵拉试验:患者俯卧位,膝关节屈曲,足跟被动接近患侧臀部,如有腹股沟和大腿前方疼痛为阳性,提示股神经受压(见于 $L_{3\sim4}$ 以上的椎间盘突出)。

(四)辅助检查

1.X 线平片:可见腰椎生理弧度消失或后突,椎体骨质增生,腰椎侧弯,椎间隙狭窄,并有前宽后窄的征象。椎管脊髓造影可显示硬膜囊或神经根受压征象。

2.CT 平扫:可见突出物对神经根、硬膜囊的压迫,一般分为直接征象和间接征象,可以看到椎板、黄韧带、关节突关节、椎管及侧隐窝的情况。

3.MRI 检查:显示椎间盘突出,突出物是否脱垂及椎间盘、脊髓有无变性。MRI 对腰椎间盘突出症的诊断具有明显优势,对软组织的分辨率高,整体观强,但对骨性组织显示不如 CT。

4.肌电图、肢体血流图、体感诱发电位也有相应的非典型的表现。

5.血液细胞分析、尿液分析、血沉、碱性磷酸酶测定等检查不具有特异性,但能起到鉴别诊断的作用。

三、类病辨别

(一)腰椎椎管狭窄症

间歇性跛行为本病主要症状和体征。体格检查常和主诉症状不相符,轻者直腿抬高可阴性,无明显肌肉萎缩,重者可有直腿抬高受限,但疼痛程度不如椎间盘突出明显。CT 或 MRI 可显示腰椎管狭窄征象。

(二)腰椎结核

本病有低热、盗汗、消瘦等全身症状。血沉加快,X 线检查可发现腰椎骨质破坏或椎旁脓肿。

（三）椎管内肿瘤

本病疼痛呈节律性,CT 扫描或 MRI 检查可显示肿瘤的部位。

（四）第三腰椎横突综合征

本病表现为一侧腰部疼痛,侧屈受限,体检可发现第三腰椎横突末端压痛,可触及条索状反应物。

（五）腰椎骨性关节炎

本病以腰痛为主,晨起时明显,稍活动后减轻,劳累后加重,X 线可见腰椎椎体增生明显,后关节突肥大,椎间隙变窄等。

（六）腰椎滑脱症

本病表现为腰痛、活动受限,可出现下肢坐骨神经痛,X 线示:腰椎向前或向后滑脱,一般以向前滑脱多见。

四、中医论治

（一）治疗原则

总的治疗原则是解痉止痛、理筋整复。气滞血瘀治以活血化瘀、行气止痛,寒湿痹阻治以温经散寒、除湿止痛,湿热痹阻治以清热除湿,肝肾亏虚治以补益肝肾、壮腰止痛。

（二）常规推拿治疗

1.取穴及部位

取腰阳关、十七椎、大肠俞、关元俞、阿是穴、环跳、承扶、委中、承山、悬钟、昆仑等穴,推拿部位为腰及下肢部。

2.手法

攘法、按揉法、弹拨法、斜扳法、擦法。

3.操作

(1)患者俯卧位,施攘法于两侧腰部膀胱经及臀部、下肢后侧 5 分钟,以腰部为重点。

(2)以拇指弹拨两侧腰椎横突外缘、髂嵴上缘、髂腰三角等骶棘肌附着区域 3～5 次,再以拇指按揉腰阳关、大肠俞、关元俞、环跳、承扶、委中、承山等穴,每穴 1 分钟,以酸胀为度,然后掌按揉腰部 1 分钟。

(3)患者侧卧位,施攘法于下肢外侧 2 分钟。

(4)侧卧位施斜扳法,左右各一次。

(5)患者俯卧位或坐位,直擦两侧背部膀胱经和华佗夹脊穴。

（三）推拿分证论治

1.气滞血瘀证

症状：近期腰部有外伤史，腰腿痛剧烈，痛有定处，刺痛，腰部僵硬，俯仰活动艰难，痛处拒按，舌质紫暗，或有瘀斑，舌苔薄白或薄黄，脉沉涩或脉弦。

推拿治疗以活血化瘀、行气止痛为法，除常规治疗外，重点采用按揉法、弹拨法施于痛性反应点或敏感点。

2.寒湿痹阻证

症状：腰腿部冷痛重着，转侧不利，痛有定处，虽静卧亦不减或反而加重，日轻夜重，遇寒痛增，得热则减，舌质胖淡，苔白腻，脉弦紧、弦缓或沉紧。

推拿治疗以温经散寒、除湿止痛为法，除常规治疗外，以院内冬青膏或黄金万红膏为介质，用擦法施于腰部督脉、膀胱经，以透热为度。

3.湿热痹阻证

症状：腰腿痛，痛处伴有热感，或见肢节红肿，口渴不欲饮，苔黄腻，脉濡数或滑数。

推拿治疗以清热除湿为法，除常规治疗外，一指禅推法施于腹部，摩腹，按揉脾俞、胃俞、足三里和丰隆等操作。

4.肝肾亏虚证

症状：腰腿痛缠绵日久，反复发作，乏力，不耐劳，劳则加重，卧则减轻。包括肝肾阴虚及肝肾阳虚证。阴虚证症见：心烦失眠，口苦咽干，舌红少津，脉弦细而数。阳虚证症见：四肢不温，形寒畏冷，筋脉拘挛，舌质淡胖，脉沉细无力等症。

推拿治疗以补益肝肾、壮腰止痛为法。除常规治疗外，以院内冬青膏或黄金万红膏为介质，直擦腰部华佗夹脊、腰部膀胱经，横擦肾俞、腰阳关，斜擦八谬。

（四）推拿分期治疗

1.急性期

以松解类手法为主，采用滚法、按揉法、弹拨法、擦法为主。注意在腰部施术时间不宜太长，手法刺激不宜太重，避免使用较大幅度的被动整复类手法。

2.缓解期

以松解类手法与整复类手法为主，先施松解类手法，再施整复类手法。

3.恢复期

以松解类手法为主，注意平推法的运用，加强腰背肌和胸腹部肌肉功能锻炼。

（五）推拿分型治疗

1.影像学检查显示突出类型为隐匿型，缓解期治疗采用后伸位牵抖法、后伸扳法、抬髋按颤法等手法。

2.病变节段增生明显,椎间隙明显变窄、伴有椎管狭窄者,缓解期采用改良斜扳法、仰卧位屈膝屈髋按压法等手法。

3.伴腰椎向前滑脱,缓解期采用仰卧位屈膝屈髋按压手法。

4.术后复发者,采用软组织松解类手法、改良斜扳法等手法。

5.脊柱侧凸明显者,采用推荡法、坐位定点旋转复位法等手法。

6.合并骨盆不稳者,根据骶髂关节错位分型施于骶髂关节改良斜扳法以调整髂骨位置。

（六）特色治疗

1.针灸治疗

(1)常规针刺:以腰部华佗夹脊穴、足太阳膀胱经、足少阳胆经腧穴为主,选取:肾俞、大肠俞、腰阳关、关元俞、秩边、环跳、阳陵泉、承扶、委中、承山、悬钟、昆仑等穴,留针 15～20 分钟。实证用泻法,虚证用补法,以出现腰腿部足太阳膀胱经、足少阳胆经向下放射感为佳。

(2)电针:取 $L_4 \sim S_1$ 夹脊穴、下肢腧穴,按针刺常规行针得气后施于补泻手法,选取 1～3 对腧穴通电,用密波、疏波或疏密波,刺激量由中度到强度。治疗时间一般为 10～20 分钟,如感觉减低,可适当加大输出电流量。

(3)刺络拔罐:以皮肤针叩刺腰骶部,或用三棱针在压痛点刺络出血,加拔火罐。

(4)水针疗法:选用中西药物注射相关穴位,常用的药物有当归注射液、丹参注射液、红花注射液、草乌注射液、维生素 B_1 注射液、维生素 B_{12} 注射液、腺苷钴胺注射液、曲安奈得注射液等。用一次性注射器抽取一定的药物,局部皮肤常规消毒,快速刺入皮下后缓慢进针至相应深度,得气后回抽无血,注入药物。下肢腧穴一般注射 1～2mL,腰臀部腧穴可注射 2～5mL。

2.中药外治

热敷法,熏洗法,中药保留灌肠。

五、转归与预后

国内学者通过实验研究和临床研究,推拿治疗腰椎间盘突出症机制可概括为:①移位效应,脊柱推拿手法可以改变突出物与周围毗邻组织的关系,从而减少突出物对神经根的刺激或压迫;②纠正小关节紊乱;③解除肌肉痉挛,手法可使痉挛的肌肉组织松解;④扩大椎间孔;⑤改善局部循环。大部分的腰椎间盘突出症患者经过正规的非手术治疗均能获得临床治愈或缓解,只有 10％～15％的患者需要行外科手术治疗,而术后疗效不满意者亦为 10％～15％,再次手术风险高、疗效差,所以手术治疗有严格的适应证。非手术治疗对游离性突出、中央型巨大突出、高位腰椎间盘突出、腰椎间盘突出症合并腰椎滑脱或严重腰椎椎管狭窄的患者,疗效不佳。中医推拿作为一种非药物的无创治疗方法,经过 60 多年的现代研究和发展,现已成为治疗腰椎间盘突出症首选的非手术治疗方法。

六、预防与调摄

(一)卧硬板床

硬板床能给腰部以坚实的支撑,推荐使用棕垫床。卧床也是一种治疗,仰卧位最佳,但对于疼痛剧烈者,宜采用最舒适的体位。

(二)腰部保暖

寒冷刺激使肌肉痉挛,诱发或加重疼痛。

(三)腰围保护

在急性期,腰围能减轻腰部负担,缓解疼痛;在缓解期和平时,腰围能防止腰部损伤。腰围不宜长期使用,以免影响腰部肌力的恢复。

(四)避免弯腰,劳动保护,姿势正确

向前弯腰会促使椎间盘向后突出,如果加上腰部的扭转,会使纤维环损伤。起床时,不宜采用仰卧起坐的方法,而应先侧卧(以右侧为例),将屈曲的双腿移到床下,用右侧的肘部和左侧的手掌支撑用力,慢慢坐起。

(五)不宜劳累

休息能促进椎间盘的修复,平卧位时椎间盘内压力最小。临床研究发现腰椎间盘突出症的初次发作与损伤的关系较大,而复发则与劳累的关系最密切,劳累导致腰部肌力下降,导致对腰椎稳定的保护能力下降,从而引起复发。

(六)功能锻炼

应遵循一定的原则,症状缓解后逐步开始锻炼,循序渐进,持之以恒,必须在医师的指导下进行锻炼,选择适合自己的姿势和动作及强度和进度。

1.俯卧位

双下肢伸直,交替做后伸上举的动作,这一动作强度小;双手放于腰部,双下肢伸直同时做后伸上举的动作,重复数次,动作强度中等;双手向后伸直,两下肢和上胸部同时上抬,离开床面,维持数秒后放下,重复数次,动作强度较大,称为飞燕式或燕子双飞。

2.仰卧位

以头、双肘和双足跟着力,用力将身体抬离床面,维持数秒后放下,动作强度较

小;以头和双足跟着力,双手放在胸前,用力将身体抬离床面,维持数秒后放下,有颈椎病的患者不宜采用;以双手掌和双足跟着力,用力将身体抬离床面,呈一弓形或桥形,维持数秒后放下,这一动作强度大、难度高,要量力而行。

3.仰卧位

双下肢伸直上抬,维持数秒后放下,重复数次,可增加腹肌力量。双下肢屈膝屈髋,小腿悬空,做交替的蹬踏动作。

4.倒走

以均匀的速度向后行走,能锻炼腰背部和臀部的肌肉,强度较小,一般适用于中老年人。

（七）其他

遵循良好的饮食习惯,避免潮湿阴冷,性生活应适当节制,避免震动。

七、疗效判定标准

疗效判定标准参照《中医病证诊断疗效标准》。

（一）治愈

腰腿痛消失,直腿抬高 70°以上,能恢复原工作。

（二）有效

腰腿痛减轻,腰部活动功能改善。

（三）未愈

症状、体征无改善。

第五节　骨质疏松症

骨质疏松症是中老年人的常见病、多发病,因骨量减少,骨的微观结构退化引起骨骼脆性增加和骨折危险性增高的一种全身性、代谢性骨骼疾病,分为原发性骨质疏松症、继发性骨质疏松症和特发性骨质疏松症三类。骨质疏松症随着年龄的增加而增加,50 岁以上女性为 30%～40%,男性为 20%～30%,随着年龄的增长,女性发病率远远大于男性。

一、病因病机

骨质疏松症相似于历代中医文献中的"骨痿""骨枯""骨极"等,该病的发生主要与肾虚、脾虚和血瘀密切相关,其中,肾虚是本病发病的主要病因。肾为先天之本,脾为后天之本,二者关系密切,脾之健运有赖于肾阳的温煦,肾中精气则依赖于脾所运化的水谷精微的培养和充养。若脾不运化,脾精不足,肾精乏源或肾精虚衰,脾肾俱虚,骨骼失养,则骨骼脆弱无力,易致骨质疏松症。脾肾虚损,气虚推动及统摄无力,血留成瘀,故脾肾俱虚时往往伴有血瘀。血瘀可痹阻经脉,影响气血运行,使精微不布,而至"骨不坚",故血瘀又可加重脾肾虚衰,三者复为因果,相互影响。故在《黄帝内经・灵枢》的相关论述中,除了论及"五脏不坚"外,还指出"脉不通"(血瘀)也是重要因素。此外,胃质疏松症最主要的症状是持久性的腰背痛,且痛处固定不移,符合血瘀疼痛的病理特点。总之,"多虚多瘀"是本病的病机特点。

(一)肾阳虚证

年老体弱,肾精不足,肝肾亏虚,终致肾阳虚衰。

(二)肝肾阴虚证

肝主筋藏血,肾主骨生髓,肾阴虚可致肝阴虚,终为肝肾阴虚。

(三)脾肾两虚

脾虚可致肾虚,肾虚可终致脾虚,二者先天与后天的关系,相互影响,互为因果。

(四)气虚血瘀证

脾肾俱虚,运化无力,温煦失常,气血虚弱,推动无力,血留成瘀,痹阻经脉,故而发病。

二、辨病

(一)病史

原发性骨质疏松症以中老年人多见,其中女性多于男性,病情呈渐进性发展。

(二)症状

本病最主要的症状是疼痛,其次是身长缩短、驼背骨折。驼背畸形严重者可呼吸系统障碍。据有关资料统计,骨质疏松症患者67%为局限性腰背痛,骨折易发部位为胸腰椎、股骨颈及桡骨远端,其中髋骨骨折是数量最多、程度最重的一种。胸腰椎压缩性骨折可导致脊柱往后弯、胸廓畸形,可引起多个脏器的功能变化,其中呼吸系统的表现尤为突出。

(三)体征

新鲜的压缩性骨折者,局部压痛明显,活动受限;久病者压痛广泛但不明显;年事高者,可有驼背畸形、脊柱侧弯。

（四）辅助检查

1.普通 X 线诊断

可见骨密度减少,骨小梁减少,骨结构模糊,骨皮质变薄,压缩性骨折。

2.骨密度测定诊断

（1）单光子骨密度测定法。

（2）双能 X 线骨密度测定法。

（3）定量 CT 法（OCT）。

（4）超声波测定法。

3.生化检查

血清 Ca、P、Mg、AKP 等。

三、类病辨别

（一）骨软化症

本病主要由于维生素 D 或磷缺乏所致,X 线检查可见骨密度减低,骨皮质变薄,骨小梁减少,骨结构边缘模糊。

（二）多发性骨髓瘤

本病以头颅、脊柱、肋骨、胸骨及股骨近端为好发部位,表现为躯干部骨质破坏,软组织肿块和脊髓损害。骨髓穿刺有助诊断,尿中出现本周蛋白亦有一定诊断价值。

（三）类风湿关节炎

本病常见对称性骨关节疼痛、晨僵,行类风湿因子及抗环胍氨酸抗体和抗角蛋白抗体等检查有助于鉴别。

（四）恶性肿瘤广泛性骨转移

本病常见夜间骨痛明显,疼痛难忍,不能入睡,且进行性加重。X 线检查往往可看到骨破坏、骨硬化、骨增大,可出现骨膜反应和软组织肿块。

（五）甲状旁腺功能亢进

本病因甲状旁腺增生或肿瘤所致。X 检查可见全身均匀低骨密度,血生化检查提示高血钙,低血磷,血清中甲状旁腺激素升高。

四、中医论治

（一）推拿治疗

1.治疗原则

补肾、活血、止痛。

2.部位

局部与整体并重。

3.取穴

肝俞、肾俞、三焦俞、膈俞、阿是穴等。

4.手法

一指禅推法,㨰法,揉法,擦法。

5.操作

以理筋手法为主,松解肌肉痉挛,缓解疼痛,手法柔和渗透,不做整复类手法及被动运动。

(二)推拿分证论治

1.肾阳虚证

腰背冷痛,腰膝酸软,甚则弓腰驼背,形寒肢冷,畏寒喜暖,小便频数,舌质淡,苔白腻,脉沉细。点按肾俞、肝俞,辅以院内冬青膏,循命门—肾俞—命门,大肠腧—腰阳关—大肠腧施予一指禅推法或平推法,以透热为度。

2.肝肾阴虚证

腰背酸痛,腰膝酸软,口干舌燥,手足心热,盗汗,舌红,苔少,脉细数。点按肾俞、肝俞、三阴交,辅以院内冬青膏,循膀胱经第一侧线施予一指禅推法或平推法,以透热为度。

3.脾肾两虚证

腰背冷痛,腰膝酸软,甚则弓腰驼背,形寒肢冷,不思饮食,少气懒言,面色萎黄,小便频数,大便稀溏,舌质淡,脉细弱。点按肾俞、脾俞.辅以院内冬青膏,循膀胱经第一、二侧线施予一指禅推法或平推法,以透热为度。

4.气虚血瘀证

腰背部刺痛,痛有定处,活动受限,心悸头昏,发力自汗,舌质暗,苔白腻,脉细弦涩。点按脾俞、胃俞,辅以院内冬青膏,施一指禅于阳性反应点或敏感点。

(三)特色治疗

1.针灸治疗

(1)普通针刺:取百会、胸腰部华佗夹脊穴、大椎、筋缩、血海、肝俞、肾俞、脾俞、命门、腰阳关、气海俞、大肠俞、环跳、承扶、委中、阿是穴等。实证泻法,虚证用补法,针灸并用,急性期可配合电针使用。

(2)电针:选取1~3对腧穴通电,用密波、疏波或疏密波,刺激量由中度到强度。治疗时间一般为10~20分钟,如感觉减低,可适当加大输出电流量。

2.中药外治

可予中药热奄包或中药熏药治疗。

五、转归与预后

骨质疏松症(OP)是中老年人常见病、多发病,经过中西医结合治疗,可以有效缓解症状,达到标本兼治的治疗效果。

六、预防与调护

1.注意合理膳食营养,多食用含钙、磷高的食品,如鱼、虾、虾皮、海带、牛奶、乳制品、骨头汤、鸡蛋、豆类、精杂粮等。

2.日光浴,动作缓慢,加强防摔、防碰、防绊、防颠等措施。

七、疗效判定标准

疗效判定标准参照《中医病证诊断疗效标准》。

(一)治愈

腰背痛和临床症状体征消失,恢复发病前的劳动力水平。

(二)有效

腰背痛和临床症状体征明显好转,劳动力较发病前降低。

(三)未愈

腰背痛和临床症状体征无明显好转或恶化,劳动力散失。

（王　伟）

参考文献 ···

[1]金远林,傅诗书,周鹏.实用中医特色疗法大全[M].北京:中国科学技术出版社,2018.

[2]陈志强,杨关林.中西医结合内科学[M].北京:中国中医药出版社,2016.

[3]范恒.中医学(第3版)[M].北京:科学出版社,2017.

[4]杨旸.实用中医诊疗手册(第3版)[M].郑州:河南科学技术出版社,2017.

[5]罗仁,曹文富.中医内科学[M].北京:科学出版社,2016.

[6]凌宗元.针灸操作技术实训指导[M].北京:科学出版社,2020.

[7]刘存志.现代针灸学[M].北京:中国中医药出版社,2020.

[8]周运峰.推拿治疗学(第2版)[M].上海:上海科学技术出版社,2020.

[9]符文彬,徐振华.针灸临床特色技术教程[M].北京:科学出版社,2019.

[10]范炳华.推拿治疗学[M].北京:中国中医药出版社,2019.

[11]吕明.针灸推拿学[M].北京:中国中医药出版社,2019.

[12]石学敏.针灸推拿学(第2版)[M].北京:中国中医药出版社,2018.

[13]甄德江,许慧艳,张光宇.针灸技术[M].武汉:华中科技大学出版社,2018.

[14]梁繁荣,常小荣.针灸学(第3版)[M].上海:上海科学技术出版社,2018.

[15]贾春生,黄泳.针灸学(第2版)[M].北京:科学出版社,2018.

[16]梁繁荣.针灸推拿学[M].北京:中国中医药出版社,2018.

[17]邵湘宁.针灸推拿学[M].北京:中国中医药出版社,2018.

[18]明.杨继洲.针灸大成[M].太原:山西科学技术出版社,2017.

[19]谭亚芹.针灸推拿学实训指导[M].北京:北京大学医学出版社,2016.

[20]梁繁荣,王华.针灸学[M].北京:中国中医药出版社,2016.

[21]赵吉平,李瑛.针灸学(第3版)[M].北京:人民卫生出版社,2016.

[22]伍利民.针灸推拿技术[M].北京:人民卫生出版社,2015.

[23]曹银香.针灸技术[M].西安:西安交通大学出版社,2014.

[24]杜元灏.中国针灸交流通鉴(临床卷·上)[M].西安:西安交通大学出版社,2012.

[25]王宏才,杜元灏.中国针灸交流通鉴(临床卷·下)[M].西安:西安交通大学出版社,2012.